LEÇONS ORALES

DE

CLINIQUE CHIRURGICALE.

TOME SECOND.

AF330226

On trouve chez le même Libraire :

AMUSSAT. Tableau synoptique de la Lithotripsie et de la Cystotomie hypogastrique ou mieux postéro-pubienne, feuille grand-aigle à 8 colonnes, avec figures. *Paris*, 1852. 3 fr.

FABRE. Choléra-Morbus de Paris, guide des praticiens dans le traitement et la connaissance de cette maladie, contenant le traitement de tous les médecins des hôpitaux de Paris, et des principaux médecins français et étrangers, l'Histoire abrégée de l'épidémie, la Symptomatologie, l'Exposé des lésions cadavériques, etc. *Paris*, 1832, 1 vol. in-12, br. 2 fr. 50 c.

FOY. Nouveau formulaire pratique renfermant près de deux mille formules magistrales, suivi des premiers secours à donner aux empoisonnés et aux asphixiés, et d'un mémorial thérapeutique, *Paris*, 1832, 1 vol. in-18, br. 4 fr. 50 c.

LAMARCK (J. B. P. A.) Système analytique des connaissances positives de l'homme, restreintes à celles qui proviennent directement ou indirectement de l'observation. *Paris*, 1830, in-8, br. 6 fr.

LAMARCK (J. B. P. A.) Philosophie zoologique, ou Exposition des considérations relatives à l'Histoire naturelle des animaux; à la diversité de leur organisation, et des facultés qu'ils en obtiennent; aux causes physiques qui maintiennent entre eux la vie et donnent lieu aux mouvemens qu'ils exécutent; enfin à celles qui produisent, les unes le sentiment, et les autres l'intelligence de ceux qui en sont doués. Nouv. édit. *Paris*, 1830, 2 vol. in-8, br. 12 fr.

LEPELLETIER (de la Sarthe). Physiologie médicale et philosophique. *Paris*, 1831, 4 vol. in-8; les tomes 1 et 2 sont en vente; les tomes 3 et 4 sont sous presse; chaque volume se vend, 7 fr.

LEROY (Alphonse.) Manuel des goutteux et des rhumatisans, ou Recueil de remèdes contre ces maladies; 2e édition, revue et augmentée. *Paris*, 1830, in-18, br. 3 fr.

LEROY (Alphonse.) Des pertes de sang pendant la grossesse, lors et à la suite de l'accouchement, des fausses couches et de toutes les hémorrhagies, 2e édit., in-8, br. 2 fr. 25 c.

LITTRÉ. Traité du Choléra oriental, rédigé d'après les documens publiés par les médecins allemands, contenant la marche géographique du Choléra, ses symptômes, l'anatomie pathologique, l'analyse chimique des liquides, la nature de la maladie, ses divers modes de propagation, l'exposé des mesures sanitaires et prophylactiques; enfin les diverses méthodes de traitement. *Paris*, 1832, in-8, br. 2 fr. 50 c.

SCHRADER (de Brunswick). De la torsion des artères; dissertation inaugurale soutenue à l'Université de Berlin, traduite du latin et suivie d'un Aperçu sur quelques procédés récemment imaginés pour obtenir l'oblitération des artères en cas d'anévrisme, sans avoir recours à la ligature. par Adolphe Petit de l'île de Ré, docteur médecin. Nouv. édit., 1832, in-8, br. 2 fr. 50 c.

On trouve dans ce Mémoire un résumé complet et fidèle des opinions de M. le docteur Amussat sur ce sujet.

TABLEAU synoptique de chimie minérale, indiquant succinctement les principaux caractères physiques, chimiques et distinctifs des corps simples, de leur combinaison et la source de leur extraction. *Paris*, 1831, in-fol. 2 fr. 50 c.

VILARDEBO. De l'opération de l'anévrisme, selon la méthode de Brasdor. *Paris*, 1832, in-4, br. 3 fr. 50 c.

LEÇONS ORALES

DE

CLINIQUE CHIRURGICALE

FAITES A L'HOTEL-DIEU DE PARIS,

PAR M. LE BARON DUPUYTREN,

CHIRURGIEN EN CHEF.

RECUEILLIES ET PUBLIÉES PAR UNE SOCIÉTÉ DE MÉDECINS.

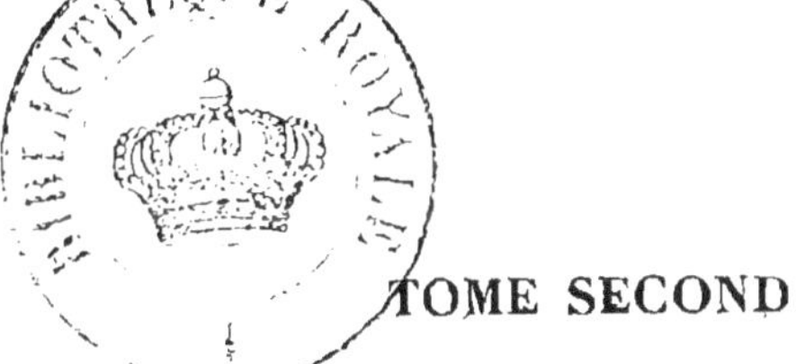

TOME SECOND.

A PARIS,

CHEZ GERMER BAILLIÈRE, LIBRAIRE,

RUE DE L'ÉCOLE DE MÉDECINE, N. 13 BIS;

A LONDRES, CHEZ J.-B. BAILLIÈRE, LIBRAIRE
DU COLLÉGE ROYAL DES CHIRURGIENS DE LONDRES, 219, RÉGENT STREET;

A BRUXELLES, CHEZ TIRCHER, LIBRAIRE,
A GAND, CHEZ DUJARDIN, LIBRAIRE. -- *A LIÉGE*, CHEZ DÉSOER, LIBRAIRE.

1832.

IMPRIMERIE DE E. DUVERGER,
RUE DE VERNEUIL, N° 4.

LEÇONS ORALES

DE CLINIQUE

CHIRURGICALE,

FAITES A L'HÔTEL-DIEU DE PARIS,

PAR M. LE BARON DUPUYTREN,

Chirurgien en chef.

ARTICLE PREMIER.

DES BRULURES.

1° Des moyens de diriger convenablement la Cicatrisation des plaies produites par les brûlures, et d'obtenir une bonne Cicatrice.

Il est démontré par l'observation, dit M. Dupuytren, que la nature a deux procédés à son usage pour arriver à la guérison des solutions de continuité. Quelles que soient l'étendue de la plaie et la nature des tissus aux dépens desquels elle a été produite, pourvu que le travail réparateur n'excède pas les forces de l'individu, il se fait sur toute sa surface un mouvement inflammatoire qui tend incessamment à en rapprocher les bords, à les mettre en contact, et qui les agglutine ensuite à l'aide d'une couche de lymphe coagulable : celle-ci s'étend en nappe et s'interpose entre eux, s'organise promptement, devient celluleuse, puis fibreuse, et rétablit ainsi, par une adhésion solide, la continuité qui avait été interrompue. Cette membrane disparaît elle-même au bout d'un certain temps, et alors il ne reste d'autres traces de la lésion qu'une ligne plus ou moins apparente, qui finit souvent par disparaître entièrement. C'est à l'ensemble des phénomènes qui se passent dans ces sortes de cas, que l'on a donné le nom de *réunion immédiate* ou *par première intention.*

Mais toutes les fois qu'il existe une perte de substance considérable, ou que, pour des motifs que ce n'est pas ici le lieu d'apprécier, l'art s'oppose à ce premier mode de guérison, d'autres phénomènes plus nombreux et bien autrement compliqués se présentent : la nature crée et organise un tissu nouveau destiné à remplacer les tissus détruits et à remplir leurs fonctions. Ce travail s'annonce par le développement de nombreuses végétations qui s'élèvent de toutes parts et viennent à la rencontre les unes des autres, en procédant de la circonférence vers le centre et du fond vers le sommet de la plaie. Il en résulte un tissu de nature particulière, fibro-celluleux, que quelques auteurs modernes ont appelé *inodulaire*, et que nous avons désigné par le nom de *tissu de cicatrice*. Nous vous en exposerons plus loin les principaux caractères; la connaissance en est d'une grande utilité en thérapeutique chirurgicale. Si ce travail de réproduction s'opère d'une manière régulière, et que la perte de susblance soit entièrement, ou à peu de chose près, réparée, on aura un produit que nous avons appelé *tissu* de cicatrice *étalé*, parce qu'il représente avec plus ou moins d'exactitude les tissus détruits, par son étendue, ses dispositions et les fonctions qu'il est appelé à remplir. Dans le cas contraire, il détermine des difformités, des liens, des brides, des adhérences, des cicatrices vicieuses en un mot, et de là la perte partielle ou entière des mouvemens d'une partie ou même de la totalité d'un membre.

Les résultats de la cicatrisation, que nous venons d'indiquer, continue M. Dupuytren, peuvent se présenter dans tous les cas où la brûlure a produit une perte de substance, une désorganisation, mais sous des formes et à des degrés différens suivant la profondeur ou l'étendue de cette désorganisation. Nous sommes donc conduit à examiner avec vous quelle est la méthode de traitement qui est applicable dans chacun des degrés de la brûlure, pour arriver au but que l'on se propose.

1er *Degré*. Le calorique agit de deux manières sur nos tissus, pour déterminer la brûlure au premier degré. Vous n'avez pas oublié ce que nous avons dit à cet égard dans nos premières leçons (*Voy*. vol. 1, p. 417 et suiv.). où son action, plus ou moins vive, est instantanée, et elle donne lieu à tous les phénomènes qui constituent un véritable érysipèle : congestion sanguine à la surface cutanée qui en a été atteinte, rougeur, douleur cuisante, etc.: c'est la *brûlure* du premier degré *à l'état aigu*. Mais il n'y a ni solution de continuité, ni perte de substance, et partant point de cicatrice, point de soins à donner pour diriger la cicatrisation. C'est donc à tort que l'on a prétendu récemment qu'il pouvait en résulter une union réciproque des surfaces dermoïdes en contact, et des adhérences, par exemple, entre les doigts ou les orteils. Ainsi nous n'avons pas à nous en occuper ici.

Dans d'autres circonstances, le calorique exerçant une action lente, continue, très prolongée, comme chez les femmes qui font un usage habituel de chaufferettes, chez les vieillards et les convalescens toujours assis près du feu, chez les artisans de plusieurs professions, tels que forgerons, boulangers, cuisiniers, fondeurs, verriers, etc.; le calorique, disons-nous, produit, dans ces cas, différentes lésions de la périphérie des parties, telles que la flétrissure, des vergetures, des marbrures, des varices, même la chute de l'épiderme, etc., qui doivent plutôt être mises au nombre des difformités, et dont il sera question lorsque nous traiterons de cette dernière partie de notre sujet. Ces résultats de l'action du calorique constituent ce que nous appellerons *l'état chronique de la brûlure* au premier degré.

2ᵉ *Degré*. Vous savez déjà, continue M. Dupuytren, que ce degré consiste dans une vésication, dans la formation de phlyctènes plus ou moins étendues. L'épiderme est détaché du corps muqueux et il doit tomber. Il y a déjà perte de substance, et il se fera par conséquent un travail de réproduction. Mais ce travail s'opère de trois manières, c'est-à-dire, sans suppuration, avec une suppuration légère et de très courte durée, ou enfin avec une suppuration longue et abondante. Il est très important de bien distinguer ces trois marches de la maladie, car chacune d'elles présente des résultats divers, d'où découlent autant d'indications différentes.

Dans beaucoup de cas, lorsque l'épiderme qui forme la vésicule, bien que détaché, n'a pas été enlevé, mais est resté appliqué sur le corps muqueux, après l'écoulement de la sérosité, il n'y a point de suppuration ; un nouvel épiderme se développe aussitôt sous l'ancien, avec une promptitude variable, suivant les individus, quelquefois en vingt-quatre heures, d'autres fois en deux, trois, quatre, cinq jours, et même plus. Il ne reste alors d'autres traces de la brûlure qu'une rougeur plus ou moins prononcée, qui se dissipe en général du douzième au trentième jour. Cette heureuse terminaison est en tout semblable à celle d'un vésicatoire volant, c'est-à-dire, que l'on supprime immédiatement après la forma-

tion et l'ouverture de la cloche. Le corps muqueux n'étant point altéré par la suppuration,
la couleur naturelle de la peau est conservée.
En effet, chez le nègre atteint d'une brûlure
au deuxième degré, qui se termine de cette
manière, ou sur lequel on a appliqué un vésicatoire que l'on n'a pas fait suppurer, la
peau reste noire comme auparavant, et chez
le blanc, il ne se fait aucun changement dans
la coloration primitive de cet organe. Nous
verrons qu'il en est tout autrement dans les
autres modes de guérison, dont nous allons
parler.

Lorsque l'action du calorique a été un peu
plus intense, ou que, toutes choses égales
d'ailleurs, l'épiderme a été enlevé par accident ou par ignorance, et le corps muqueux
mis à nu, une inflammation plus ou moins
vive s'empare de ce dernier, et l'on observe
deux ordres de phénomènes : ou il survient,
après un écoulement de sérosité pendant quelques jours, une suppuration peu abondante, de
courte durée, sans altération notable du corps
muqueux, et alors les résultats diffèrent peu
de ceux indiqués pour le cas précédent; la plaie
se dessèche, une pellicule mince, élément du

nouvel épiderme, s'étend sur elle, et leétraces de la lésion sont effacées; ou bien il se dclare une suppuration abondante qui, abandonnée à elle-même, et, chez beaucoup d'individus, malgré les soins les mieux entendus, persiste pendant un temps fort long, quelquefois pendant des mois entiers. Suivons la succession des phénomènes qui se manifestent dans cette dernière marche de la maladie, dont nous avons vu de fréquens exemples.

Voici, dit M. Dupuytren, les effets de cette longue et abondante suppuration ; ils ne diffèrent en rien de ceux qui ont lieu lorsqu'un vésicatoire a été fort long-temps entretenu : ou le corps muqueux est complétement détruit, ou bien il est profondément altéré dans son organisation; d'autres fois encore il est détruit sur quelques points, et conservé, mais altéré, sur d'autres. Dans le premier cas, le désordre est arrivé jusqu'au chorion, la brûlure a passé au troisième degré, et la marche de la cicatrisation est la même que dans ce dernier, dont nous vous entretiendrons bientôt. Dans le second cas, la matière colorante devient ordinairement beaucoup plus foncée que dans l'état naturel. De là ces taches jaunes, fauves ou brunes que présentent les cicatrices après la guérison, taches qui ne s'effacent jamais, ou que le temps ne modifie généralement que d'une manière à peine sensible. Chez le Nègre, la coloration de la peau est alors beaucoup plus foncée que dans l'état naturel. Enfin, dans le troisième cas, la surface du chorion végète inégalement dans tous les points où le corps muqueux a été complétement détruit, les végétations sont quelquefois très considérables, et de là des inégalités plus ou moins saillantes, qui persistent sous le nouvel épiderme et donnent lieu à des colonnes plus ou moins nombreuses et entrecroisées en sens divers. La cicatrice présente alors un aspect en quelque sorte bigarré : le tissu muqueux ne se reproduisant pas ou ne se reproduisant que très imparfaitement sur les points où il a été détruit, les colonnes ou saillies qui en sont résultées ont une couleur blanche; tandis que les points de la peau correspondans à ceux où le corps muqueux n'a été qu'altéré, ont une teinte plus ou moins brune.

La connaissance de ces faits constatés par l'expérience, ajoute le professeur, ne forme pas seulement la base des indications que le chirurgien doit remplir, et du pronostic qu'il aura à porter relativement à la cicatrice, mais encore elle lui fournira d'utiles applications dans la pratique en général. Ainsi, pour ne citer qu'un exemple, lorsqu'on est dans la nécessité d'appliquer un vésicatoire à demeure sur une partie apparente du corps, surtout chez une femme, comme au cou, au bras, etc., on saura qu'on ne doit entretenir la suppuration que pendant le temps qui ne permet pas à la cicatrice de laisser des traces. Si l'état de la maladie exigeait que ce vésicatoire fût conservé pendant fort long-temps, on aurait soin de le porter tantôt sur un point, tantôt sur un autre. C'est ainsi que nous avons promené des vésicatoires sur diverses régions du corps de jeunes personnes, pour des maladies qui en indiquaient impérieusement l'usage, et que nous en avons obtenu l'effet désiré, tout en leur épargnant le désagrément de cicatrices apparentes.

D'après cet exposé, continue M. Dupuytren, vous comprenez déjà quelle doit être la conduite du chirurgien dans le traitement de cette espèce de brûlure. Il est évident qu'il devra réprimer par tous les moyens convenables, les émolliens, les résolutifs, la saignée même, s'il était nécessaire, une inflammation qui dépasserait les limites ordinaires; bien se garder d'appliquer sur les parties malades des topiques irritans, et d'enlever l'épiderme détaché, ainsi que nous l'avons déjà recommandé ailleurs; empêcher que la suppuration ne s'établisse, ou enfin, si elle existe, chercher à la supprimer le plus promptement qu'il sera possible. Mais si on est appelé à une époque où déjà la plaie suppure depuis long-temps, ou si, malgré les soins les plus rationels, on n'a pu parvenir à arrêter la suppuration, ce que nous avons souvent observé, et que le corps muqueux soit profondément altéré ou détruit, d'autres moyens deviennent nécessaires. Le chirurgien devra détruire, réprimer, égaliser les végétations qui se développent, à l'aide de cautérisations avec le nitrate d'argent, que l'on promène souvent sur la surface de la plaie; celle-ci sera pansée avec des compresses de linge fin, troué et enduit de cérat; on fera usage de substances dessiccatives, propres à accélérer la cicatrisation; des lames de plomb, par la compression égale qu'elles exercent, pourront encore être d'un grand secours. Par ce traitement, on obtiendra une cicatrice unie, plane exempte de toute difformité. Mais le plus ordinairement tous les moyens sont inutiles pour effacer les taches de couleur variée, fauve, jaune ou brune, qui sont le produit d'une altération profonde du corps muqueux quina pas été détruit. Le temps seul y apporte quelquefois un léger changement.

3° *Degré*. Ce degré de la brûlure est caractérisé par la destruction de la totalité de l'épiderme, du corps muqueux et d'une portion plus ou moins considérable du chorion ou derme; mais ce dernier n'est pas détruit dans toute son épaisseur. Remarquez bien, dit M. Dupuytren, cette limite de la désorganisation : c'est par elle qu'on peut s'expliquer la manière dont la cicatrice se forme, et les différences que celle-ci présente avec les cicatrices des degrés suivans. Dans ce cas, en effet, il n'y a pas perforation de toute l'épaisseur du derme, ni par conséquent reproduction d'un tissu cutané complet, comme dans le quatrième degré ; il en reste une couche plus ou moins légère, et c'est aux dépens de cette couche, que se reproduisent les couches nouvelles de la superficie. Mais voyons comment s'opère ce travail de cicatrisation.

Lorsque l'escarre qui comprend le corps muqueux et une portion de l'épaisseur de la peau, est tombée, on voit à la surface de la plaie une multitude de petits points rouges qui font relief sur une trame blanchâtre. Celle-ci n'est autre chose que la partie du chorion qui n'a pas été détruite; les points rouges sont formés par le sommet de petits paquets celluleux, engagés dans les cavités aréolaires, et qui soutiennent les nerfs, les vaisseaux artériels, veineux et lymphatiques qui s'épanouissent à la surface externe du chorion. Bientôt les points rouges se multipliant de plus en plus, finissent par faire disparaître entièrement le fond blanchâtre de la plaie et donnent à celle-ci une couleur rouge uniforme. La cicatrice se fait donc au moyen de ces bourgeons de nature celluleuse, vasculaire et nerveuse, qui, par leur développement progressif, comblent le vide résultant de la chute de l'escarre.

Mais quelque instantanée que soit l'action du calorique, elle ne frappe jamais les tissus à une profondeur parfaitement égale; cela a lieu pour tous les dégrés de la brûlure. Il arrive donc, dans celle au troisième dégré, que sur certains points le corps muqueux seul a été détruit, et le chorion très légèrement affecté, tandis que sur d'autres points celui-ci aura été atteint très profondément, sans être néanmoins complètement perforé. C'est cette inégalité dans la profondeur de la lésion qui explique les inégalités que l'on observe si souvent dans les végétations cellulo-vasculaires dont nous avons parlé. Ces inégalités persistent pendant toute la durée du travail de la cicatrisation, et s'il est abandonné à lui-même, il produit une cicatrice plus ou moins inégale et raboteuse.

On conçoit que tous les moyens thérapeutiques que nous avons recommandés pour le deuxième degré, conviennent encore dans celui-ci, et que l'on devra diminuer l'inflammation si elle est trop intense, la suppuration si, par sa trop grande abondance ou par sa durée, elle menaçait de perforer complétement le derme; hâter la cicatrisation par des moyens appropriés; prévenir les adhérences des parties ou l'oblitération des ouvertures naturelles, en s'opposant au contact des premières par l'interposition de corps étrangers, tels que du linge fin enduit de cérat, de la charpie, et en laissant à demeure, dans les secondes, des tentes, des canules de gomme élastique ou d'autres instrumens adaptés à la configuration de l'ouverture lésée. C'est ainsi que depuis plus de quinze ans, ajoute M. Dupuytren, nous retirons de précieux avantages d'un *naseau d'ivoire* que nous avons imaginé pour introduire dans les narines lorsqu'une portion plus ou moins considérable du nez a été détruite par une brûlure, ou enlevée par l'instrument pour cause d'affection cancéreuse. Il empêche les parois de ces cavités de s'affaisser, de se mettre en contact, d'adhérer entre elles, d'oblitérer le conduit nasal, et rend ainsi la difformité beaucoup moins repoussante.

Pour corriger le développement excessif ou inégal des bourgeons charnus, on fera également un fréquent usage, pendant la durée de la suppuration, de cautérisations avec le nitrate d'argent. Mais une chose qui mérite toute votre attention, c'est la manière dont il faut faire le pansement. Il doit être toujours disposé de telle sorte que le pus soit absorbé

par les pièces de l'appareil et reste le moins possible en contact avec la plaie. Pour atteindre ce
but, nous avons l'habitude de couvrir toute la
surface de celle-ci avec une compresse percée
de trous nombreux et extrêmement rapprochés,
et enduite de cérat; d'appliquer par-dessus, une
couche de charpie sèche, et de maintenir le
tout, non avec un bandage roulé, mais avec des
bandelettes séparées les unes des autres. De
cette manière, le pus passe à travers la compresse fenêtrée, est absorbé par la charpie,
et s'il est abondant, il peut encore s'échapper par les intervalles qui séparent les bandelettes. Nous avons journellement l'occasion de
nous convaincre de plus en plus des avantages
de ce mode de pansement.

Après une suppuration plus ou moins prolongée, les bourgeons celluleux et vasculaires
arrivés à leur entier développement, prennent peu à peu de la consistance, en commençant par leur base, deviennent de plus en plus
fermes, en revêtant la nature fibreuse. Alors il
se dépose à leur sommet un épiderme d'abord
mince, sous lequel s'organise le corps muqueux, d'un rouge vif, irritable, qui se con-
gestionne très facilement et devient souvent le

siège d'érysipèles. Ce corps muqueux, imparfait, mais dont l'existence est incontestable, est, dans la plupart des cas, privé de pigmentum ou matière colorante. Aussi la cicatrice de la brûlure au degré qui nous occupe, est-elle blanche chez le Nègre, comme chez les autres races colorées, et plus blanche chez le Blanc que la peau ordinaire. Dans quelques cas néanmoins le pigmentum se reproduit en totalité et même en plus grande quantité, et donne à la peau une teinte plus ou moins foncée. Un corps muqueux qui est tout entier de nouvelle formation, reste constamment très-imparfait, et sa coloration n'est plus la même; ce qui constitue une difformité à laquelle on ne peut remédier. Enfin l'épiderme, d'abord très-mince, peu solide et sujet à tomber par écailles, finit, au bout d'un temps quelquefois fort court, par acquérir toutes les propriétés, moins la coloration, de l'épiderme primitif.

4e *Degré.* Dans les solutions de continuité produites par la brûlure au quatrième degré, il y a destruction complète de toute l'épaisseur de la peau : il existe une véritable perforation de cette membrane dont il ne reste plus aucune trace ; toutes ses couches sont détruites ; le tissu cellulaire sous-dermoïdal est à nu, mais intact, ou du moins très légèrement affecté.

La cicatrice de ce degré s'opère de plusieurs manières : 1° ou après la chute de l'escarre, les bords de la plaie se rapprochent insensiblement et s'unissent ; 2° ou ces bords étant maintenus dans leur situation respective, un tissu cutané nouveau se forme aux dépens du tissu cellulaire sous-dermoïdal, et remplace la portion du derme qui a été détruite ; 3° ou enfin, il y a à la fois rapprochement des bords de la solution de continuité et création d'un tissu cutané accidentel.

Après la chute de l'escarre, le fond de la plaie est formé par le tissu cellulaire ; ses bords présentent un cercle rouge, c'est le corps muqueux ; au-dessous, et plus profondément, on voit un cercle blanc, c'est le chorion. Ces deux couches sont plus ou moins inégalement découpées. La surface de la plaie, placée dans l'aire du cercle, est rougeâtre et grenue, à cause des nombreux bourgeons celluleux et vasculaires qui s'y rencontrent. Chaque jour cette plaie se rétrécit ; ses bords

gonflés s'affaissent et se rapprochent ; la peau
des parties environnantes cède, se déplace, est
plus ou moins tiraillée , suivant l'étendue du
vide qui existe. Si cette étendue est trop considérable, la peau étant arrivée à son dernier degré d'extension et de déplacement, il se fait un
tissu nouveau qui remplace les tissus détruits.
Si au contraire les bords de la plaie parviennent à se mettre en contact, leur adhésion a
lieu après une suppuration plus ou moins
longue. C'est ce qui arrive encore lors même
que la peau ne pouvant céder ni s'étendre,
on donne aux parties une situation telle que
les bords de la plaie soient mis en contact.
Enfin, lorsque la disposition de celles-ci, ou
l'art, dans le but de prévenir des cicatrices
vicieuses, s'oppose à ce rapprochement , la
perte de substance est encore réparée par la
production d'un tissu nouveau doué de propriétés toutes particulières, qui ont été l'objet
de longues discussions dans ces derniers temps.

Des exemples feront mieux comprendre encore les distinctions que nous venons d'établir. Supposons une brûlure au quatrième
degré, de la partie moyenne de la face externe
de la cuisse : la guérison aura lieu par suite

du rapprochement des bords de la plaie, si l'étendue de son diamètre est en rapport avec le degré de laxité du tissu cellulaire et d'extensibilité de la peau ; ou à la fois par rapprochement des bords et par production d'un tissu nouveau, si la peau après avoir subi toute l'extension dont elle est susceptible, laisse encore à découvert une certaine partie de la plaie. Mais ici on peut tout abandonner aux seules ressources de la nature, sans que l'on ait à craindre aucune espèce de difformité ; car, d'une part, le déplacement de la peau a des limites qu'il ne peut franchir, et, d'un autre côté, dans quelque position que le malade tienne son membre, il ne peut ni rapprocher, ni éloigner les bords de la solution de continuité, du moins d'une manière assez prononcée pour influer sur la forme de la cicatrice.

Qu'une brûlure très large au quatrième degré, ait son siége sur une région où le tissu cellulaire est serré, fort peu abondant et par conséquent d'une laxité très peu considérable, à l'occiput, par exemple : le déplacement de la peau sera très borné, les bords de la plaie ne pourront être rapprochés, ni par les efforts de la nature, ni par ceux de l'art, et la cicatrisation se fera par la production d'un tissu accidentel dans toute l'étendue de la solution de continuité, sans qu'il en résulte non plus aucune difformité. Mais il arrive quelquefois, et ce fait est bien digne d'attention, que lorsque cette brûlure occupe une grande surface de la région précitée, le travail de reproduction dépasse les forces de vitalité locale des tissus, et la guérison n'a pas lieu.

Supposons actuellement, continue M. Dupuytren, une destruction de toute l'épaisseur du derme de la face palmaire des doigts et de la paume de la main ; la guérison se fera de deux manières : si la main et les doigts sont maintenus dans un état d'extension forcée, la cicatrisation s'opérera toute entière par la création d'un tissu cutané accidentel qui remplacera celui qui a été détruit. Il n'y aura aucun rapprochement des bords de la plaie, et, la cicatrice achevée, les mouvemens d'extension et de flexion seront libres comme auparavant. Mais si, par l'inattention du malade, l'ignorance ou la négligence du chirurgien, les doigts et la main sont tenus plus ou moins fléchis, il y aura rapprochement des bords de la plaie, et production d'un tissu nouveau dans cette partie seulement de la solution de continuité qui n'a pas été effacée par le rapprochement. De là une cicatrice trop étroite, la formation de brides ou d'adhérences, et par suite, flexion complète, demi-flexion ou quart de flexion permanente des doigts et impossibilité d'étendre les phalanges. De plus, si la cicatrisation s'opérait dans des circonstances telles que les doigts fussent maintenus en contact avec la paume de la main, il en résulterait la fusion des parties, des adhérences intimes et profondes entre elles.

Ce que nous venons de dire relativement aux régions précitées s'applique à toutes celles qui présentent des dispositions analogues. Ainsi, ce qui a lieu à la face interne de la main et des doigts, s'observe également dans plusieurs autres parties du corps, comme au pli du coude, au jarret, à l'aine, au cou; à la face interne du poignet, la main étant fléchie sur l'avant-bras; à la face interne de l'articulation tibio-tarsienne, le pied étant constamment tourné en-dedans; à l'abdomen même, le malade se tenant courbé en avant, etc. On conçoit que la brûlure aura les mêmes résultats, mais en sens opposé, si elle affecte les parties dans le sens de leur extension, et que le travail de la cicatrisation soit abandonné à lui-même. La position vicieuse de ces parties déterminerait, par exemple, dans ces cas, le renversement des doigts sur la face dorsale de la main, de celle-ci sur la face externe de l'avant-bras, de la tête en arrière sur la nuque, l'extension permanente de l'avant-bras ou de la jambe sur le bras ou la cuisse, etc., etc., et la perte partielle ou entière des mouvemens de flexion.

Cette étroitesse du tissu accidentel ou de cicatrice, qui est un obstacle aux mouvemens dans les circonstances précédemment indiquées, devient, lorsque la brûlure a son siége dans le voisinage des ouvertures naturelles, la cause de difformités plus ou moins choquantes, telles que la déviation des lèvres, des paupières, des sourcils, du nez, des oreilles, des joues ; le rétrécissement de ces ouvertures, etc. La connaissance de tous ces phénomènes fait sentir combien il est important, dans le traitement de ces lésions, de maintenir les parties dans une position convenable, moyendont nous parlerons bientôt.

Après avoir vu de quelle manière la cicatrisation s'opère dans la brûlure au quatrième
degré, et quels en sont les résultats, nous
allons jeter un coup d'œil, dit le professeur,
sur la marche de la cicatrice; nous passerons
ensuite à l'exposé du traitement. Ainsi que
nous l'avons dit, l'escarre ayant été éliminée,
le tissu cellulaire sous-cutané forme le fond de
la plaie; la circonférence de celle-ci, taillée
d'une manière irrégulière, est constituée par la
peau coupée dans toute son épaisseur, qui présente successivement, à partir de ses bords, les
signes des trois premiers degrés de la brûlure,
c'est-à-dire, l'escarre du corps muqueux, la
vésication et la rubéfaction. Une suppuration
plus ou moins abondante s'établit, et au bout
d'un temps variable, le tissu cellulaire sous-
cutané végète, forme des bourgeons dits celluleux et vasculaires, d'un rouge plus ou
moins foncé. Ils sont d'abord très-minces et
ne peuvent servir de base à une cicatrice; mais
après un temps qui est quelquefois très-long,
ils deviennent le siége d'un travail particulier :
la substance celluleuse qui entre dans leur
composition se durcit, devient cellulo-fibreuse
et prend une assez grande consistance. Ce tissu

fibro-celluleux constitue le chorion ; une fois produit, le reste de la cicatrice, ou, pour mieux dire, de la peau nouvelle se fait promptement ; un corps muqueux , très-incomplet à la vérité , et dépourvu de matière colorante , recouvre le choriou , et se trouve bientôt lui-même recouvert d'un épiderme dont les qualités diffèrent très peu de celles de l'épiderme naturel.

La production de ce chorion accidentel, continue M. Dupuytren, coûte beaucoup à la nature ; elle est très longue à l'organiser, surtout lorsque la plaie est fort étendue : mais aussitôt qu'elle y est parvenue, l'achèvement de la cicatrice se fait avec une promptitude remarquable. On est alors très-étonné de voir qu'une plaie qui durait depuis un , deux mois et même plus, sans présenter de changemens apparens, guérit tout-à-coup en quelques jours. C'est un fait que nous avons souvent observé, et en particulier chez un jeune homme que vous avez vu l'année dernière dans nos salles où il avait été reçu pour une tumeur cancéreuse située à la région occipitale.

Cette tumeur avait une base plus large que la paume de la main ; nous en fîmes l'extirpation : la peau qui la recouvrait participant à l'affection cancéreuse, nous dûmes l'enlever entièrement ; une large plaie résulta de cette opération. Ses bords ne pouvaient être mis en contact, d'abord à cause de leur grand éloignement, et ensuite à cause de l'obstacle invincible que présentait la convexité des os du crâne. La cicatrice ne pouvait donc se faire que par production d'un tissu nouveau ; une suppuration abondante eut lieu ; des bourgeons celluleux et vasculaires, nombreux et de bonne nature, recouvrirent bientôt toute la surface de la solution de continuité. Mais celle-ci demeura stationnaire et sans autre changement apparent pendant plus de trois mois. L'abondance de la suppuration n'avait pas diminué, mais les bourgeons charnus ne s'affaissaient ni ne se desséchaient. Au bout du temps précité, la cicatrisation se fit tout-à-coup presque entièrement, dans l'espace de sept à huit jours. Un érysipèle qui régnait alors épidémiquement à l'Hôtel-Dieu, attaqua les environs de la plaie de ce malade, envahit la cicatrice qui était presque terminée, la détruisit en la réduisant à ce qu'elle était quinze jours auparavant ; mais à peine l'érysipèle fut-il dissipé, que les progrès de la cicatrisation se firent avec une nouvelle activité, et en six ou huit jours la cicatrice était presque complète. Il est évident que le travail s'est opéré d'une manière si rapide dans ce dernier cas, parce que le chorion déjà reproduit n'avait pas été détruit par l'érysipèle.

Vous connaissez maintenant, dit le professeur, tous les caractères d'une plaie produite par une brûlure au quatrième degré, les procédés dont la nature se sert pour la guérir, les circonstances qui accompagnent cette guérison, les difformités et les lésions de fonctions qui peuvent en résulter, et enfin les causes de ces difformités et de ces lésions; il nous reste à vous parler des moyens qui sont à la disposition du chirurgien pour diriger le travail de la cicatrisation, de telle manière que la cicatrice représente le plus exactement possible les tissus détruits.

Le premier moyen, c'est la *position du membre* ou de la partie; vous en avez déjà compris toute l'importance. Mais quelle doit être cette position? Règle générale : il faut donner à la partie une position diamétralement opposée à celle qui favoriserait la cicatrisation de la plaie par le rapprochement de ses bords.

Le but que l'on se propose est d'obtenir une cicatrice de la grandeur et de l'étendue de la peau qui a été détruite, et même d'une plus grande étendue, à cause de la propriété rétractile de ce tissu nouveau.

Ainsi, si la brûlure affecte la face antérieure du pli du coude, on placera le bras dans l'extension forcée, jusqu'à ce que le tissu accidentel soit formé. On tiendra la même conduite dans les cas de brûlure de la face antérieure des doigts, de la main, du poignet, de l'aine, du coude-pied, du jarret, etc. Si elle a son siége à la face postérieure du cou, la tête sera assujettie dans un état de flexion sur la poitrine, et maintenue au contraire dans un état de renversement en arrière, si la brûlure est à la face antérieure ou latérale du tronc. Si la solution de continuité existe à la face antérieure du genou ou postérieure du coude, on mettra l'avant-bras ou la jambe dans la demi-flexion et mieux encore dans la flexion entière et forcée. Si le creux de l'aisselle est brûlé, on maintiendra le bras dans l'abduction, et dans l'adduction, au contraire, si c'est le moignon de l'épaule. Du reste, nous ne multiplierons pas davantage les exemples;

il est facile de faire l'application de la règle
générale à chaque partie du corps.

Mais il est des circonstances où la position
est difficile et même impossible à observer ;
telle est celle où la peau est détruite dans
toute la circonférence et sur une certaine
étendue d'un membre. En donnant ici une
position, on perd les avantages qui résulteraient d'une autre. C'est le cas alors de prendre un juste milieu, en plaçant le membre
dans une situation telle que la cicatrice achevée gênera le moins possible. Ainsi, par
exemple, si la brûlure occupait toute la surface de l'articulation radio-carpienne, il conviendrait de placer le poignet dans l'extension
plutôt que dans la flexion, parce que la cicatrice qui le maintiendra dans le premier sens,
sera moins gênante pour l'individu que celle
qui le maintiendrait dans un sens contraire.
C'est au chirurgien à savoir bien distinguer la
conduite qu'il doit tenir dans ces cas embar-
rassans. On peut encore alors alterner les positions, et placer l'articulation et le membre
tantôt dans un sens, tantôt dans un autre, à
mesure que la cicatrice s'opère, hâter la ci-

catrisation d'un côté et la retarder de l'autre, etc.

On rencontre souvent des cas, dit M. Dupuytren, où l'on ne peut pas faire ou du moins continuer l'usage des moyens propres à obtenir une bonne cicatrice, sans de graves inconvéniens et même sans danger pour la vie des malades. C'est ce qui a lieu sur-tout lorsque ceux-ci sont menacés d'épuisement par suite d'une longue et abondante suppuration. Loin de retarder la formation de la cicatrice, en obligeant la nature à combler la plaie par un tissu nouveau, il faut, au contraire, l'accélérer en favorisant le rapprochement des bords et le développement des tissus d'adhésion, en excitant l'inflammation si elle languit, en la modérant si elle est trop intense. Mais il est alors du devoir du chirurgien de prévenir les parens ou les malades eux-mêmes, suivant les circonstances, de la nécessité où l'on se trouve d'en agir ainsi, et de ce qui doit en résulter inévitablement.

Il est encore des régions du corps, continue le professeur, pour lesquelles on ne peut faire usage de la position, et où il est tantôt impossible, tantôt extrêmement difficile de prévenir des difformités ; tel est en particulier le visage. Qu'une brûlure au quatrième degré détruise, par exemple, une portion de la paupière inférieure et de la joue, il sera impossible d'empêcher les bords de la plaie de se rapprocher, et l'on verra la paupière se cicatriser en venant presque joindre la lèvre supérieure. Tel était le cas d'une jeune fille amenée dernièrement chez M. Dupuytren, laquelle avait eu une brûlure profonde dans la région indiquée. Après la chute de l'escarre, la cicatrice s'était faite, malgré tous les efforts du chirurgien, par rapprochement des bords de la plaie ; d'où était résultée une difformité telle que la paupière inférieure s'unissait à la lèvre supérieure. Ce fut avec beaucoup de peine que M. Dupuytren parvint à persuader aux parens que le chirurgien qu'ils accusaient d'incurie, avait été dans l'impossibilité de prévenir cette difformité. Qu'une semblable solution de continuité se présente au front, aux tempes, à la paupière supérieure, au cuir chevelu, etc., et une difformité analogue en sera le résultat.

Quelque faibles que soient nos ressources,

lorsqu'on ne peut faire usage de la position, pour empêcher les cicatrices vicieuses et les difformités, que les gens du monde ne manquent jamais d'imputer à la maladresse ou à l'ignorance, on ne doit point les négliger. Ainsi, 1° il conviendra de retarder, autant que possible, la chute de l'escarre qui résulte de la brûlure. Celle-ci, en effet, tant qu'elle n'est pas tombée, maintient les bords de la solution de continuité écartés ; un travail de cicatrisation commence sous elle ; l'inflammation qui existe sur les bords de la plaie et qui se propage plus ou moins loin, détermine leur adhérence aux tissus sous-jacens, et, à la chute de l'escarre, ils ont moins de tendance à se rapprocher. Sans être d'une grande importance, cette ressource mérite cependant de fixer l'attention. 2° Lorsque l'escarre est tombée, il faut hâter la cicatrisation de la plaie en la cautérisant fréquemment avec le nitrate d'argent. Ce moyen, dit M. Dupuytren, détermine promptement la formation du tissu cutané accidentel : nous en avons retiré de grands avantages dans nombre de circonstances. Loin de favoriser les difformités en augmentant la quantité du tissu nodu-

laire, comme quelques personnes le pré-
tendent, ce caustique rend, au contraire, la
cicatrice égale, plane, unie et exempte de ces
saillies choquantes qui attestent toujours l'im-
péritie ou la négligence de l'homme de l'art.
On aura encore soin de protéger la cicatrice
commençante contre les atteintes des corps
extérieurs, et d'empêcher que les îlots qui se
forment au centre ou à la circonférence de
la plaie, ne soient corrod s, détruits par le
pus, et par conséquent on abstergera souvent
celle-ci et on fera de fréquens pansemens.

La position au moyen de laquelle on a obtenu
une bonne cicatrice, doit être continuée pendant un temps plus ou moins long, quelquefois
un mois, six semaines et même plus, après l'entière guérison du malade. La force de rétraction et de coarctation dont jouit le tissu nouveau, force que, du reste, soit dit en passant,
l'on a beaucoup exagérée, pourrait amener un
rétrécissement marqué, une étroitesse plus ou
moins considérable de la cicatrice et faire perdre en partie le fruit de longues peines. Ce
n'est que peu à peu et par degrés que l'on doit
soustraire les parties aux positions variées qu'on
leur a données et leur rendre la liberté de leurs
mouvemens.   3

Il ne suffit pas de mettre les parties dans une bonne position, il faut encore les y maintenir. De là la nécessité de l'emploi des *bandages*. Les muscles ne peuvent rester dans une continuité perpétuelle d'action pour conserver cette position. Les bandages y suppléent. Ils sont de diverses formes, suivant les parties sur lesquelles ils doivent être appliqués.

Ainsi, par exemple, lorsque la brûlure a son siège à la partie antérieure, postérieure ou latérale du cou, pour tenir la tête inclinée dans un sens ou dans un autre, on fixera des lanières autour de celle-ci par quelques tours de bande circulaires, qu'on attache ensuite à un bandage de corps.

Si la brûlure existe à la face antérieure de l'avant-bras, du bras ou du pli du coude, on maintient le membre dans l'extension forcée, à l'aide d'une attelle placée à la face postérieure, qu'on y fixe par un bandage roulé.

La brûlure affecte-t-elle quelques points de la circonférence du poignet, en avant, en arrière ou sur les côtés? on met le long de l'avant-bras, du côté opposé au lieu de la maladie, un coussin d'une certaine épaisseur, qu'on fait descendre jusqu'au niveau de l'articulation, sans la lui faire dépasser. Par-dessus, on place une attelle assez longue pour aller jusqu'à l'extrémité des doigts, et profitant du vide qui existe entre la main et l'attelle, on fait tenir la première inclinée sur la seconde à l'aide de quelques nouveaux jets de la bande qui a servi à fixer le coussin.

La désorganisation a-t-elle lieu à la paume de la main ou entre les doigts? on étendra la face postérieure de l'avant-bras, du carpe et du métacarpe sur un coussin ou une forte compresse, et on mettra par-dessus une attelle en forme de palette, qui soit assez large pour couvrir toute la main lorsque les doigts sont fortement étendus et écartés les uns des autres. Cette palette présente, vers les points qui correspondent aux extrémités des doigts, dix ouvertures ou fentes pour donner passage aux chefs de cinq petites bandes, destinées à former autant d'anses dans chacune desquelles on engage l'extrémité correspondante de chaque doigt. Au lieu d'une palette ainsi trouée, on peut se servir avec le même avantage d'une autre palette confectionnée en forme d'une main, avec des prolongemens qui représentent les doigts. Pour les diverses autres parties du corps, on établira des bandages sur le plan de ceux que nous venons d'indiquer. Du reste, le chirurgien pourra les varier à son gré, suivant son génie et les circonstances.

Dans les brûlures aux deuxième et troisième degrés, on peut prévenir les adhérences de parties voisines ou contiguës en les tenant écartées et séparées par l'interposition de corps étrangers, en les faisant mouvoir, en passant entre elles, à chaque pansement, l'extrémité d'un stylet boutonné; mais dans la brûlure au quatrième degré, ces moyens simples ne sont plus suffisans. Il ne suffit pas, par exemple, de tenir les doigts étendus et écartés, on doit encore agir directement et par une compression plus ou moins forte sur le lieu d'où part la cicatrice. Cette compression s'exerce à l'aide d'une petite compresse longue et étroite dont on applique la partie moyenne sur l'angle que forme les doigts en se séparant, et dont on ramène les chefs de bas en haut, l'un devant et l'autre derrière l'avant-bras où on les fixe. C'est en effet de cet angle que part la cicatrice, et avec une telle tendance à opérer la réunion des doigts de leur base vers leur extremité, que souvent, lorsque cette seule précaution a été omise, on voit cette réunion s'opérer, malgré les bandages les mieux appliqués et quel que soit le degré d'écartement dans lequel on ait maintenu les parties. La main présente alors un aspect analogue à celui du pied d'un palmipède. Cet exemple suffit pour faire connaître de quelle manière il faudrait se conduire dans les autres cas du même genre.

On comprend, continue M. Dupuytren, que si la brûlure au quatrième degré affecte la circonférence d'un des orifices naturels du corps, telles que l'ouverture antérieure des narines, celles du vagin, de la bouche, etc., ce n'est plus par une compression semblable à celle dont nous venons de parler qu'on en évitera l'oblitération, mais par une compression exercée de dedans en dehors et par écartement des parois de ces ouvertures, au moyen de mèches de charpie, de tentes, de sondes, de canules, d'éponges préparées, de tubes d'ivoire, etc. Ces soins sont les mêmes que pour les cas de vésication ou de brûlure au troisième degré, mais avec cette différence importante, 1° qu'ils sont d'une nécessité bien plus rigoureuse, 2° que le diamètre de ces corps étrangers doit toujours dépasser celui de l'orifice dans lequel ils sont introduits, 3º et qu'on doit en continuer l'usage long-temps après la guérison, afin de surmonter la force de coarctation dont les tissus de cicatrice sont doués.

Au nombre des moyens destinés à remplir les indications qui nous occupent, on compte aussi les *bandelettes agglutinatives*. Mais autant elles sont efficaces lorsqu'elles croisent une plaie pour en rapprocher les bords, autant elles le sont peu lorsqu'elles sont appliquées pour tenir ces bords écartés l'un de l'autre. Dans le premier cas elles résistent à l'effort qui tend à les alonger ; dans le second elles glissent en suivant les tégumens avec lesquels elles sont en rapport, et se laissent entraîner comme eux vers le centre de la solution de continuité.

Il est cependant des circonstances où elles peuvent être de quelque utilité ; ce sont celles où les brûlures ont attaqué des parties qui, à cause de leurs dispositions naturelles, se soustraient à l'action des autres moyens. Telles sont les brûlures de la face, du front, des tempes, du cuir chevelu, etc. Aussi, il faut le dire, ces brûlures sont-elles, plus souvent que toutes les autres, suivies de difformités par étroitesse des cicatrices.

Cinquième et sixième degrés. Lorsque la brûlure est assez profonde pour avoir compromis les organes du mouvement eux-mêmes, et détruit les muscles ou les tendons, la plupart des moyens que nous avons indiqués pour les autres degrés deviennent superflus. Le traitement consiste presque tout entier, dans ces cas, à donner au membre ou à la partie une position telle qu'il résulte de la cicatrice le moins de gêne possible pour le malade. Le plus ordinairement, la désorganisation est portée à une telle gravité, qu'on ne peut s'occuper que de sauver les jours du malade en accélérant la cicatrisation par tous les moyens possibles, sans songer aux difformités et pertes de fonctions qui peuvent en être la suite. Dans la brûlure au sixième degré, le chirurgien n'a pas à suivre des règles de conduite qui diffèrent notablement de celles qui sont prescrites pour la cicatrisation des moignons en général.

2° Des caractères physiques, anatomiques et pathologiques des
cicatrices qui succèdent aux brûlures.

Il est sur-tout important d'avoir une connaissance exacte des dispositions physiques et
anatomiques que présentent les cicatrices,
dit M. Dupuytren, pour être à même de
calculer l'étendue des fonctions qu'elles peuvent remplir dans une circonstance donnée,
les inconveniens qui en résultent dans telle
autre, les résultats probables d'une opération
sur le lieu qu'elles occupent, à raison de leurs
propriétés vitales, de leur texture, de leur
profondeur et des affections dont elles sont
susceptibles. Les considérations dans lesquelles nous entrerons à ce sujet sont en quelque sorte le résumé des idées éparses dans les
leçons précédentes, idées qui seront reproduites ici dans leur ensemble et présentées
avec de nouveaux développemens.

Les cicatrices, dit le professeur, formées d'abord par l'exsudation d'une lymphe plastique
et organisable à la surface des bourgeons charnus des plaies qui suppurent, se montrent à
leur origine sous la forme d'une pellicule mince,
rougeâtre et fragile, au-dessous de laquelle

existe encore le tissu cellulo-vasculeux qui s'en est recouvert. A raison de l'affaissement des bords de la solution de continuité et du resserrement des végétations celluleuses, elles sont constamment moins étendues que les pertes de substance qu'elles réparent.

Pendant plusieurs semaines, et quelquefois durant plusieurs mois après leur formation première, elles perfectionnent encore leur organisation. Elles ne s'épaississent et n'acquièrent la densité qui leur est nécessaire pour remplacer le derme détruit, que progressivement et par une action organique secondaire, pendant laquelle elles reviennent sur elles-mêmes, diminuent d'étendue, et ramènent encore la peau de leur circonférence vers leur partie centrale ; de telle sorte qu'elles perdent une partie notable des dimensions qu'elles offraient immédiatement après la dessiccation complète de la plaie. Cette rétraction consécutive ne s'arrête que lorsque la cicatrice est devenue blanche, solide, telle en un mot qu'elle sera le reste de la vie. Ce phénomène souvent observé, commun aux solutions de continuité en général, mais si prononcé dans les cicatrices resultant de brûlures, a été utilisé dans la pratique chirurgicale pour remédier à la flaccidité et à l'excès de longueur des tégumens de certains organes, comme les paupières, et pour ramener quelques parties, comme les cils renversés vers le globe oculaire, à leur direction normale.

Les cicatrices sont recouvertes par un épiderme léger, très adhérent et comme brillant, dont l'existence peut être très facilement démontrée par la macération ou par l'application d'un vésicatoire. Au-dessous de cette couche inorganique se rencontre un tissu dense, composé, comme nous l'avons dit ailleurs, de lames fibreuses, plus ou moins serrées, entrecroisées dans tous les sens, lequel est l'analogue du chorion. C'est ce corps que nous avons appelé *tissu de cicatrice*, et auquel sont dûs les phénomènes de rétraction consécutive dont nous avons parlé. Il n'existe entre ce corps et l'épiderme aucune trace du réseau muqueux, ce qui explique, nous l'avons dit, pourquoi la cicatrice présente chez les Noirs comme chez les Blancs une coloration identique. La trame de ces productions réparatrices ne renferment ni follicules sébacés, ni bulbes pileux, alors du moins que toute l'épaisseur de la peau a été détruite. Si après les plaies très superficielles, quelques poils repoussent à leur surface, ils sont ordinairement rares, blancs et faibles, et cela sans doute parce que la couche muqueuse de Malpighi ne contribue plus à leur nourriture et à leur coloration. Cette absence des poils et des follicules sébacés, produit 1° un défaut d'abri protecteur que les poils procurent à d'autres parties des tégumens, 2° la sécheresse, l'aridité de la cicatrice, privée du suc huileux qui lubréfie la peau naturelle. De là l'indication de suppléer à l'absence du fluide sébacé par des onctions huileuses, des bains tièdes, gélatineux, etc., afin d'entretenir la souplesse de la peau accidentelle, et de lutter contre la force de rétraction dont elle est douée.

Le tissu de cicatrice n'est percé que d'un très petit nombre de porosités exhalantes ou absorbantes; aussi leur surface est-elle presque toujours sèche, même lorsque la sueur baigne le reste du corps. On ne rencontre pas non plus à la face interne des cicatrices, nous l'avons fait remarquer dans une leçon précédente, ces cloisons fibro-celluleuses, qui, dans l'état naturel, existent au-dessous de la plus grande partie de la peau , et entre lesquelles sont logés les paquets séparés du tissu adipeux. Un tissu lamineux , plus ou moins serré et dépourvu de graisse, unit la production cutanée nouvelle aux parties sous-jacentes, et celle-ci offre une dépression d'autant plus marquée, que, d'une part, la déperdition de substance qu'elle répare a été plus profonde , et que, de l'autre , les parties voisines sont plus abondamment fournies de cellules graisseuses.

Lorsque la solution de continuité a pénétré jusqu'aux muscles , aux tendons , aux cartilages , aux os , la cicatrice adhère ordinairement d'une manière intime à ces organes , est entraînée par eux en sens divers lorsqu'ils se meuvent , et peut ainsi gêner les fonctions des parties voisines. Elles ne sont libres et mobiles à la surface du tronc ou des membres, qu'autant que des lames celluleuses , épargnées au-dessous d'elle par la cause désorganisatrice , ont conservé leur laxité. La dépression est alors d'autant moindre que cette couche celluleuse sous-jacente a conservé plus d'épaisseur.

Un fait remarquable , c'est que toutes les fois que des parties d'organisation différente vont se rendre à une même cicatrice, elles perdent, un peu avant d'y arriver, leur texture propre et dégénèrent en un tissu fibreux homogène, qui se confond avec la production nouvelle et les fait adhérer à sa surface interne. Cette disposition est sur-tout remarquable pour les muscles , les tendons , les vaisseaux et les autres organes qui sont compris dans une brûlure au cinquième degré , par exemple , ou qui contribuent à former le moignon du membre détruit par une brûlure au sixième degré.

Nous avons vu dans des leçons antérieures , continue M. Dupuytren , les causes de l'indélébilité de certaines cicatrices et les raisons pour lesquelles elles conservent, durant toute la vie du sujet, la forme ainsi que les caractères organiques qui leur sont propres. Mais un fait qui doit fixer particulièrement l'attention, parce que la connaissance en est d'une grande utilité dans des circonstances diverses, c'est qu'elles diffèrent d'aspect, et, jusqu'à un certain point, de texture, selon les causes qui ont déterminé la solution de continuité dont elles sont le résultat. Ces signes, quoique susceptibles de devenir à la longue moins sensibles, ne s'effacent néanmoins presque jamais d'une manière complète. En dépit des années et malgré les changemens qui s'opèrent dans l'organisme, l'œil du praticien exercé distinguera toujours les cicatrices produites par les brûlures de celles qui résultent de plaies faites par des instrumens tranchans, et les unes et les autres des cicatrices qui succèdent aux ulcères cancéreux, aux dartres, aux érosions syphilitiques, aux abcès scrofuleux, etc. Vous comprenez aisément de quelle importance est, en médecine légale, la connaissance des caractères distinctifs des cicatrices d'origine différente, tantôt pour constater l'identité des individus, tantôt pour définir la nature de la cause qui avait produit la solution de continuité. On ne saurait trop s'exercer à ce genre d'étude; les erreurs dans lesquelles on tomberait à cet égard, pourraient avoir souvent des conséquences fort graves.

Le développement de l'appareil vasculaire dans les cicatrices est très variable. Dans les cas les plus communs, elles ne présentent

que des ramifications capillaires très déliées
et très rares, à travers lesquelles il est bien
difficile de faire pénétrer les injections les
plus ténues et qui animent à peine leur blanche coloration. On a vu des personnes chez
lesquelles des cicatrices qu'elles portaient au
visage ne participaient point à la coloration
qu'y déterminaient une forte chaleur ou des
sentimens divers. Il est probable que les cicatrices reçoivent des nerfs, mais en petit
nombre. On sait qu'elles ne sont point in-
sensibles à l'impression des corps étrangers,
et que, lorsqu'elles s'enflamment, d'assez
vives douleurs se font sentir. On sait en outre
combien leur susceptibilité est grande relativement aux divers états atmosphériques,
et avec quelle fidélité elles annoncent chez
beaucoup de sujets, par de douloureux élan-
cemens, les variations qui doivent survenir
dans les qualités thermométriques et hygro-
métriques de l'air.

Comme toutes les substances organiques
anormales, les cicatrices s'irritent assez facilement et sur-tout se détruisent, sous l'influence de l'inflammation, avec une prodigieuse rapidité. Dans la plupart des cas, il

suffit de quelques jours et même d'un petit nombre d'heures pour anéantir l'ouvrage réparateur de plusieurs mois et pour rendre aux solutions de continuité leur étendue première. Mais cette destruction est très souvent superficielle; elle n'attaque pas toute l'épaisseur du tissu de la cicatrice et la reproduction s'en fait, comme dans l'exemple que nous avons rappelé plus haut, avec une grande promptitude. Du reste, les cicatrices sont en général étrangères à la plupart des exanthèmes, tels que la variole, la rougeole, la scarlatine; elles restent pâles au milieu de la phlogose et de l'éruption qui couvrent les parties voisines. Le contraire n'a lieu que dans les cicatrices superficielles, au-dessous desquelles des couches conservées du tissu cutané participent aux propriétés comme aux mouvemens inflammatoires de la totalité de la peau. L'adhérence intime des cicatrices aux tissus sous-jacens, et la difficulté avec laquelle elles supportent l'inflammation, ont fait établir en médecine opératoire la règle importante d'éviter de pratiquer, sans une absolue nécessité, aucune section des tégumens sur elles ou à leur voisinage immédiat.

Les cicatrices deviennent un motif d'exemption du service militaire toutes les fois qu'adhérentes aux muscles, aux tendons, aux os, elles nuisent à l'exécution des mouvemens qui doivent être parfaitement libres chez le soldat. Il en est de même de celles qui maintiennent les paupières renversées, qui déforment les conques des oreilles, qui obstruent des conduits naturels, et gênent ainsi d'importantes fonctions. Enfin, les cicatrices très étendues, telles que celles qui recouvrent des parties considérables des membres ou du tronc, doivent encore, quoique parfaitement libres, faire rejeter les individus qui les portent des rangs de l'armée. Ces larges surfaces de tissu nouveau ne seraient pas soumises sans danger aux frottemens prolongés, à une action perspiratrice considérable et soutenue, aux fatigues de tous les genres attachées à cette carrière.

Les adhérences cutanées, continue M. Dupuytren, qui unissent entre elles les parties brûlées, sont d'abord larges, molles, rougeâtres ; les changemens successifs de texture que subissent les cicatrices qui les produisent, les rendent graduellement plus intimes et plus solidés. Mais lorsque après leur organisation complète les parties adhérentes conservent l'usage de quelques mouvemens, elles sont par la suite plus ou moins tiraillées et s'alongent jusqu'à un certain point au-delà duquel il est absolument impossible d'étendre leur tissu. En même temps que ces modifications dans leur longueur s'opèrent, leur base se rétrécit d'un côté à l'autre, de manière à ce que, au lieu d'occuper de larges surfaces, elles ne présentent plus qu'une lame mince, membraniforme, perpendiculaire aux deux parties qu'elle réunit et auxquelles elle est fixée par toute l'étendue de son bord adhérent ; tandis que l'autre ordinairement arrondi, est libre et forme une espèce de corde alternativement relâchée ou raidie selon que ses extrémités sont rapprochées ou tendent à s'écarter. Analogues aux membranes des palmipèdes, ces brides sont alors définitives, complétement organisées, et ne subiront plus, à moins d'accidens ou d'opérations qui les divisent, de changemens dans leur forme et leur étendue. Ce n'est que lorsqu'elles sont arrivées à cet état de perfection organique, que les adhérences, suite de brûlures, peuvent devenir l'objet de tentatives chirurgicales destinées à les détruire. Il n'est pas d'année que nous n'ayons à pratiquer dans cet hôpital un certain nombre d'opérations de ce genre. Nous allons fixer votre attention sur ces faits et sur les principes que nous avons souvent développés à ce sujet dans nos leçons cliniques, et qui justifient les procédés opératoires par nous adoptés.

3° Des moyens de corriger les difformités et de remédier aux lésions de fonctions résultant de cicatrices vicieuses, suites de brûlures.

La cicatrisation des brûlures avec perte de substance, abandonnée à elle-même, donne lieu à une foule prodigieuse de difformités plus ou moins graves et de lésions de fonctions par suite des inégalités, des colonnes, des liens, des brides, des adhérences, des dépressions, des froncemens, des modifications dans la couleur naturelle de la peau, etc., qu'elle engendre. Déjà vous avez vu, dit M. Dupuytren, dans nos leçons précédentes, que toutes ces difformités diffèrent grandement entre elles par leur nature, leur aspect, leur étendue et leur influence sur la liberté fonctionnelle des parties, à raison du degré de la brûlure dont elles sont le résultat. Mais avant de vous parler des opérations chirurgicales qu'elles nécessitent et des principes théoriques sur lesquels ces opérations doivent être basées, nous dirons quelques mots des effets que produit sur les tissus vivans de la périphérie une action lente, continue, très prolongée du calorique, ou en d'autres termes, des effets de la brûlure du premier degré à l'état chronique.

Nous avons exposé ailleurs (1er vol. p. 417), dans quelles circonstances et chez quelles personnes on observe les lésions résultant de cette espèce de brûlure. Son premier effet est de déterminer une turgescence, une *congestion sanguine* à la peau. Ce phénomène est suivi, au bout d'un temps plus ou moins long, de la *flétrissure* des parties, qui deviennent molles et ridées. Plus tard, il se manifeste des *vergetures* qui sont permanentes, et qui, rouges d'abord, deviennent ensuite d'un rouge livide, jaunes, cuivrées, ou même brunes. Elles sont le résultat du développement inégal des divers points du système capillaire cutané. Si les parties sont soustraites à l'action du calorique, ces verge-

tures sont encore susceptibles de se dissiper
d'elles-mêmes ou sous l'influence des bains,
des lotions résolutives et astringentes. Mais si
cette action du calorique continue, elles se
multiplient, s'étendent en sens divers, forment des lignes plus ou moins larges, entre-croisées, qui, en se réunissant, laissent entre
elles des espaces, de grandeur très variable,
de peau saine et blanche ; lignes rouges, livides, jaunes, fauves, brunes, et même quelquefois d'un noir très foncé : en cet état elles
constituent ce qu'on appelle des *marbrures*,
dont la durée est beaucoup plus longue, et qui
deviennent même ineffaçables quand elles
sont anciennes et qu'elles ont acquis une couleur foncée. Dans cette variété du premier
degré de la brûlure à l'état chronique, l'épiderme n'est presque pas altéré dans sa composition chimique ni dans sa couleur. Si on
verse de l'eau bouillante sur un point de la
peau d'un cadavre qui présente ce genre d'altération, on sépare l'épiderme du corps muqueux, et l'on voit que la marbrure persiste
sur ce dernier. Il faut nécessairement en conclure que c'est dans le corps muqueux que
l'altération a son siége.

Le traitement des marbrures consiste d'abord dans l'éloignement de la cause qui les a produites, et ensuite dans l'emploi long-temps continué de lotions astringentes et résolutives, et particulièrement d'acétate de plomb étendu d'eau. Mais dans la plupart des cas, ces moyens sont insuffisans. Il est probable qu'en leur adjoignant une compression méthodique, on obtiendrait un plus grand nombre de succès.

Il n'est pas rare de voir cette action lente et prolongée du calorique qui nous occupe, déterminer des *varices*. Elles ne demandent pas, dans ce cas, d'autre traitement que celui que l'on a coutume d'employer quand elles sont dues à d'autres causes.

Passons actuellement, dit M. Dupuytren, aux difformités résultant des brûlures avec perte de substance. Vous pourrez juger de leur fréquence et de leurs variétés par le résumé que je vais faire des cas nombreux qui se sont offerts à mon observation.

Chez des malades nous avons vu tous les tégumens de la base du crâne et avec eux les oreilles et les sourcils fortement tirés en haut par une cicatrice qui s'était faite par rapprochement au sommet de la tête ;

Chez d'autres, le sourcil et la paupière supérieure tenus élevés et immobiles par une cicatrice placée sur le front ;

Chez celui-ci, les paupières, bridées, rétrécies et renversées en dehors par des cicatrices situées à la base de l'orbite ou sur leur face antérieure ;

Chez celui-là, les commissures palpébrales tirées en dehors ou en dedans par des cicatrices occupant la tempe ou la racine du nez, ou bien l'aile du nez relevée par une cicatrice située au-dessus, l'ouverture antérieure des narines oblitérée ;

Chez d'autres encore, la commissure des lèvres attirées en haut, en bas ou en dehors par des cicatrices qui avaient leur siége sur divers points de la joue ;

La lèvre supérieure unie à la cloison du nez ou à la paupière inférieure, ou la lèvre inférieure unie au menton et incapable de s'opposer à l'écoulement de la salive au-dehors ;

Les oreilles adhérentes aux tempes; leur ouverture rétrécie par la réunion de quelques unes de leurs éminences ;

La tête fléchie sur la poitrine par une cicatrice placée à la face antérieure du cou, la saillie du menton effacée, et celui-ci adhérent au cou ou au sommet du thorax ;

La peau du cou adhérente au cartilage thyroïde ou à l'os hyoïde, d'où une gêne plus ou moins grande dans la déglutition et un *enrouement* incurable ;

La tête inclinée et l'épaule élevée par une cicatrice ayant son siége sur les côtés du cou ;

Des seins horriblement déformés chez quelques jeunes filles, n'ayant pu se développer à l'époque de la puberté ni par conséquent servir à l'allaitement ;

Le tronc incliné en avant par des brides qui s'étendaient du thorax à la partie antérieure de l'abdomen ;

L'épaule abaissée vers la hanche, et celle-ci attirée en haut par une cicatrice occupant la partie latérale du corps ;

Le coude appliqué au tronc par une cicatrice au creux de l'aisselle, laquelle se transformait en une bride représentant une sorte de nageoire, lorsqu'on essayait de porter le bras dans l'abduction ;

L'avant-bras fléchi sur le bras par une cicatrice soit de la partie antérieure et inférieure du bras, soit de la partie supérieure et antérieure de l'avant-bras ;

Le poignet fléchi ou étendu sur l'avant-bras par des cicatrices placées à la partie inférieure de celui-ci ou sur la partie la plus voisine de la main ;

Les doigts fléchis ou étendus et unis entre eux par des cicatrices situées a la paume ou sur le dos de la main, qui semblaient envelopper toutes les parties comme une espèce de gant ;

Le pénis appliqué à la ligne blanche par une cicatrice qui formait, en l'enveloppant, une espèce de fourreau analogue à celui des quadrupèdes, ou incliné latéralement et uni aux bourses par une adhérence anormale ; celles-ci appliquées aux cuisses ;

La cuisse retenue dans la flexion par une cicatrice de l'aine, qui, peu apparente lorsque le membre restait en repos, se transformait en une bride très-saillante au moindre mouvemeut d'extension ;

L'anneau inguinal affaibli par une cicatrice fixée au-devant de lui et une hernie produite par cette cause, avec cette circonstance remarquable qu'une cicatrice placée à côté et qui paraissait à peine quand la cuisse était fléchie, devenait tellement saillante par l'extension du membre, qu'elle s'opposait à l'action du bandage et qu'on fut obligé de la couper, pour pouvoir contenir la hernie ;

La jambe fléchie sur la cuisse par des brides formées sur les côtés du jarret ;

Les pieds renversés en dedans ou au dehors par des cicatrices, suite de brûlures qui avaient eu lieu dans le jeune âge, et qui avaient occupé les côtés correspondans de la jambe et du pied ;

Les orteils renversés sur le coude-pied par des cicatrices développées sur cette partie, ou fléchis par celles qui existaient près la plante du pied, leur pointe ou même leur surface dorsale correspondre au sol, et la marche devenue par cela même tout-à-fait impraticable.

Tels sont, continue le professeur, les difformités les plus frappantes que j'ai rencontrées dans ma longue pratique, soit en ville, soit dans cet hôpital. J'en ai vu souvent plusieurs espèces différentes réunies chez le même individu. La plupart d'entre elles se sont présentées plusieurs fois à mon observation ; cependant il

en est beaucoup qui sont bien plus fréquentes
que les autres : les brûlures des mains, par exemple, sont bien plus communes que celles qui
occupent d'autres régions, à cause de cet ins-
tinct machinal qui nous entraîne à porter ces
parties en avant lorsque quelque accident nous
menace. Après celles-ci viennent successivement, pour la fréquence, d'abord celles des
membres inférieurs et ensuite celles du tronc.
Ces résultats d'une observation générale s'accordent assez bien avec ceux que nous avons
déduits dans un tableau statistique pour une
seule année (*Voy.* 1ᵉʳ vol, p. 515.)

Quelque nombreuses et quelque variées que
puissent être les difformités produites par les
brûlures, elles se rattachent néanmoins toutes
à un petit nombre de chefs. Toutes, en effet,
consistent ou en des cicatrices *trop étroites*, ou
en des cicatrices *saillantes*, ou en des *adhérences* et des *oblitérations contre nature*, ou enfin en des *pertes d'organes*. Ces dernières
sont irremédiables, et par conséquent nous
n'avons pas à nous en occuper. Quant aux autres, nous avons indiqué le mécanisme de leur
production et ce qu'il convient de faire pour les
prévenir. Voyons maintenant ce qu'il convient

de faire pour les détruire lorsqu'elles sont formées.

Le traitement qui leur est applicable consiste, en général, à remettre par des opérations sanglantes et soumises à des règles fixes,
les parties dans les conditions où elles étaient
avant la lésion. Mais le succès de ces opérations ne dépend pas seulement de la manière
dont elles sont faites et de l'observation exacte
des règles de l'art; il dépend encore de la disposition que présente la cicatrice sur laquelle on doit agir. Principe général : plus
l'adhérence est superficielle, plus l'opération
est facile et le succès assuré; mais celle-ci devient d'autant plus difficile et ses résultats incertains, que la brûlure a atteint des organes
plus profondément situés. Dans ce dernier cas,
on peut à la rigueur corriger la difformité ;
mais il est presque toujours impossible de rétablir les mouvemens dans les parties dont
les organes sont endommagés ou détruits.

Nous avons vu précédemment (pag. 50) à
quelle époque ces cicatrices peuvent devenir
l'objet de tentatives chirurgicales. Voici quels
sont les principes établis à cet égard par
M. Dupuytren. 1° On ne doit chercher à

corriger les difformités dont nous venons de vous présenter le tableau, dit le professeur, que quelques mois ou même quelques années après la formation de la cicatrice. On ne peut s'écarter de cette règle sans s'exposer à voir la perte de substance se reproduire par suite de la destruction de tout le tissu nouvellement formé, lequel pendant long-temps est assez mal organisé pour se déchirer à l'occasion de la moindre cause, et même spontanément. 2° Il ne faut jamais opérer sans être certain d'obtenir, à l'aide de la position ou des bandages, une cicatrice plus large ou moins difforme que celle que l'on veut corriger. Ce précepte se rapporte spécialement aux cicatrices qui occupent la face et auxquelles il est prudent en général de ne pas toucher; en effet, l'art ne possède que de faibles moyens d'agir sur cette partie, et les tentatives au lieu d'avoir pour résultat la formation d'une cicatrice par tissu cutané nouveau, ne conduiraient souvent qu'à un accroissement de difformité, en ajoutant une cicatrice en travers à celle qui existe déjà. 3° On ne pratiquera l'opération que lorsqu'elle peut rendre aux parties leurs formes et leurs fonctions

premières , et on s'en abstiendra par conséquent toutes les fois que les articulations sont
ankilosées., les muscles ou les tendons détruits , etc, Cependant, s'il existe une difïor-
mité très considérable., qui peut être facilement corrigée, on peut céder aux instances
du malade; on peut encore céder à ses instances lorsqu'il y a à la fois difformité très-
grande et perte de fonctions irremédiable, mais
après l'avoir bien prévenu que l'opération est
faite dans le seul but de détruire la difformité
et que les fonctions de la partie sont à jamais
perdues.

Lorsque l'opération est jugée nécessaire
et possible , la conduite que l'on doit tenir
varie suivant qu'il s'agit d'une cicatrice
étroite ou d'une cicatrice saillante, d'une
adhérence ou d'une oblitération contre nature. Mais de quelle manière et d'après quelles règles cette opération doit-elle être pratiquée?

Des chirurgiens de nos jours, d'ailleurs
fort habiles et d'un grand mérite, pensent
que le tissu de cicatrice ou inodulaire jouit à
un degré extraordinaire d'une propriété rétractile, d'une force de coarctation qu'il

conserve toujours, quel que soit le temps qui s'est écoulé depuis sa formation, et que tous les efforts de l'art ne sauraient vaincre. D'où ils ont conclu, 1° que toute opération qui laisse subsister ce tissu de cicatrice, est illusoire et sera suivie des mêmes phénomènes de rétraction qu'on observait auparavant; 2° que pour atteindre le but que l'on se propose, il est par conséquent, d'une absolue nécessité d'enlever la cicatrice tout entière et dans toute son étendue, et de rapprocher ensuite les bords de la plaie, afin d'en obtenir la réunion par première intention.

Le principe sur lequel repose cette opinion, dit M. Dupuytren, a été beaucoup exagéré. Il est incontestable, à la vérité, que le tissu accidentel par lequel la nature a remplacé les tissus détruits par la brûlure, est doué de cette force de rétraction dont nous avons parlé ; mais elle n'est ni aussi intense, ni aussi durable qu'on l'a supposé. Nous vous avons exposé ailleurs (p. 40 et suiv.) les changemens successifs de texture, d'épaisseur et de densité que subissent les cicatrices depuis leur commencement jusqu'à leur entière organisation. Ces changemens s'opèrent dans un espace de temps ordinairement fort long ; et c'est pendant cette période que l'on observe les phénomènes de rétraction sur le mécanisme desquels nous ne reviendrons pas ici. Mais lorsque les cicatrices ont acquis toute leur solidité, lorsque les adhérences ou les brides sont définitives, complétement organisées, ces mêmes phénomènes ne se distinguent guère de la rétractilité ordinaire dont jouissent tous les tissus naturels ; c'est en partie pour cette raison, déduite de l'expérience, que nous avons établi précédemment en principe, qu'on ne doit se livrer à des tentatives chirurgicales que lorsque les cicatrices et les adhérences sont arrivées à cet état de perfection organique.

Il résulterait, continue le professeur, de la doctrine que nous combattons, l'imposibilité de pratiquer l'opération dans la très grande majorité des cas. Si la cicatrice, en effet, est très étendue (et c'est sur-tout dans ces circonstances qu'une opération est nécessaire, parce qu'il existe, outre la difformité, une lésion de fonctions plus ou moins grave), on ne pourra rapprocher les bords de la plaie pour obtenir leur réunion immédiate, ainsi

qu'on le conseille ; ou si on y parvient, on
aura une seconde fois tous les inconvéniens
d'une cicatrice trop étroite, flexion du membre ou de la partie, tiraillemens excessifs, et
gêne nouvelle plus ou moins considérable
dans les mouvemens, etc. Tiendra-t-on, au
contraire, les bords de la plaie écartés afin
d'obtenir la guérison par le développement
d'un tissu cutané nouveau ? Dans la plupart
des cas on exposera les malades aux accidens les plus graves, en mettant à nu et
en contact avec l'air le tissu cellulaire sous-
cutané, les muscles, les aponévroses, les
os mêmes dans une grande étendue : il
peut survenir une inflammation violente qui
les fasse succomber, une suppuration abondante et de longue durée qui les frappe
d'épuisement, des complications redoutables.
telles que celles qui succèdent souvent aux
brûlures. Mais en outre, la maladie aura une
durée indéfinie, et dans beaucoup de cas il ne
sera pas possible d'obtenir la formation toute
entière d'une nouvelle cicatrice, propre à
remplacer non-seulement le tissu primitivement perdu, mais encore celui que la nature

avait fourni une première fois en échange de ce dernier.

Telles sont quelques-unes des considérations qui nous ont plus particulièrement frappé dans le point de doctrine qui nous occupe. Aussi avons-nous adopté une théorie et des procédés opératoires bien différens. Nous allons les décrire sommairement.

S'il s'agit de remédier à une cicatrice trop étroite, il faut :

1º Pratiquer sur plusieurs points de la longueur de la bride des incisions qui la divisent en travers dans toute sa largeur et dans toute son épaisseur, afin de pouvoir l'étendre facilement, mais sans jamais rien enlever de son tissu.

2º Étendre ensuite les parties et les ramener à une direction opposée à celle où la maladie les avait fait arriver, afin d'obtenir une cicatrice par production d'un tissu cutané nouveau.

Après la destruction des liens qui retenaient les parties, on les étend en appliquant la main sur elles et on les maintient alongées, soit à l'aide de la position, soit au moyen de

machines ou de bandages , etc. Si les parties
ont conservé toute leur souplesse et toute leur
extensibilité , si elles cèdent avec facilité ,
sans efforts et sans douleur, on les ramène sur-
le-champ à la direction qu'elles doivent garder pendant toute la durée du traitement. Si
au contraire les parties sont raides , les articulations peu mobiles , on ne les ramènera à
leur position naturelle que par une extension
lente et graduée. On s'exposerait, en agissant
autrement, à déterminer des accidens graves ,
des douleurs atroces , une inflammation violente et même la gangrène , ainsi qu'on en a
vu quelquefois des exemples. C'est dans ces
cas que l'orthopédie , en suppléant à nos
attelles inflexibles par des ressorts élastiques
qui agissent à la fois d'une manière permanente et douce, peut être d'un grand secours
à la chirurgie pratique.

3° L'opération étant pratiquée , le chirurgien et le malade se trouvent dans les mêmes
circonstances qu'après la chute de l'escarre
produite par la brûlure ; c'est-à-dire que le
premier doit mettre tous ses soins à bien diriger la formation de la cicatrice par les moyens
qui ont été indiqués plus haut et à profiter de

5.

toutes les ressources de l'art pour empêcher qu'elle ne s'opère par le rapprochement des bords de la plaie. Il n'est pas rare, après la section des brides principales et lorsque deux ou trois incisions ont suffi pour ramener les parties à leur direction naturelle, de voir des brides secondaires se former par la suite : il ne faut pas hésiter alors à inciser ces adhérences nouvelles à mesure qu'elles se développent et sans en laisser subsister une seule. C'est faute d'avoir suivi ce précepte qu'on a vu souvent des praticiens échouer dans leurs opérations les mieux faites en apparence, et les malades ne tirer aucun fruit de leurs douleurs et de leur courage.

S'agit-il de faire disparaître des cicatrices saillantes? 1° On enlèvera toute la saillie qu'elles forment au-dessus du niveau de la peau, non en les coupant en travers, mais au moyen d'un couteau mince, à deux tranchans, qu'on introduit à plat, sous leur partie moyenne, et qu'on fait courir ensuite, en rasant la peau, jusque vers leurs deux extrémités, afin de les enlever complètement; 2° On tiendra les lèvres de la plaie écartées; 3° On cautérisera souvent sa surface de manière à la maintenir toujours un peu au-dessous du niveau des tégumens.

Existe-t-il de simples adhérences contre nature? 1° Après les avoir incisées, on les disséquera largement et jusques au-delà de leur origine; 2° On tiendra ensuite les parties écartées et séparées, 3° On exercera une compression méthodique et continue sur le point d'où la cicatrice doit procéder et qui se trouve toujours à l'angle de réunion des parties.

Enfin est-on obligé de remédier au retrécissement ou à l'oblitération de quelque ouverture naturelle? 1° On l'élargira si elle n'est que rétrécie ; on la perforera de nouveau si elle est complètement oblitérée, à l'aide d'un instrument tranchant ou d'un trocart ; 2° On introduira dans ces ouvertures des mèches ou des tubes d'ivoire diversement contournés, d'un calibre beaucoup plus gros que l'ouverture naturelle, et qu'on y laissera à demeure, non-seulement jusqu'à ce que la cicatrice soit formée, mais encore long-temps après, à cause de la tendance extrême qu'ont ces sortes d'orifices à se retrécir aussitôt qu'on en retire le corps qui en maintenait la circonférence dans l'extension.

Tels sont, dit M. Dupuytren, les procédés
que nous employons, la conduite que nous
suivons selon l'espèce de cicatrice à laquelle
nous avons affaire. Mais la tâche de l'homme
de l'art n'est pas terminée au moment où il a
obtenu la cicatrisation de la plaie résultant de
l'opération. Ces sortes de cicatrices, non
moins que celles qui succèdent aux brûlures,
ont une tendance très grande à se retrécir. Cette
tendance persiste à un degré très considérable jusqu'à l'époque, plus ou moins éloignée,
où, comme nous l'avons dit précédemment,
le tissu de nouvelle formation a acquis sa texture, sa densité, en un mot, son organisation
définitive. De là résulte pour le chirurgien l'o-
bligation de faire usage, long-temps encore
après la cicatrisation, des moyens propres à
prévenir les fâcheux effets de cette force
de rétraction. Outre les appareils à extension qui ont servi pendant le traitement
de la plaie, ces moyens sont les bains, les
douches, les applications émollientes, les em-
brocations huileuses, etc.; d'abord continuels,
puis appliqués seulement pendant la nuit, on
les abandonne ensuite pour livrer le malade à
des exercices appropriés.

Il vous est facile de voir, continue M. Dupuytren, que les préceptes que nous venons de formuler en propositions générales, sont directement déduits de nos observations sur les phénomènes variables de la cicatrisation dans les divers degrés de la brûlure, phénomènes qui ont été assez longuement exposés. Nous ajouterons à ce qui précède quelques remarques importantes, afin de mieux vous faire comprendre combien les procédés opératoires diffèrent entre eux suivant l'espèce de brûlure à laquelle la difformité que l'on veut détruire a succédé.

Les cicatrices qui résultent du deuxième degré, par exemple, se font toujours sans froncement, sans rapprochement des bords vers le centre, et par conséquent sans aucune des graves difformités qui peuvent avoir lieu dans les degrés suivans. Qu'elle ait produit des saillies, des boursoufflures, des nœuds, des inégalités choquantes, ou des brides, des agglutinations, des occlusions partielles ou complètes des orifices naturels, toutes ces difformités sont également superficielles, l'opération est des plus simples, et l'on ne court pas le risque d'intéresser des organes importans. Pour les premières, on ébarbe, pour ainsi dire, la cicatrice avec un rasoir ou un bistouri bien tranchant. On a alors une plaie que l'on dirige convenablement et dont on a soin de réprimer les nouvelles inégalités par la cautérisation et la compression. Pour les secondes on sépare les parties en incisant le tissu qui les unit, avec le bistouri seul ou conduit sur une sonde cannelée, tissu qui n'a, en quelque sorte, point d'organisation, point ou peu de vie. Quelques coups de ciseaux même suffiront, si l'adhérence est lâche, membraneuse, ou s'il s'agit d'une simple bride étroite et longue. On n'a pas à craindre, avons-nous dit, de léser des parties importantes contenues dans le tissu d'adhésion ; le chirurgien doit seulement prendre la précaution de diriger son instrument de manière à n'entamer que lui, et non les parties plus profondes de l'une ou l'autre surface.

Les difformités qui résultent du troisième degré ne doivent pas être traitées autrement que celles du deuxième. Mais ici le chirurgien apportera beaucoup plus de précautions dans la division des parties contigües, ou dans l'ablation des saillies et colonnes, parce que la peau étant beaucoup plus amincie, puisqu'elle a perdu une partie de son chorion, pourrait être plus facilement traversée dans toute son épaisseur par les instrumens tranchans. Enfin on sera d'autant plus exposé à blesser un nerf, une artère, des veines et autres organes essentiels, qu'on aura affaire à une cicatrice plus profonde.

Un précepte qui s'applique aux cicatrices de tous les degrés, c'est que si les adhérences existent entre des surfaces très étendues, comme dans les cas de réunion du bras avec le tronc, des deux cuisses ensemble, etc., il faut bien se garder de faire l'opération en une seule fois et de produire ainsi une vaste plaie qui pourrait donner lieu aux accidens les plus graves. Il en est de même lorsqu'il s'agit d'enlever des saillies, des boursoufflures qui occupent une grande surface. On procède alors par fractions et l'on attend la guérison d'une première opération pour passer à une seconde, et ainsi de suite.

Enfin, il est de la plus haute importance de s'assurer, avant de tenter toute espèce d'opération, si les membres maintenus dans une position vicieuse, entrainés dans une déviation par les adhérences pendant un temps fort long, ne se trouveraient pas dans l'impossibilité d'être ramenés à une meilleure direction ; s'il n'en serait pas résulté la déformation des surfaces articulaires, des ankyloses, l'atrophie des membres déviés, etc. Dans tous ces cas, l'opération serait contre-indiquée et sans aucun résultat.

On pourra nous demander actuellement, dit M. Dupuytren en terminant, si les effets des procédés opératoires dont nous faisons usage, sont justifiés par l'expérience. C'est aux faits à répondre à cette question. Ceux qui assistent à nos leçons cliniques depuis plusieurs années, ont été témoins d'un assez grand nombre d'opérations de ce genre que nous avons pratiquées suivant les règles par nous établies, et ils ont pu en constater les résultats.

Nous réunirons incessamment en un seul cadre ce grand nombre de faits dont nous composerons une espèce de statistique où les avantages et les résultats de nos procédés opératoires seront clairement démontrés. Pour le moment, nous nous contenterons de rappeler les deux exemples suivans :

1re Observation.— *Rétraction des doigts par suite d'une brûlure ; adhérence de l'un deux avec la paume de la main. Brides de la face palmaire de la main. Opération.* Un enfant de deux ans et demi, d'une belle santé, tombe devant un foyer et porte la main sur de la cendre rouge. Malgré le prompt secours de ses parens, la brûlure intéresse toute l'épaisseur du derme (quatrième degré). La plaie occupait les trois quarts internes de la paume de la main ; elle ne tarda pas à suppurer et fut pansée avec un liniment composé d'huile et d'eau de chaux seconde. D'après l'avis d'un homme de l'art, les doigts furent maintenus dans l'extension par une main de bois. Au bout de cinq semaines, la plaie était tout-à-fait cicatrisée, le petit appareil fut enlevé, et quelques jours après, les parens virent avec surprise la cicatrice rétrécie, le petit doigt dans une demi-flexion forcée et l'annulaire dans une flexion commençante. Aucun moyen ne fut employé pour prévenir la difformité. Voici ce qu'elle était au bout de dix-huit mois environ, l'enfant ayant alors quatre ans.

Le petit doigt est fortement fléchi, mais de telle manière que sa surface dorsale est tournée en dedans ; sa première phalange adhère en partie à la paume de la main. L'annulaire est un peu moins fléchi ; le médian l'est moins encore ; l'indicateur est presque libre. La peau de la face palmaire de la main est couverte d'une bride inextensible.

M. Dupuytren pratique l'opération le 4 novembre. L'avant-bras étant solidement fixé par des aides, l'opérateur avec un bistouri droit, incise transversalement toute l'épaisseur de la cicatrice, puis il détruit l'adhérence vicieuse de la première phalange de l'auriculaire. Pour que l'extension soit plus facile et le succès mieux assuré, trois nouvelles incisions sont dirigées perpendiculairement des espaces inter-digitaux sur la grande incision transversale. Peu de sang s'est écoulé ; une heure après l'opération, on a procédé au pansement. Une palette de bois terminée par quatre divisions en forme de doigts, a été fixée par des tours de bande sur la face dorsale de l'avant-bras, du poignet et de la main ; chaque doigt a été étendu et maintenu par des rubans de fil sur l'appendice correspondante, le pouce restant libre. La plaie a été couverte de linge fin enduit de cérat.

Les moyens extensifs ont été continués pendant trois mois. Vers la fin du quatrième mois, l'enfant a été représenté à la consultation publique. Toutes les parties avaient repris leurs dispositions et leurs mouvemens naturels.

2° Observation. — Le 19 octobre 1831, un enfant âgé de dix ans est conduit à l'Hôtel-Dieu. Le père nous apprend qu'à l'âge de deux ans, son enfant se laissa tomber près d'une marmitte remplie de bouillon en ébullition ; le bras gauche de cet enfant pénétra dans la marmitte, et fut profondément brûlé. Six mois après, la brûlure fut cicatrisée ; mais les précautions nécessaires n'ayant pas été prises pendant le traitement, une bride formée par la peau retint la main dans une flexion telle qu'elle formait avec l'avant-bras un angle presque droit. Cet enfant garda cette infirmité jusqu'au 19 octobre, jour où il se présenta pour en être débarrassé. M. Dupuytren, avant d'opérer le petit malade, fait observer que beaucoup de chirurgiens français et anglais pensent ne pouvoir corriger une telle difformité, qu'en enlevant la bride dans toute son étendue; car, disent-ils, une simple section de la bride en travers produira, dans le point où elle est pratiquée, une cicatrice qui maintiendra toujours la bride dans le même degré de tension; ils pensent donc qu'on doit l'enlever dans toute son étendue. Ce n'est pas ainsi que fut opéré le jeune enfant, qui fait le sujet de cette observation. Le bras étant maintenu et étendu convenablement par un aide, la bride est coupée *en travers* en trois points différens, à l'aide d'un bistouri; elle s'étendait de la partie moyenne et antérieure de l'avant-bras à la paume de la main. Si l'on en fût resté là, l'opération eût été imparfaite, et l'opinion précitée aurait été vraisemblablement justifiée; mais les sections ainsi faites, on applique immédiatement à la face postérieure de l'avant-bras et de la main un appareil à extension continue, espèce d'attelle non flexible, s'adaptant à la rotondité du membre et se prolongeant jusqu'à l'extrémité des doigts, en supposant que ceux-ci fussent redressés. Cet appareil maintenu solidement à l'aide de plusieurs tours de bandes, une espèce de courroie passée d'une part au-devant des doigts et de l'autre fixée à l'extrémité digitale de l'appareil, on put à l'aide d'un léger effort ramener tant soit peu les doigts et par suite le poignet dans le sens de l'extension et l'y maintenir à l'aide de la courroie. Les douleurs que cette manœuvre firent éprouver au malade ne furent pas intolérables. Le lendemain et les jours suivans la courroie fut serrée d'un degré, puis de deux, puis de trois, et ainsi de suite jusqu'à ce qu'enfin le poignet fût ramené dans sa plus grande extension, ce qui eut lieu après deux mois et demi de traitement continu ; le petit malade sortit alors tout-à-fait guéri, se servant de sa main gauche presque aussi bien que de la droite ; je dis *presque*, car le défaut d'habitude le rendait un peu gauche à se servir de cette main. Il y a un mois que le petit malade se présenta de nouveau à l'hôpital voulant être débarrassé d'une bride qui retenait un peu dans la flexion le pouce de la même main gauche ; on employa pour cette bride le même procédé ; et cette seconde opération fut faite avec le même succès que la première ; il y a quinze jours qu'il est sorti de l'hôpital entièrement guéri. Un autre enfant, âgé de quinze ans, présentant une difformité tout-à-fait analogue, est à l'hôpital depuis trois semaines, la même opération lui a été pratiquée, et tout fait espérer qu'elle, aura également un plein succès.

ARTICLE II.

DES FRACTURES DU COL DU FÉMUR, DE LEURS CAUSES ET DE LEUR TRAITEMENT.

Les fractures du col du fémur ont de nos jours tellement fixé l'attention des chirurgiens qu'on lit dans la plupart des traités *ex professo* que ces lésions sont aussi bien connues que celles des autres parties de l'os de la cuisse. Mais ceux qui cet hiver ont assisté aux leçons de M. Dupuytren se rappellent encore avec quel talent il a traité ce sujet qui semblait épuisé. L'histoire des causes, celle de l'anatomie pathologique de la fracture et de son traitement ont fourni à cet habile professeur l'occasion de développer une foule de considérations pratiques neuves et importantes, que nous allons à notre tour essayer de reproduire le plus fidèlement possible.

Si vous examinez, dit M. Dupuytren, l'âge des différens individus qui sont en ce moment traités dans nos salles pour des fractures du col du fémur, vous reconnaîtrez qu'ils ont presque

II.　　　　　　　　　　　6

tous passé cinquante ans; et parmi ceux qui plus tard seront soumis à votre observation ; vous ne remarquerez point d'enfans et en général très peu d'adultes. Mais dans l'un et l'autre sexe vous verrez les fractures augmenter et se multiplier après soixante ans. Vous connaissez les différences établies entre les causes prédisposantes et les causes efficientes ; jamais distinction ne fut plus frappante que dans ce cas. Nous n'avons jamais observé, continue le professeur, de fractures du col chez les enfans ; elles sont aussi fort rares chez les jeunes sujets. Sabatier cite cependant, dans son intéressant mémoire inséré parmi ceux de l'ancienne académie royale de médecine, l'observation d'un garçon, âgé de quinze ans, qui fut atteint d'une fracture du col du fémur. Ces lésions deviennent, au contraire, d'autant plus nombreuses qu'on avance davantage vers la vieillesse; ainsi on les voit tout à coup se multiplier vers cinquante et soixante ans ; elles sont encore plus communes de soixante-dix à quatre-vingts ans.

Il est impossible qu'il n'existe pas quelque cause de cette différence de fréquence dans la fracture du col aux diverses époques de la vie. Cette cause est certaine ; positive, connue; elle réside dans la disposition anatomique des parties, qui n'est pas la même aux divers âges chez les deux sexes, et dans certaines circonstances accidentelles passagères ou permanentes.

Le col du fémur, en effet, n'a pas la même direction à tous les âges. C'est cette disposition du col, relativement au reste de l'os, qu'il est bien important de connaître. Dans le jeune âge, l'axe du col se rapproche de l'axe du corps du fémur; l'angle qu'il forme avec cette partie de l'os est le plus ouvert possible. Le grand trochanter fait une très petite saillie : or nous remarquerons plus tard que les chutes sur cette éminence sont la cause la plus ordinaire de la fracture du col; que la fréquence de cette fracture est en rapport direct avec le degré de saillie du grand trochanter, et que le plus ou moins de proéminence de cet os est en rapport direct aussi avec la longueur du col du fémur et l'angle plus ou moins droit qu'il forme avec le corps. Or, nous savons que le grand trochanter est peu saillant chez les enfans, et qu'il se cache pour ainsi dire sous la proéminence que forme l'os coxal; il en résulte donc que dans les chutes sur le côté l'effort ne porte pas sur lui, et que par conséquent la possibilité de la fracture est déjà moindre.

Une autre disposition anatomique rend encore plus difficiles les fractures du col. Plus cet os est court, moins il fait angle droit avec le corps, et par conséquent plus il se rapproche de la direction de l'axe du fémur; les causes de fracture ont alors moins de prise sur le col, et les efforts qui tendent à rompre les fibres qui le composent, soit en agissant de bas en haut, ou de haut en bas, comme une chute sur les pieds, les genoux, ou le grand trochanter, n'ont presque pas d'action sur lui. Ces efforts se dirigent tous sur la tête, et non sur le col, puisqu'il n'est presque pas développé.

Il y a encore une troisième raison de la rareté de ces fractures dans le jeune âge, c'est la grande flexibilité du tissu osseux par suite de l'abondance de la matière organique dans les os; c'est ce que démontrent les moindres expériences; si dans un laboratoire vous suspendez un poids à l'extrémité d'un fémur d'un enfant, il fléchira, tandis que chez le vieillard il commencera par fléchir, puis se brisera; enfin si nous joignons à toutes ces causes le peu de largeur du bassin chez l'enfant et l'abondance du tissu cellulaire graisseux placé aux alen-

tours, et qui forme une espèce de matelas qui
préserve le grand trochanter, vous connaîtrez
les diverses dispositions anatomiques qui rendent presque impossible la fracture du col du
fémur chez les enfans et chez tous les jeunes
sujets des deux sexes.

Dans l'âge adulte, continue le professeur, la
fracture du col est rare, mais moins cependant que chez les enfans; la matière saline est
accumulée dans les os, mais elle ne prédomine
pas comme chez les vieillards; le col présente
une disposition tout-à-fait différente; il est d'a-
bord beaucoup plus long, et l'angle qu'il fait
avec le corps est bien plus marqué que chez
l'enfant; il en résulte plus de saillie du grand
trochanter, et par suite plus de prise pour les
causes qui peuvent en produire la brisure, soit
qu'elles agissent de bas en haut, ou de haut
en bas. Mais cette longueur du col et cette
proéminence du grand trochanter offrent encore des différences à cet âge, suivant les
sexes et suivant les individus. Les femmes ont
le col du fémur plus long, et par suite le
grand trochanter plus saillant que chez l'homme; aussi ces circonstances anatomiques con-
courent-elles à augmenter les fractures du col

chez elles. Le volume et le relief des muscles qui amortissent l'effet des chutes chez l'homme adulte rendent également chez lui ces fractures plus rares ; tandis qu'au contraire elles sont communes chez les adultes qui se rapprochent de la conformation des femmes par la largeur du bassin, la longueur du col du fémur et la saillie du grand trochanter.

Si le relief des muscles de la hanche, chez l'adulte, devient un obstacle à la production de la fracture du col du fémur, en diminuant l'effet des chutes sur le grand trochanter, l'épaisseur de la couche graisseuse sous-cutanée chez la femme, plus grande en général que chez l'homme, remplit à peu près les mêmes indications. Mais lorsqu'il y a une maigreur semblable chez l'un et l'autre, la femme est, à raison des circonstances anatomiques que nous venons d'indiquer, plus sujette que l'homme à la fracture du col.

Voyons pourquoi les vieillards sont si exposés à cette lésion de continuité. A cette époque de la vie, le bassin a acquis toute sa largeur, le grand trochanter est saillant, le col du fémur est plus long et incliné à angle droit ; en outre, le squelette du vieillard pèse moitié moins que celui de l'adulte, ce qui tient à ce que les os ont beaucoup perdu de leur substance organique, qu'ils sont moins volumineux et remplis d'une matière saline qui leur donne une grande friabilité. L'absence du tissu cellulaire graisseux, la flaccidité et l'atrophie des muscles qui entourent la hanche, la maigreur, en général, expliquent encore la fréquence de la fracture du col chez l'homme à cet âge.

Je vais dire maintenant, ajoute M. Dupuytren, pourquoi les femmes âgées sont plus exposées que les hommes à cette fracture. Si l'on examine chez elles attentivement la disposition des parties, on reconnaît que le col a plus de longueur, que le grand trochanter forme une saillie plus grande, et que la friabilité du tissu osseux est plus prononcée. Chez elles aussi la maigreur est considérable; il en résulte donc que chez la femme le nombre des circonstances anatomiques qui favorisent la fracture du col du fémur est plus considérable que chez l'homme. C'est ce qu'on peut facilement vérifier : en parcourant les salles des hôpitaux civils, et surtout les hospices qui servent d'asile aux vieillards des deux sexes, on trouvera que le nombre des vieilles femmes atteintes de fractures du col du fémur l'emporte de beaucoup sur celui des hommes avancés en âge. A la Salpêtrière, par exemple, refuge des vieilles femmes, il y a, sur un même nombre de blessées, un plus grand nombre de fractures du col du fémur qu'à Bicêtre, maison de refuge pour les vieillards. Ces considérations donnent lieu à des applications importantes pour la théorie des fractures; ainsi chez l'enfant la guérison se fera en trois semaines, un mois, tandis que chez l'adulte elle sera beaucoup plus longue; mais c'est surtout dans la vieillesse qu'elle exigera les plus grands soins, cent jours, cent vingt jours, et même un temps plus considérable encore étant nécessaire pour que la consolidation s'achève.

Si nous résumons rapidement ce que nous venons de dire sur les causes prédisposantes de cette fracture, nous verrons que la brièveté du col fémoral, l'ouverture très considérable de l'angle qu'il fait avec le corps, le défaut de saillie du grand trochanter, la flexibilité du tissu osseux, l'abondance du tissu cellulaire graisseux rendent presque impossible, sinon impossible, la fracture du col du fémur chez les enfans des deux sexes. Chez la femme, au contraire, l'obliquité moins considérable du col relativement à l'axe du corps de l'os, sa longueur, la proéminence du grand trochanter, expliquent la fréquence plus grande de cette fracture chez elle que chez l'homme, dont le col est moins long et le grand trochanter moins saillant. Mais à ces circonstances défavorables, il faut en opposer d'autres plus avantageuses qui diminuent l'influence de ces causes et par suite le nombre de ces fractures chez les adultes des deux sexes : ce sont l'épaisseur de la couche graisseuse sous-cutanée, le relief et la saillie des muscles. Ces considérations ont fait dire à sir Astley Cooper que la fracture du col avait rarement lieu avant cinquante ans. Il y a cependant beaucoup d'exceptions à cette règle. Mais si cette lésion de continuité est si rare chez l'enfant, peu commune chez l'adulte, sa fréquence est au contraire très remarquable chez les vieillards, à cause de la maigreur et de l'atrophie des muscles, de la diminution de poids, de volume et de résistance du tissu osseux, de la largeur du bassin, de la longueur du col, de son angle presque droit avec le corps, et de la saillie du grand trochanter.

Il y a encore, continue M. Dupuytren, quelques circonstances particulières qui prédisposent à la fracture du col fémoral, c'est la friabilité du tissu osseux par suite du rachitisme, des affections cancéreuses; mais comme ces effets sont communs à toutes les parties du système osseux, nous n'insisterons pas sur cette cause prédisposante.

Quelles sont les causes efficientes de cette fracture? Presque tous les malades que nous interrogeons nous répondent qu'ils ont fait une chute sur le grand trochanter, qu'ils sont tombés sur le côté, et de telle sorte que le bras n'a pu aller au-devant pour préserver la hanche, comme cela a lieu par un mouvement purement instinctif dans la chute sur la partie antérieure du corps. La fréquence de cette cause a été reconnue par tous les auteurs. Ainsi, sur trente-six cas de fractures du col du fémur observés par Desault pendant un certain espace de temps, vingt-quatre avaient été déterminées par une chute sur le grand trochanter; chez les enfans et chez les jeunes sujets qui sont ainsi tombés sur cette partie, et qui ont été préservés de la fracture par les circonstances anatomiques que nous avons rapportées, on observe le décollement de l'épiphyse. Il s'en faut de beaucoup que la chute sur le grand trochanter soit la seule cause de la fracture du col : je vais en indiquer d'autres qui jouent un rôle important dans la production de cette lésion de continuité ; mais je dois faire ici une remarque qui a peu fixé l'attention des observateurs ; en même temps que les malades se fracturent l'os, ils se font une contusion aux parties lésées ; ce matin j'ai examiné une femme qui balbutiait et répondait mal aux questions que je lui ai adressées ; en lui touchant le grand trochanter j'ai déterminé une vive douleur, quoique je ne fisse pas exécuter de mouvemens au membre ; alors en regardant cette région j'ai trouvé une large ecchymose, il n'y avait plus de doute sur la contusion. Ce fait est de quelque importance pour reconnaître la partie sur laquelle les individus sont tombés, lorsqu'ils ne peuvent se rappeler les circonstances de leur chute, ou quand ils nient qu'elle ait porté sur ce point.

Nous avons dit que d'autres causes pouvaient produire la fracture du col : c'est ce qui arrive, en effet, dans une chute sur la plante des pieds, les jarrets étant fortement tendus, ou bien encore dans une chute sur les genoux; mais, dans l'un et l'autre cas, il faut que les muscles soient tendus, inflexibles, et que la cause qui a produit la chute ne puisse être décomposée. Sir Astley Cooper a observé qu'à Londres la fracture du col dépend très ordinairement de faux pas faits sur le bord des trottoirs. Quoi qu'il en soit, la tête du fémur arc-boute fortement contre la cavité cotyloïde; il en résulte un effort qui tend à diminuer l'ouverture de l'angle que le col fait avec le corps du fémur. Si cette union angulaire du fémur avec son col a l'avantage d'agrandir transversalement la base de sustentation, et de donner plus de solidité à la station, elle favorise aussi singulièrement la production de ses fractures; en effet, dans une chute sur les pieds, le poids du corps, augmenté par la chute, tombe sur la tête du fémur et tend à la porter en bas; tandis que par la résistance du col le grand trochanter est repoussé vers la crête iliaque; ces deux effets en sens inverse sur les deux branches d'un levier coudé ont pour résultat d'en déterminer la fracture; lorsqu'elle a lieu, c'est par les fibres supérieures du col qu'elle commence; elle s'étend ensuite aux inférieures. Nous avons observé plusieurs fois, ainsi que nous le dirons plus bas, l'enfoncement de la cavité cotyloïde par la pression exercée par la tête du fémur à la suite d'une chute sur les pieds ou les genoux.

Le mécanisme que nous venons d'indiquer, continue le professeur, n'est pas celui par lequel se fait le plus ordinairement la fracture du col; c'est presque toujours, au contraire, par une chute sur la hanche que cet accident arrive. Dans ce cas le col est placé entre deux poids opposés; qu'on se rappelle sa disposition anatomique, et l'on verra que, situé obliquement à l'axe du corps, formant avec le grand trochanter un angle saillant, il doit nécessairement en résulter une solution de continuité; en effet, dans la chute sur la hanche, d'un côté la tête est pressée par le poids du corps, de l'autre le grand trochanter est repoussé par le corps solide contre lequel il a heurté; ces deux parties tendent donc à s'éloigner, le col à se redresser, et c'est alors, toujours au moment du redressement de l'angle formé par la tête, le col et le grand trochanter, qu'a lieu la fracture. Dans ce cas, quelquefois la tête elle-même se brise, quelquefois la fracture a lieu vers le grand trochanter ou vers le col, dans la partie voisine de cette tubérosité, quelquefois au-dessous et à la partie supérieure du corps du fémur, mais le plus souvent immédiatement au-dessous de la tête, à la partie supérieure et interne du col.

Sont-ce là toutes les causes de la fracture du col? non, certes; on a pensé qu'elle pouvait avoir lieu par la simple action musculaire. C'est ainsi que l'on cite l'observation d'un jeune nègre chez lequel elle survint par suite de la violence de contractions tétaniques. Dans ce cas, le mécanisme de la fracture est semblable à celui qui arrive dans la chute sur la plante des pieds ou des genoux.

La fracture de cette partie de l'os peut encore avoir lieu par des causes directes. Ce sont ordinairement des projectiles lancés par la poudre à canon et des balles en particulier. Nous avons eu l'occasion, ajoute M. Dupuytren, lors des journées de juillet, d'en observer un assez grand nombre, tant à Paris qu'à la maison de convalescence de Saint-Cloud. La balle qui détermine la fracture directe du col du fémur fait toujours une ouverture d'entrée, mais rarement une ouverture

de sortie. La grande épaisseur des parties molles traversées, et la résistance du tissu osseux
ont assez ordinairement épuisé sa force d'impulsion, et elle reste au milieu des chairs. Il y
a de plus un grand nombre d'esquilles qui ne
peuvent être extraites qu'avec beaucoup de difficulté, d'où il suit que ces fractures doivent
se réunir très difficilement.

Ainsi une ouverture d'entrée, quelquefois
deux, la présence de corps étrangers, une
fracture comminutive, des fragmens, une suppuration abondante, des collections purulentes, des symptômes de résorption, la rareté
de la consolidation, tels sont les signes qui
établissent les différences entre la cause directe
et les autres causes.

En résumé, les causes efficientes de la fracture du col du fémur peuvent se placer dans
l'ordre suivant : au premier rang, les chutes
sur le grand trochanter ; au second, les causes
directes ; au troisième, les chutes sur la plante
des pieds, sur les genoux ; et enfin l'action
musculaire, si l'on peut toutefois admettre
cette cause comme prouvée.

Le diagnostic des fractures du col n'est pas
sans d'assez grandes difficultés, et plus d'une

fois des praticiens exercés ont été incertains sur le jugement qu'ils devaient porter. L'on voit, par exemple, des individus qui présentent les signes rationnels de cette lésion sans en être atteints, et d'autres, au contraire, qui n'en offrent aucun quoiqu'elle existe réellement. Il arrive quelquefois qu'une chute sur la hanche, accompagnée d'une forte contusion des muscles et de l'articulation, peut simuler cette fracture, tandis que la même cause, déterminant une solution de continuité, peut cependant permettre au blessé de se lever et de marcher. C'est ainsi qu'on a vu des individus qui avaient le col du fémur fracturé regagner leur demeure sans présenter de raccourcissement; c'est encore ainsi que le déplacement des fragmens ne s'est fait qu'au bout de quelques heures, de deux, trois, cinq, dix et même trente jours, par suite de quelques mouvemens du malade, ou bien pendant que l'on faisait des recherches pour s'assurer de la nature de la maladie.

Quelle est la cause de cette particularité que les auteurs ont signalée, que j'ai moi-même observée bien des fois, et dont Sabatier, dans un Mémoire à l'Académie de chirur-

gie, a cité de nombreux exemples? Elle tient
à ce que la fracture a lieu dans la capsule ar-
ticulaire, que les fragmens sont restés en
place, et qu'ils sont reçus, agencés l'un dans
l'autre, l'inférieur prenant un point d'appui
sur le supérieur. Mais, dira-t-on, comment se
fait-il qu'au bout d'un temps plus ou moins
long ils s'abandonnent, et que la fracture devienne évidente? C'est parce que les rapports
des fragmens changent, ou par le poids du
corps, ou par l'action musculaire, ou par l'u-
sure de quelques parties de ces fragmens. Le
raccourcissement et la déviation du membre
qui sont les suites de ce déplacement des fragmens ne laissent alors aucun doute sur la fracture, s'ils ne reconnaissent pas d'autre cause
qu'une chute depuis quelques jours. Les deux
signes précédens ne se montrent quelquefois
qu'après cinquante, soixante, quatre-vingts
jours de traitement par le repos et l'extension,
ce qui provient de ce que le cal a cédé à la
contraction des muscles ou au poids du corps.

Avant de passer outre, disons quelques
mots des causes de ce déplacement consécutif.

On sait que dans les premiers temps de sa

formation le cal du corps des os longs cède souvent, et qu'il se produit des difformités dans les fractures qui ont été parfaitement conduites et alors qu'on espérait une cure exempte de tout accident. Qui n'a vu dans des fractures obliques du corps du fémur, si difficiles à maintenir avec exactitude, le cal céder au poids du membre et se déformer, lorque le malade essayait de marcher à une époque qui semblait éloigner toute espèce de crainte? C'est exactement ce qui arrive à beaucoup de fractures du col du fémur dans lesquelles il n'y avait pas eu déplacement dans le premier temps, ou bien dans lesquelles il avait été primitivement très faible. Au bout de deux ou trois mois, le cal provisoire cède au poids du membre sur lequel les malades se soutiennent, et les fragmens cessant d'être en rapport, une difformité a lieu, un raccourcissement se produit. C'est ainsi que j'ai vu se faire des raccourcissemens au bout de deux, trois, quatre mois, et même plus long-temps. De l'observation de ces faits il résulte une indication importante, et sur laquelle j'ai déjà appelé votre attention, c'est qu'il est nécessaire de tenir les malades dans l'appareil destiné aux fractures du col du fémur pendant cent, cent vingt, cent quarante jours, et même davantage, afin de donner au cal le temps d'acquérir une solidité suffisante.

Le poids du membre, mais surtout celui du corps sur le membre brisé, doit être regardé comme une grande cause de déplacement, soit primitif, soit consécutif, en tendant à porter en bas le fragment supérieur et en haut le fragment inférieur. Mais une puissance active de déplacement consiste dans la prolongation de l'action de la cause qui a occasionné la fracture; cette cause même produit un effet très remarquable : lorsqu'elle est portée très loin, il arrive quelquefois qu'elle enfonce le fragment supérieur dans l'épaisseur du tissu spongieux de l'extrémité supérieure du fragment inférieur, et la consolidation se fait dans cette situation et assez promptement : il y a difformité, raccourcissement du membre inférieur, et déviation permanente de ce membre, et dans une direction qui varie suivant le point dans lequel a lieu cet enfoncement du fragment supérieur ou interne dans l'inférieur. Il peut se faire tantôt en avant et tantôt en arrière. Ici le raccourcissement du membre inférieur est seulement de toute l'étendue de l'enfoncement du col dans l'épaisseur de la substance spongieuse du fragment inférieur.

Plusieurs pièces d'anatomie pathologique, tirées du Muséum de l'Hôtel-Dieu et représentant les fragmens ainsi consolidés, ont été montrées à l'amphithéâtre et ont convaincu chacun de la réalité de ce fait intéressant. Il est utile de noter cette cause de déviation; elle peut rendre compte, suivant les cas, de quelques faits exceptionnels de déviation du pied en dedans dans la fracture du col du fémur, faits exceptionnels qui ont été observés par plusieurs auteurs.

Enfin, il existe une autre et dernière cause du déplacement des fragmens dans la fracture du col du fémur, cause incessamment agissante et contre laquelle le chirurgien dirige toujours ses efforts pour empêcher les consolidations vicieuses et les difformités; nous voulons parler de l'action musculaire: il en sera question à l'article du traitement. Ce que nous venons d'exposer suffit pour montrer que le déplacement est d'autant plus facile que le cal n'est pas encore formé. Cette considération en outre rend très bien compte de la division des symptômes de la fracture du col du fémur en primitifs ou consécutifs, suivant que le raccourcissement a lieu avant ou après la formation du cal.

Les symptômes primitifs ont lieu, dit M. Dupuytren, lorsque, dans une chute sur le talon ou le genou, le raccourcissement et la déviation se manifestent à l'instant; dans ce cas, il est clair que le fragment supérieur restant en place, c'est le fragment inférieur qui remonte par le poids du corps; mais la chute verticale est la cause la plus rare des fractures du col du fémur, et les choses ne se passent plus ainsi lorsque les malades tombent sur le grand trochanter, ce qui est beaucoup plus fréquent ; dans ce cas il est de la dernière évidence que la cause tend non pas à raccourcir, mais à allonger le membre. Il existe donc une autre cause de raccourcissement qui jusqu'à nous a été peu ou mal connue et mal indiquée. On l'a attribuée à l'action des muscles grand, moyen et petit fessiers; mais, par la rotation en dehors, ces muscles sont mis dans un état de relâchement; ce n'est donc pas à eux que tient la déviation.

Les muscles jumeaux et carrés ont été à leur

tour considérés comme favorisant ce déplacement; mais ils n'ont pas plus d'influence que les autres, car leur relâchement, comme celui des fessiers, est déterminé par la rotation en dehors; quand le membre est placé sur le plan incliné, les muscles fessiers sont tendus, et cependant la déviation cesse naturellement. Mais il est d'autres muscles qui du bassin vont au fémur; ces muscles sont les adducteurs qui, destinés à porter le membre dans la rotation en dehors, prennent insertion d'un côté au pubis ou à l'ischion, et de l'autre se terminent en arrière et le long de la ligne âpre du fémur; c'est à ceux-là qu'est due la déviation et en partie du moins le raccourcissement. Ces deux symptômes se montrent lorsque le malade fait des efforts musculaires pour se lever, ou bien ils sont la suite d'une contraction lente, tonique de ces muscles, qui ne trouvent plus de résistance dans le fragment inférieur. C'est encore ainsi que se fait le raccourcissement lorsque, après la formation du cal, le malade exécute des mouvemens ou se livre à une marche prématurée. L'action des muscles et le poids du corps en sont donc les véritables causes.

Passons à l'énumération et à l'appréciation des symptômes ; cet examen va nous fournir des indications importantes.

Quand il y a déplacement, la fracture est toujours facile à reconnaître ; mais quand il n'a pas lieu, elle peut être soupçonnée, sans cependant pouvoir être mise hors de doute. Je suppose que les symptômes soient bien caractérisés, qu'il y ait raccourcissement, déviation du membre en dehors, impossibilité de le soulever, il faut encore rechercher si le membre conserve ce raccourcissement ou peut le perdre par l'extension, si le grand trochanter roule sur l'axe du fémur ou sur l'extrémité du levier.

Si le raccourcissement n'est que de quelques lignes, il est difficile de le distinguer de celui qui est produit par un mouvement ascensionel du bassin, suite de contusion ; le diagnostic devient plus évident s'il est d'un demi-pouce, d'un pouce, d'un pouce et demi, de deux ou trois pouces. Rarement, au reste, il est d'abord aussi considérable ; il ne se montre tel que consécutivement et si le malade a beaucoup marché ; mais que de causes d'erreurs se rencontrent encore !

Ainsi, par exemple, et cela s'observe fréquemment, des malades attribuent un raccourcissement ancien à une chute récente, dans la persuasion où ils sont que de nouvelles tentatives pourront amener leur guérison : un examen attentif, des questions adroites finissent toujours par faire reconnaître la vérité. Mais lorsque le déplacement n'est pas ancien, il peut tenir, soit à une luxation de la tête du fémur, soit à une ascension du bassin : il faut ici redoubler d'attention pour ne pas s'en laisser imposer.

Dans la luxation en avant, la tête du fémur passe sur la branche horizontale du pubis, en soulevant ou écartant les vaisseaux et les nerfs; alors il y a raccourcissement, mais il existe au-devant de cette branche du pubis une tumeur dure et qui roule lorsqu'on fait mouvoir le fémur. Dans la luxation dans la région sous-pubienne ou ovalaire, le membre est encore tourné en dehors; mais il y a allongement, et l'on sent dans cet endroit une grosseur et une résistance, une tension inusitée des muscles; la hanche est creuse, tandis qu'elle est saillante au contraire, s'il y a fracture.

Dans la luxation en haut et en dehors, la

tête du fémur est dans la fosse iliaque externe, le membre est raccourci; mais la pointe du pied et la rotule sont tournés en dedans, le talon et le creux du jarret en dehors.

Il est vrai qu'on a reconnu quelquefois dans le cas de fracture que le membre se déviait en dedans. Ambroise Paré, qui le premier a parlé de cette maladie, rapporte qu'ayant été mandé auprès d'une dame, il trouva la jambe plus courte et le grand trochanter remonté sur l'os des îles; il crut avoir affaire à une luxation du fémur : il fit des efforts pour la réduire, et appliqua un bandage convenable. Mais au bout de quelques jours de fortes douleurs survinrent, le membre se raccourcit de nouveau, et il trouva que le pied était tourné en dedans. Jean-Louis Petit cite un cas semblable dans son *Traité des maladies des os*. Bichat a fait dire à Desault que cette variété était très commune. Dans son immense pratique, M. Dupuytren n'a vu ce fait qu'une ou deux fois au plus; il pense que Bichat a probablement commis une erreur. Mais enfin, puisque cette déviation en dedans a été observée, quels sont donc les moyens de distinguer cette fracture de la luxation en haut et en dehors?

Dans la luxation, on sent dans la fosse iliaque externe la tête arrondie du fémur. Dans la fracture, on imprime aisément des mouvemens de rotation à la cuisse; dans la luxation, on se consumerait en efforts inutiles. Dans la luxation, on ne peut allonger le membre sans le réduire et sans exercer de grands efforts; mais une fois réduit, le déplacement ne se reproduit plus. Dans la fracture, peu d'efforts suffisent pour donner au membre sa longueur ordinaire; mais le raccourcissement a lieu de nouveau dès qu'on suspend les efforts. Il est donc impossible de confondre ces deux maladies.

Il est enfin une dernière luxation en bas et en arrière que j'ai observée, dit M. Dupuytren, deux ou trois fois seulement; le membre est alors dévié en dedans, quelquefois un peu allongé; il ne saurait être remis dans l'état ordinaire que par des efforts de réduction, et une fois réduit, le déplacement ne se reproduit plus.

Ainsi le grand caractère distinctif consiste dans la différence suivante: le raccourcissement produit par une fracture cède au moindre effort pour se reproduire; le raccourcissement déterminé par une luxation est plus difficile à faire disparaître ; mais une fois le membre réduit, la difformité ne se reproduit pas : il faudrait de nouveaux efforts semblables à ceux qui ont occasionné la luxation pour faire sortir la tête de la cavité cotyloïde.

Une erreur très commune, continue M. Dupuytren, et que nous avons déjà indiquée, provient d'une circonstance particulière. Si le sujet éprouve de la douleur dans la hanche par une maladie antérieure, celle-ci s'élève, tandis que l'autre restant en place, il y a au premier abord raccourcissement. Que l'on se tienne debout, et l'on pourra aisément se donner une apparence de raccourcissement : c'est un moyen que les conscrits emploient assez fréquemment. Élevez, en effet, une hanche, le talon s'éloignera d'un pouce à un pouce et demi ; et si vous marchez sur la pointe du pied, vous simulez une luxation accidentelle ; si vous portez la pointe du pied en dehors, vous simulez une fracture.

Eh bien ! quelquefois après une contusion violente de l'articulation, un raccourcissement semblable arrive sans que le malade veuille en imposer ; il y a élévation de la hanche et déviation du membre. Mais alors faites coucher le malade sur un plan horizontal assez dur, sur une table par exemple, ou sur le parquet, prenez une règle et placez-la en travers à la hauteur des épines antérieures et supérieures des os des îles; si le raccourcissement n'est qu'apparent et produit par la douleur et la contusion, l'épine antérieure et supérieure du côté affecté s'élève au-dessus de celle du côté opposé d'une quantité exactement égale au raccourcissement du membre : faites relever la hanche abaissée et abaisser l'autre, et tout raccourcissement disparaît aussitôt.

Voyons maintenant la déviation de la pointe du pied et de la rotule en dehors, du talon et du jarret en dedans. L'intervalle entre la pointe des deux pieds dans l'état ordinaire est de huit à dix pouces lorsqu'on est couché ; mais il n'est plus le même s'il y a fracture. Dans la déviation la plus ordinaire, le pied se couche sur son bord externe, la pointe touche au sol ; la rotule est aussi déviée, mais un peu moins ; le talon est tourné vers la malléole opposée, le jarret vers le genou. Le contraire a lieu dans la déviation en dedans, si rare, ajoute M. Dupuytren, qu'on ne peut guère compter qu'un cas sur cent.

Nous savons déjà comment s'opère la déviation en dehors ; mais si l'action des adducteurs l'explique très bien, il faut dire aussi qu'on n'a tiré presque aucun parti d'une autre cause, qui cependant.peut seule rendre compte de la déviation en dedans et apprendre à y remédier, je veux parler de l'obliquité des fragmens. Si le corps du fémur est fracturé obliquement de bas en haut et d'avant en arrière, la pointe du fragment inférieur se porte en arrière, celle du fragment supérieur en avant, *et vice versa ;* eh bien ! dans la fracture du col, si le fragment interne se porte en arrière et l'externe en avant, il y a alors déviation en dehors ; si au contraire la fracture est oblique en sens inverse, la déviation aura lieu en dedans : c'est donc par l'obliquité des fragmens que ces variétés de déviation peuvent être appréciées.

Après vous avoir parlé des symptômes, il est naturel de vous entretenir des suites des fractures abandonnées à elles-mêmes, afin de bien faire concevoir le mécanisme du traitement. J'ai vu constamment, dit M. Dupuytren, les malades affectés de fracture de col, et qui ne se soignaient pas, présenter un raccourcissement de un, deux, trois, quatre pouces, et la déviation du pied en dehors, ce qui rendait la progression difficile ; le grand trochanter s'élevait, se rapprochait de la crête et se portait en arrière. Mais ce qu'il importe surtout de connaître, c'est qu'il se forme dans ce cas une fausse articulation dans la fosse iliaque externe.

Cherchons maintenant quels sont les effets matériels des fractures sur les os, en commençant par la cavité cotyloïde. Nous avons trouvé trois ou quatre fois cette cavité enfoncée par la tête du fémur : cet accident était produit par une chute sur les pieds ou les genoux. Dans ce cas, la tête du fémur arc-boute avec force contre le fond de la cavité cotyloïde ; et comme elle offre plus de résistance que celle-ci, elle la brise et l'enfonce. Le cas le plus remarquable que j'aie observé, dit M. Dupuytren, était celui-ci : le fond de la cavité cotyloïde avait été enfoncé, et la tête du fémur intacte était passée tout entière dans le bassin ; le col, qui n'avait éprouvé aucune solution de continuité, était si fortement engagé dans cette ouverture accidentelle, qu'il devint fort difficile sur la pièce anatomique de l'en dégager, et de réduire ainsi cette nouvelle espèce de luxation. Dans le jeune âge, l'effort qui s'exerce sur le fond de la cavité cotyloïde peut désunir les pièces dont l'os coxal est composé, et dont le point de concours répond au centre de cette cavité.

Dans d'autres cas la cavité cotyloïde est brisée sans que la tête de l'os soit déplacée ; mais le plus ordinairement les effets de la fracture se font sentir à l'extrémité supérieure du fémur, et je dis à dessein à l'extrémité supérieure du fémur. Un premier effet est un brisement en éclats ou en rayons de la tête du fémur, le col étant resté tout-à-fait intact. Ce cas est assez commun dans les chutes sur le grand trochanter et sur la plante des pieds ; mais il l'est bien plus lorsque des causes directes ont agi sur ce point du fémur, comme dans les plaies par armes à feu. Nous avons eu l'occasion d'en voir une douzaine d'exemples à la suite des journées de juillet. Remarquons qu'il est arrivé plusieurs fois que la tête du fémur ayant été brisée en éclats, et le col étant resté intact, il n'y a pas eu de déplacement dans les fragmens, pas de raccourcissement dans le membre inférieur, pas de difformité dans le membre. Cette fracture peut en imposer pour une contusion violente de l'articulation et être traitée comme telle, par les saignées générales et locales; le plus ordinairement même elle est méconnue; les malades guérissent sans difformité; c'est seulement lorsque la mort arrive par suite de circonstances étrangères ou non à l'affection de l'articulation que l'on peut en constater l'existence.

Le col est bien plus souvent le siége de fracture, parce qu'il forme un levier coudé; son amincissement vers la partie moyenne contribue également à favoriser la solution de continuité; quelquefois le col est brisé tout près de la tête de l'os; les fractures les plus ordinaires ont lieu au-dessous de ce point à l'endroit où l'os est le plus affaibli. Cette fracture peut avoir lieu de bas en haut, ou de haut en bas; d'autres fois c'est par la partie antérieure, ou par la partie postérieure qu'elle commence; cela dépend de la manière dont la chute a lieu, le corps étant plus ou moins incliné dans un sens ou dans l'autre. Mais le plus ordinairement c'est à la base du col qu'a lieu la fracture; cela provient de ce qu'elle est presque toujours le résultat de la chute sur le grand trochanter, qui est lui-même quelquefois écrasé, et, dans quelques cas, complètement séparé du corps de l'os par l'effort de la chute, ainsi que nous avons eu l'occasion de l'observer. Quand le grand trochanter résiste à l'effort de la chute, ce qui a lieu le plus communément, la fracture part de cette éminence et se dirige vers le petit trochanter, ce qui fait qu'elle paraît avoir plutôt réellement lieu à la partie supérieure du corps du fémur qu'au col de cet os; d'autres fois la fracture va du petit trochanter au grand, ou bien encore du grand trochanter au col.

Il existe sous le rapport de la direction de la fracture des variétés infinies que la description la plus minutieuse suffirait à peine pour faire connaître. En effet, tantôt elle est en rave, c'est-à-dire perpendiculaire au col du fémur; dans ce cas, les fragmens ne se correspondent que difficilement, ils ne se présentent aucun appui, et leurs surfaces planes, ou presque planes, glissent continuellement l'une sur l'autre, et sont très rarement en rapport; tantôt la fracture est oblique à l'axe du col du fémur, le défaut de rapports est aussi très difficile; mais dans ces cas il y a des distinctions à faire.

II.   8

En effet, ou la fracture est oblique de dedans en dehors, ou de bas en haut. Dans ce dernier cas, le fragment externe ne rencontre pas d'obstacle pour se dévier en haut, et le déplacement est très facile ; dans l'autre cas, il n'en est pas de même : le fragment externe trouve un point d'appui sur le fragment interne ou supérieur, et le déplacement est moindre ordinairement. Il n'y a aucun moyen de reconnaître dans quel sens a lieu cette obliquité : de là, l'indication d'agir, dans toutes les circonstances comme si la fracture avait lieu dans les cas les plus favorables aux déplacemens.

Je vous prie de remarquer, ajoute M. Dupuytren, que par rapport au siége de ces désordres les uns ont lieu dans la capsule, ce qui a fait appeler la fracture *intra-capsulaire ;* les autres se montrent au dehors, et alors la fracture est dite *extra-capsulaire.* C'est une distinction sur laquelle on a beaucoup insisté et avec raison, car plusieurs praticiens pensent qu'il est très difficile et même impossible que la consolidation de la fracture puisse se faire quand celle-ci a lieu dans l'intérieur de la capsule, tandis qu'ils admettent qu'elle est possible et même très facile quand elle est hors de la capsule.

Asthley Cooper, dont l'autorité est si imposante en chirurgie, dit explicitement que, dans tous les cas de fractures transversales au col du fémur dans l'intérieur du ligament capsulaire qu'il a eu l'occasion d'examiner, il n'a jamais vu de cal osseux. « Les dissections que j'ai été à même de faire, ajoute cet illustre chirurgien, m'ont convaincu que les fragmens de la fracture du col du fémur, lorsque celle-ci a lieu au dedans du ligament capsulaire, ne se réunissent jamais par un cal osseux; la réunion se fait seulement par une substance ligamenteuse comme dans la fracture de la rotule. »

Persuadé que la consolidation du col du fémur est impossible, Asthley Cooper a fait aussi des expériences sur les animaux vivans qui l'ont confirmé dans son opinion. Les chirurgiens anglais ont également adopté la manière de voir de leur célèbre compatriote. Mais si ce sont des faits qu'ils avancent pour prouver cette non-consolidation, on peut leur opposer aussi des faits contraires, et des faits très nombreux. Une quantité assez considérable de pièces anatomiques représentant des fractures du col du fémur intra-capsulaires, très bien consolidées, se trouvent dans les divers musées anatomiques. Celles que contiennent les cabinets de la faculté de Paris et de l'amphithéâtre de l'Hôtel-Dieu prouvent réellement que cette consolidation, avec ou sans difformité, est réelle. Sir Asthley Cooper, dit M. Dupuytren, n'a probablement vu que des fractures du col du fémur qui n'ont pas été guéries, ou qui ont été mal traitées, ou qui ne l'ont pas été du tout. C'est la seule manière d'expliquer l'opinion du chirurgien anglais, qui nous semble évidemment erronée.

L'examen de ces pièces d'anatomie pathologique, éminemment propres à convaincre de la réalité de la consolidation de cette fracture *intra-capsulaire*, ne paraît pas cependant avoir produit cet effet sur les autres chirurgiens anglais qui ont visité le musée de notre faculté. M. Cross dit avoir considéré avec soin les pièces pathologiques conservées dans l'école de médecine de Paris, et aucune d'entre elles ne lui paraît de nature à prouver que la réunion osseuse ait jamais lieu, lorsque la tête a été séparée complètement du ligament capsulaire, et qu'elle ne communique avec le reste du corps que par le ligament rond.

Quand on a vu les pièces qui ont été montrées à l'Hôtel-Dieu, et que chacun a pu manier à loisir, et qu'on nie ensuite la possibilité de la consolidation de la fracture intra-capsulaire du col du fémur, on ne sait en vérité pas de quelle nature doivent être les preuves qu'on veut avoir pour être convaincu. Pour nous, nous regardons comme démontrée cette consolidation, quoi qu'en disent les chirurgiens anglais, et quelque grande qu'ait pu être jusqu'à présent notre propre incrédulité à cet égard.

Des raisons théoriques et pratiques ayant été données en faveur ou contre la possibilité de la consolidation de la fracture intra-capsulaire du col du fémur, nous devons nous arrêter un peu sur ce point.

On a dit d'abord que le fragment supérieur contenait peu ou point de vaisseaux, et qu'il formait alors un véritable corps étranger dans l'articulation. Cette assertion est inexacte : la tête du fémur reçoit évidemment des vaisseaux du fond de la cavité cotyloïde, par le moyen du ligament rond ou inter-articulaire. Ces vaisseaux, sans être très nombreux ni très volumineux, peuvent néanmoins suffire pour la nutrition du fragment supérieur : en outre, la membrane synoviale emboîte le cartilage, et elle forme à sa base un petit cul-de-sac, qui recouvre des pelotons très distincts de tissu cellulaire rougeâtre, et dans lesquels on trouve un bon nombre de vaisseaux. Quant au fragment inférieur, il en reçoit de fort nombreux: d'abord par la principale artère nourricière de l'os qui pénètre à sa partie postérieure, et qui forme dans toute l'étendue de l'os des ramifications qui l'alimentent; ensuite, par les artères qui l'entourent, par celles qui se rendent dans la cavité digitale du grand trochanter, et par toutes celles qui pénètrent dans le tissu spongieux de l'os, et qui rampent quelque temps à sa surface. Le tissu fibreux qui enveloppe le col du fémur en contient, en outre, une grande quantité.

Il est donc évident, dit M. Dupuytren, que le fragment inférieur reçoit beaucoup plus de vaisseaux que le fragment supérieur, dont la vie est moins active, plus languissante, et que, pour effectuer la consolidation, le fragment inférieur, qui jouit du libre exercice de toutes ses propriétés vitales, fait à lui seul presque tous les frais de cette consolidation; mais il n'en est pas moins vrai qu'il y a dans le fragment supérieur assez de matériaux de nutrition, d'abord pour vivre, et ensuite pour fournir sa part au travail de consolidation.

L'objection relative à l'absence ou du moins à la pénurie des vaisseaux destinés à alimenter les fragmens est donc sans valeur. L'examen anatomique des parties la réfute complètement.

Une cause, continue M. Dupuytren, qui a été donnée comme devant s'opposer d'une manière presque insurmontable à la réunion des fragmens de la fracture du col du fémur, c'est l'absence du périoste autour de cette partie de l'os. Ici il y a une grande erreur : le col du fémur possède un périoste, mince sans doute, mais très apparent, et qui, s'il n'a pas autant de vie que celui des autres os, n'en a cependant pas moins une très réelle. Cet amincissement, cet isolement du périoste de l'os n'est donc qu'une difficulté, mais non pas un obstacle insurmontable à la consolidation.

D'autres ont dit que la synovie qui baignait continuellement les fragmens devait en rendre la consolidation impossible. Cette raison pourrait paraître bonne, si la même disposition anatomique qui se rencontre dans divers points du système osseux nuisait en quelque chose à la formation du cal. Or on n'ignore pas que les fractures qui pénètrent dans les articulations se consolident très bien, et qu'il en est ainsi de celles de l'olécrane et de la rotule : dans ces cas, on ne peut contester que la synovie baigne continuellement les fragmens. Tout le monde est d'accord sur la possibilité de la consolidation de la fracture de l'olécrane, mais on pourrait contester celle de la rotule. Voici un fait, observé par M. Dupuytren, qui prouve qu'elle peut très bien se faire, et qui lève tous les doutes à cet égard : « Un individu, qui était tombé sur les genoux, se fractura les deux rotules en même temps, mais de telle sorte que l'une des fractures eut lieu en travers et l'autre en long; aucun déplacement ne se fit dans cette dernière, et la guérison eut lieu sans difformité. Mais de l'autre côté il n'en fut pas de même, et la guérison se fit avec un écartement de plusieurs lignes. Le blessé mourut quelques années après, et M. Dupuytren ne manqua pas d'examiner ses deux rotules; il constata sur l'une d'elles la fracture avec écartement; quant à l'autre, il n'y en avait pas le moindre; et une seule chose attestait l'existence de la fracture en long, c'était une inégalité de niveau des deux fragmens : l'un était plus élevé que l'autre, et un sillon ou espèce de couture osseuse les unissait.

La consolidation parfaite, exacte, des fragmens baignés par la synovie, est de la plus grande évidence dans cette observation. Ce n'est donc pas la présence de la synovie qui peut mettre obstacle à celle de la fracture intra-capsulaire du col du fémur. La véritable cause qui empêche ou rend du moins très difficile une consolidation exacte, solide, et surtout une consolidation exempte de difformité, c'est le déplacement des fragmens, leur défaut de rapport, de contact, que la fracture se trouve en dehors ou bien en dedans du ligament capsulaire.

Des indications curatives des fractures du col du fémur.

Le célèbre Louis a dit de la manière la plus éloquente : « La science du diagnostic tient le premier rang entre toutes les parties de l'art, et en est la plus utile et la plus difficile; sans un diagnostic exact et précis, la théorie est

presque toujours en défaut et la pratique souvent infidèle. » Ce que Louis, dans son mémoire
sur les fungus de la dure-mère, disait du diagnostic, je pourrais le répéter avec non moins
de raison des indications curatives. Tout traitement qui n'est pas basé sur elles est purement
empirique, et il ne devient rationnel qu'autant
qu'il repose sur ces indications.

Au premier aperçu, on penserait qu'il en
est des fractures du col du fémur comme des
autres solutions de continuité, qu'il suffit de
réduire les fragmens et de les maintenir en
contact. Mais ici plusieurs difficultés se présentent. Comment réduira-t-on les fractures du
col du fémur? ira-t-on faire de grands efforts
d'extension et de contre-extension? Non certes, ce serait la méthode la moins heureuse,
parce qu'on augmenterait la tension des muscles déjà très forte par l'extension morbide des
parties, et il en résulterait des contractions qui
sont toujours plus prononcées du côté du malade que du côté des personnes qui tentent la
réduction. Il est évident que si l'on pouvait
neutraliser l'action des muscles, on obtiendrait bien plus facilement la réduction. Mais
est-il possible de faire cesser l'action muscu-

laire? L'histoire des luxations ne laisse aucun doute à cet égard ; il ne s'agit que de détourner l'attention des malades et de saisir ce moment pour opérer la réduction.

Mais peut-il en être des fractures comme des luxations? Non, la chose n'est pas la même, parce que l'attention est toute concentrée vers le mal. Il faut donc chercher un autre moyen de neutraliser l'action musculaire : Pott l'a indiqué depuis long-temps, c'est de mettre le membre malade dans la flexion ; vous avez vu, continue M. Dupuytren, sous la seule influence de cette position la réduction s'opérer comme par enchantement, tandis qu'elle avait résisté à tous les efforts d'extension. Il est bien étonnant que Pott, à qui est dû l'honneur du principe de la position demi-fléchie des membres dans les fractures en général, n'ait pas dit un mot de son application à la fracture du col du fémur. C'est un fait dont il est facile de s'assurer en parcourant ses ouvrages.

Nous croyons être les premiers qui avons appliqué ces règles aux fractures du col du fémur. Je suppose que dans un cas de ce genre on pratique l'extension et la contre-extension, il est évident qu'on contreviendrait aux règles établies par Pott, en faisant naître des obstacles qu'on ne pourrait pas toujours vaincre ; mais si au contraire on met le membre dans la flexion, on ne trouve aucune difficulté pour faire cesser le déplacement selon la circonférence et la longueur, et par suite la déviation du pied en dehors et le raccourcissement. Mais comment maintiendra-t-on les fragmens en contact ? Ordinairement après la réduction des fractures, on a coutume d'employer un appareil qui, soutenu par des bandages et des attelles, tend à prévenir un déplacement consécutif.

Ces appareils réussissent bien dans les fractures des bras, des jambes et même de la cuisse, et ils sont d'autant meilleurs qu'on y joint la flexion ; mais peuvent-ils être appliqués à la fracture du col du fémur ? Il suffit pour cela d'examiner la disposition des parties. Le col du fémur, placé au centre des parties molles très épaisses, échappe inévitablement à l'action de toute espèce de bandages et appareils ; aussi doit-on être surpris que des praticiens s'obstinent à imaginer des appareils dont l'action principale s'exerce autour de la hanche. Desault avait bien senti que toutes les ma-

chines placées autour de ce point étaient tout-
à-fait ou presque tout-à-fait inutiles. Il disait
qu'il fallait d'abord agir sur le bassin par une
contre-extension pour relever le fragment supérieur, et ensuite sur le pied pour porter le
fragment inférieur de haut en bas ; telle est
l'origine de l'appareil à extension permanente,
appareil qui a subi une infinité de modifications, mais qui est resté toujours le même
quant au principe. Desault avait donc bien
saisi les indications, sans cependant en avoir
fait la meilleure application.

Ici, dit M. Dupuytren, nous nous trouvons
ramenés à l'examen d'une question que nous
avons déjà traitée, celle du temps nécessaire
pour établir la solidité du cal, pour résister au
poids du corps et à l'action musculaire. Elle
ne saurait être uniformément résolue, car plusieurs distinctions se présentent : si la fracture
de la cuisse est transversale, il faut affronter
les fragmens et les maintenir en contact : au
bout de quarante jours la réunion est effectuée;
il en est de même pour le tibia et les os de
l'avant-bras; mais si la fracture est oblique
dans les différentes régions que je viens de
citer, je le déclare, quarante, cinquante,

soixante jours ne suffiront pas pour la formation du cal.

Pourquoi cela? parce que dans les fractures de ce genre il n'y a pas d'appui solide. Si donc vous ne maintenez les fragmens toujours en contact, long-temps après le quarantième jour, il se formera un déplacement; cette disposition se conçoit très bien; les os se touchant par des plans inclinés, le poids du corps et l'action des muscles opéreront ce déplacement, parce qu'au bout de quarante jours il n'y aura encore que formation du cal provisoire. Si vous enlevez l'appareil à cette époque, le raccourcissement ne tardera point se manifester et il faudra se hâter de replacer le membre dans l'appareil. Ainsi donc, quarante jours suffisent pour les fractures ordinaires, tandis qu'il en faut soixante-dix, quatre-vingts pour les fractures obliques.

Ce que nous venons de dire des fractures de la dernière espèce s'applique également aux fractures transversales de la rotule et de l'olécrane. Si au bout de quarante jours vous levez l'appareil, vous trouvez le membre en bon état; mais si le malade marche, les fragmens s'écartent, parce que le cal n'est pas encore assez fort. Ces fractures se trouvent donc dans des circonstances analogues à celles des fractures obliques qu'on n'a pas assez long-temps maintenues en contact.

Je suppose que la fracture du col du fémur soit transversale, que cet os soit partagé en deux moitiés, on pourra facilement réduire les fragmens, mais la difficulté sera de les maintenir réduits, parce qu'ils ne s'affrontent pas. Le poids du corps abaissera le fragment supérieur; si le malade prend un point d'appui sur le fragment inférieur, il s'élèvera, mais sans être soutenu par le fragment supérieur. J'admets maintenant que la fracture soit oblique de la tête de l'os vers le grand trochanter, de bas en haut et de dedans en dehors, si le malade veut marcher, le fragment inférieur arc-boutera légèrement sur le fragment supérieur. Ce fragment offrira donc quelque obstacle au déplacement; mais comme on peut l'élever, il ne s'y opposera que médiocrement; toutefois cependant il s'y opposera, d'où il résulte que le déplacement sera moins aisé dans ce dernier cas, tandis qu'il aura lieu facilement dans la fracture perpendiculaire.

A l'inspection du membre pourrait-on dire

si la fracture est perpendiculaire ou oblique? Non; de sorte qu'il faut agir comme si la fracture avait la plus grande tendance à se déplacer consécutivement. Nous savons que les fractures transversales guérissent au bout de quarante jours, qu'il en faut soixante-dix et plus pour les fractures obliques, il faudra donc dans les fractures du col du fémur mettre le plus long-temps possible le membre dans l'appareil.

Maintenant, continue M. Dupuytren, quelle sera la durée de ce temps? Il est évident qu'elle sera moindre pour l'homme fort et vigoureux, plus longue pour les vieillards, plus longue encore pour ceux dont la condition est détériorée. Établissons cependant une règle générale. Le précepte le moins austère à cet égard, c'est celui qui fixe un temps double de celui que l'on met à la consolidation des fractures du corps des os longs. Eh bien! ajoute M. Dupuytren, j'ai vu au bout de ce temps le déplacement s'opérer. Il faut donc prolonger le temps consacré à maintenir les fragmens en contact au-delà de cent jours; c'est à peu près l'époque qui se rapproche le plus de celle à laquelle correspond la formation du cal définitif; on doit aller au-delà même de ce terme, quand les malades sont âgés, faibles, détériorés. C'est ainsi que nous les laissons quelquefois pendant cent vingt jours et même davantage dans l'appareil que nous avons imaginé pour cette fracture.

En résumé, l'indication générale est de réduire les fragmens et de les maintenir en contact. Le principe établi par Pott remplit très bien cette indication, en empêchant les muscles d'entrer en contraction. Ainsi non-seulement il faut réduire, mais encore il faut maintenir la réduction, et cela est d'autant plus difficile que la fracture est perpendiculaire. Quand elle est oblique, il y a moins de tendance au déplacement; mais comme on ne peut savoir à quelle espèce de fracture on a affaire, on doit pour obtenir la consolidation employer un temps double au moins de celui que l'on consacre à la consolidation des fractures obliques du corps des os longs; bien plus, il faut ajouter vingt, trente ou quarante jours, si l'on veut obtenir que, lorsque le malade marchera, il ne se ferme point de déplacement consécutif. Quand les individus ont été ainsi traités, dit M. Dupuytren, j'affirme qu'ils ont à peine du raccourcissement, et qu'il ne survient presque jamais de déplacement secondaire, ou que, s'il arrive, il est extrêmement léger.

Deux méthodes sur lesquelles nous allons maintenant appeler toute votre attention sont mises en usage par les chirurgiens pour opérer la réduction de la fracture du col du fémur. L'une généralement employée jusqu'à nous est l'extension, l'autre qui nous est particulièrement due est la demi-flexion, nous avons dit précédemment que l'indication la plus importante était de réduire, de mettre et de tenir en contact les fragmens; mais il peut se présenter deux circonstances sur lesquelles il est nécessaire de s'arrêter quelques instans; tantôt, et c'est le plus grand nombre de cas, la fracture du col du fémur offre un grand déplacement, tantôt il y en a peu ou point du tout. Dans ce dernier cas, la solution de continuité a lieu dans la capsule, et les fragmens sont peu séparés ou engrenés l'un dans l'autre; il n'y a alors aucun effort d'extension à opérer, mais il ne faut pas cependant s'en laisser imposer par cette prétendue fixation des parties; l'on doit agir comme si le déplacement existait, et mettre le membre dans l'appareil. Mais dans la grande majorité des cas, le déplacement a lieu ; il peut être de six lignes, un demi-pouce, un pouce et même trois pouces ; dans ce cas il ne saurait y avoir de doute ; c'est surtout alors que les méthodes dont nous avons parlé doivent être employées.

Dans l'extension, le malade étant couché sur le dos, le bassin fortement fixé, un ou plusieurs aides placent leurs mains sur l'extrémité inférieure et font des efforts d'extension pour ramener le membre à sa direction naturelle ; en même temps qu'on tire le membre en bas, il faut exécuter une rotation de dehors en dedans ; mais pendant ces tentatives il peut arriver que les muscles se contractent, résistent aux efforts d'un, deux ou de plusieurs aides ; cette méthode est réellement mauvaise. Les tractions sont d'ailleurs ce qu'il y a de plus propre à produire le déplacement des fragmens ; à peine ont-elles cessé que le raccourcissement reparaît.

Le meilleur moyen d'opérer la réduction des fractures en général et celle du col du fémur en particulier, c'est de diminuer la résistance des muscles, en les mettant dans le relâchement ou dans la demi-flexion ; c'est ce que vous nous voyez faire tous les jours de la manière suivante :

Le malade étant également couché sur le dos et son bassin fixé par des aides, on fléchit la cuisse sur le ventre, en la soulevant, et on exerce sur elle des tractions modérées; la jambe est également fléchie sur la cuisse. A peine cette manœuvre est-elle exécutée, que, sans peine et sans efforts, le membre inférieur reprend, dans le cas de déplacement, sa longueur ordinaire, et le pied sa direction naturelle; cela provient du relâchement des adducteurs, qui dévient le pied en dehors, et des muscles grand, moyen, petit fessiers et autres qui dirigent en haut le fragment inférieur.

Si la position demi-fléchie est le meilleur moyen de réduire les fragmens et de les maintenir réduits, il doit en résulter que le meilleur appareil contentif des fractures est celui qui tient les muscles dans la position demi-fléchie; c'est le principe posé par Pott, mais que, par une singularité bien remarquable, il n'a point appliqué aux fractures du col du fémur.

Ainsi donc pour réduire les fractures du col, deux ordres de procédés : l'extension continuelle ou le relâchement continuel; je me sers à dessein de ces mots; il est impossible de voir deux méthodes plus diamétralement opposées; l'extension continue fait la base du traitement de Desault, la méthode opposée est celle que nous mettons en usage.

Voyons maintenant ce qui constitue la première méthode. Dans celle-ci, qui est l'extension permanente ou continue, une puissance est appliquée au bassin, l'autre l'est au pied; elles agissent en sens opposé, afin d'empêcher les fragmens de chevaucher l'un sur l'autre. C'est d'après cette idée que la plupart des praticiens qui se sont occupés de cette maladie ont mis à contribution leur génie inventif : de là cette immense quantité d'appareils qu'on vit successivement naître et mourir, et qui ne figurent plus maintenant que dans l'histoire de la science. C'était pour remplir ces indications qu'avaient été imaginés le lit d'Hippocrate; le glossocôme, dont la description se trouve dans Ambroise Paré; la gouttière de Fabrice de Hilden; le procédé de Guy de Chauliac; la machine de Bellocq, de Gooch, d'Aitken; le procédé de Bruninghausen, de Vermandois; les appareils de Heister, de Petit, etc., et tant d'autres dont l'énumération serait inutile.

Desault lui-même, partant de ce principe, pensa qu'il convenait de neutraliser la force musculaire sans cesse agissante en employant des puissances mécaniques. Ce traitement fut d'abord mis en usage par lui à la Charité, puis à l'Hôtel-Dieu, et adopté par sa nombreuse école. Cependant on ne tarda pas à s'apercevoir qu'il était loin de réussir dans tous les cas, car l'action musculaire surmontait bientôt les puissances mécaniques. La longue attelle de Desault, quels qu'en fussent les inconvéniens, avait au moins le grand avantage de pouvoir être trouvée partout, tandis que les modifications qui y ont été apportées, souvent dispendieuses, presque toujours très compliquées, ne pouvaient être d'un usage général. D'ailleurs tous ces moyens péchaient incontestablement par leur base, parce qu'ils tendaient à maintenir les parties dans un état d'extension, ce qui est une chose extrêmement nuisible : c'est ce que je vais démontrer. J'ai d'abord dit que l'extension était mauvaise, je ne reviendrai pas sur ce sujet ; mais cette extension peut occasionner des accidens graves sur les malades, et ceci mérite quelque attention de notre part. En effet, il faut que les individus soient soumis à deux puissances qui agissent en sens contraire : cette action s'exerce sur la peau du bassin, qu'elle presse fortement ; cet effet est encore plus marqué à la jambe, dont la peau est placée plus près des tendons et des os. Qu'en résulte-t-il d'abord ? des douleurs vives, insupportables, quelquefois atroces ; mais ces douleurs peuvent être suivies d'inflammation, de suppuration, de gangrène : aussi est-il arrivé qu'après vingt jours d'appareil on a été forcé de l'enlever, et l'on a trouvé des escarres plus ou moins étendues à la cuisse, à la jambe, au pied, et plusieurs malades ont succombé à cet accident ; d'autres ont été obligés de renoncer à ce procédé par la seule violence des douleurs, et n'ont guéri qu'avec un raccourcissement considérable.

Peut-on prévenir ces accidens ? Nous avons cherché, ajoute M. Dupuytren, par tous les moyens possibles à neutraliser les effets de cette compression, en matelassant pour ainsi dire l'appareil avec du coton, et nous n'avons pu y parvenir ; aussi avons-nous renoncé à ce moyen, convaincu que c'était un procédé

contre nature. J'ajoute que, avec quelque exactitude qu'il soit appliqué, il laisse très fréquemment après lui des raccourcissemens.

En lisant les œuvres chirurgicales de Pott,
je fus fort étonné de voir que cet auteur n'a-
vait point recommandé d'appliquer sa méthode
de relâchement à la fracture du col du fémur;
je crus que c'était par oubli, et je résolus dès
lors de le réparer en l'employant dans cette
fracture. Je fis d'abord beaucoup de tentatives
qui n'eurent point de succès. Le premier appareil dont je me servis consistait en deux
plans inclinés, en bois, recouverts avec des
coussins, et réunis par une charnière de manière à en faire varier l'inclinaison suivant les
cas; mais le sommet de ces deux plans appliqué sur le jarret causait des douleurs qui finis-
saient par devenir intolérables : dans un cas
même, la compression longue et constante des
parties occasionna la gangrène de la portion
supérieure du mollet.

J'essayai de placer les malades sur le côté
du membre blessé ; mais le poids du corps,
agissant sur le grand trochanter, en déterminait l'inflammation, la gangrène, et d'ailleurs
repoussait toujours en dedans le fragment infé-

rieur, et l'effet de la position était détruit. Je fis alors coucher les blessés sur le côté opposé; mais les mêmes inconvéniens se reproduisirent; la position était trop difficile à garder; et puis les fragmens n'étaient pas affrontés. Enfin je revins à la position sur le dos, malgré les inconvéniens qui résultent de la pression constante des parties molles qui recouvrent le sacrum et le coccyx, et y déterminent souvent des inflammations et des escarres, surtout chez les vieillards; mais ces inconvéniens sont communs à toutes les méthodes, et sont loin d'être propres à celle-ci. Il fallait s'opposer à l'action tonique des muscles, et empêcher en même temps les contractions; le double plan incliné que nous employons réunit ces deux avantages : par lui la cuisse est fléchie presque à angle droit sur le bassin, et la jambe à angle droit sur la cuisse, ou peu s'en faut. Cette position est incontestablement celle dans laquelle les muscles sont le plus relâchés; chose remarquable, aussitôt qu'elle est prise, la déviation en dehors cesse. Il n'y avait plus qu'à trouver le moyen de maintenir le membre dans cette situation; nous y sommes parvenus à l'aide de coussins de tête. Voici du reste la manière dont est composé notre appareil : un oreiller roulé sur lui-même, arrondi comme un traversin, et assujéti dans cette forme par des rubans de fil, est placé au sommet de deux plans inclinés, formés également par plusieurs oreillers placés les uns au-dessus des autres, et réunis par un de leurs bords à l'aide de quelques points de couture. L'un de ces plans obliques s'étend du jarret vers la tubérosité de l'ischion, l'autre du jarret vers le talon ; le sommet de ces deux plans est à l'angle de réunion de la cuisse et de la jambe. On fixe la jambe en faisant passer sur sa face antérieure un drap plié en cravate, et dont les extrémités sont attachées aux barres du lit ; un autre peut aussi être placé sur la partie moyenne de la cuisse pour mieux assujétir le malade dans cette position. Pendant le premier mois, on soulève tous les jours, ou à peu près tous les jours, la cuisse, en attirant en bas le fragment inférieur par quelques tractions légères, afin qu'il soit parfaitement en rapport avec le supérieur. Lorsqu'on juge que la consolidation est effectuée, on abaisse graduellement le double plan incliné en ôtant, de temps en temps, un des oreillers qui le forment, jusqu'à ce qu'on l'enlève complètement. Les malades restent dans leur lit pendant quelques jours encore sans en sortir, et ce n'est qu'alors qu'on peut leur permettre de se lever pour essayer de marcher, et cela avec beaucoup de précautions.

En employant ce mode de traitement, on obtient des guérisons faciles, exemptes d'accidens graves pendant la durée de l'application de l'appareil, et le plus ordinairement la consolidation est sans raccourcissement, ou du moins avec un raccourcissement très peu apparent, et qu'il est d'ailleurs facile de dissimuler à l'aide d'un talon un peu plus élevé que l'autre.

Nous venons d'exposer les principes professés par M. Dupuytren sur les fractures du col du fémur; nous allons maintenant rapporter plusieurs observations qui démontrent jusqu'à l'évidence la bonté et l'excellence des préceptes donnés par l'illustre chirurgien de l'Hôtel-Dieu.

Ire Observation. —*Fracture du col du fémur. Guérison sans raccourcissement et sans déviation.* — M..., âgée de 58 ans, d'une petite stature, mais d'une constitution assez forte, vivement heurtée par un passant, tombe de sa

hauteur seulement sur la région trochantérienne gauche; elle fait de vains efforts pour
se relever, et est apportée immédiatement à
l'Hôtel-Dieu.

Le 21 juillet, à son entrée, M... accuse une
douleur très vive dans l'aine gauche et dans la
fesse du même côté. La malade étant couchée
horizontalement sur son lit, le membre inférieur gauche repose sur son côté externe, la
jambe est légèrement fléchie sur la cuisse; le
genou, fortement porté en dehors, est situé
un pouce au-dessus de celui du côté opposé,
ce qu'il est facile d'apprécier en comparant le
bord supérieur des deux rotules; le pied repose sur son bord externe, sa pointe est tournée en dehors, et le talon, dirigé en dedans,
correspond à l'intervalle qui se trouve entre
la malléole interne et le tendon d'Achille du
côté opposé.

La douleur vive que la malade accuse dans
la région trochantérienne et dans l'aine est
augmentée par les mouvemens de rotation
qu'on imprime au membre pour constater l'é-
tendue de l'arc de cercle que décrit le grand
trochanter, étendue qui est sensiblement diminuée; il existe en même temps un gonfle-

ment considérable à la partie supérieure de la cuisse, qui se trouve déformée. Sollicitée à lever le pied gauche, la malade fait de vains efforts et ne peut que l'attirer à elle en augmentant la flexion de la jambe. Si on élève le membre et qu'on l'abandonne à son poids, il retombe, le levier qu'il représente manquant de point d'appui ; le moindre effort d'extension et de rotation en dedans suffit pour rendre au membre et sa longueur et sa direction naturelles, qu'il perd du reste aussitôt qu'on l'abandonne de nouveau à lui-même. Il ne peut exister le moindre doute que M... soit affectée de fracture au col du fémur gauche, bien que quelques mouvemens de rotation imprimés au membre n'aient pu faire entendre la crépitation.

On conçoit qu'il existait assez de signes non équivoques de la fracture pour qu'il ne fût pas nécessaire de recourir à d'autres moyens pour percevoir la crépitation ; ce signe, d'ailleurs tout-à-fait inutile dans ce cas, est toujours très difficile à acquérir dans ces sortes de fractures, matelassées par une couche épaisse de parties molles, et trop souvent on ne l'achète que par des désordres nouveaux, soit du côté des parties molles ambiantes que ces tentatives irritent, soit du côté de la capsule dont elles tendent toujours à augmenter la déchirure.

La malade est baignée, et immédiatement placée sur un plan d'oreillers doublement incliné, de telle sorte que le sommet du plan correspond au jarret; l'une des surfaces est dirigée du côté du bassin, et l'autre du côté du talon. La partie moyenne de deux draps pliés en cravate, destinés à maintenir à la fois et le plan d'oreillers et le membre qu'il supporte, est placée l'une sur la partie moyenne de la cuisse gauche, ses chefs étant portés obliquement vers le pied du lit aux barreaux duquel ils sont fixés, l'autre sur le coude-pied du même côté, ses chefs étant dirigés vers la tête du lit, et fixés de la même manière que les précédens. (Tilleul, oranger, des soupes.)

Le 11 juillet, la malade se plaint d'être incommodée par la masse des oreillers et de souffrir un peu dans le genou, ce qui se conçoit facilement, les parties n'étant pas encore habituées à cette position. Du reste plus de douleurs dans l'aine; il est facile de voir que le membre a perdu sa tendance à la déviation en dehors, et en rapprochant les deux genoux on reconnaît que les rotules sont de niveau.

Les jours suivans, la malade habituée à la gêne que produisent nécessairement dans les premiers temps la présence du plan d'oreillers et la position fixe du membre, ne se plaint ni d'incommodité ni de douleur; chaque jour l'appareil est visité avec soin, et le membre toujours maintenu dans une bonne direction; toutes les fois que le sommet du plan s'affaisse, on le relève aussitôt avec la plus grande facilité en introduisant entre les paillassons un coussin replié et placé au niveau du jarret. De temps en temps on est obligé de faire le lit de la malade, mais toujours le membre est maintenu dans la même attitude pendant le transport sur un lit provisoire et immédiatement replacé sur le double plan incliné.

Le 9 octobre (quatre-vingt-neuvième jour du traitement), on enlève les deux draps qui passaient sur la cuisse et la partie inférieure de la jambe, et le membre mis en liberté est déjà susceptible de quelques mouvemens. La malade peut élever légèrement le pied. En plaçant le membre inférieur droit qui est sain à côté du gauche sur le plan d'oreillers, il est facile de se convaincre que les deux rotules sont de niveau.

Le 12 octobre et les jours suivans on baisse progressivement le plan d'oreillers, et on observe chaque jour que les mouvemens deviennent et plus étendus et plus faciles.

Au 25 octobre, M.... soulève son membre avec la plus grande facilité. Si on place la malade horizontalement sur le dos, et qu'on rapproche les deux extrémités inférieures, il est facile de voir que le membre gauche a sa direction normale, et que les deux rotules sont de niveau ainsi que les deux malléoles internes. On lui permet de s'asseoir sur un fauteuil sans confier encore le poids du corps au membre fracturé.

Le 29 novembre, M.... marche facilement au moyen de béquilles. On peut se convaincre qu'il n'existe ni raccourcissement, ni déviation; encore quelques jours et il sera impossible de dire, si on ne le sait d'avance, que l'un des membres inférieurs a été fracturé.

Cette observation serait un argument irréfragable contre l'opinion de ceux qui avaient pensé et écrit que la consolidation des fractures du col du fémur, sans raccourcissement, est impossible, si déjà depuis long-temps M. Dupuytren n'avait résolu la question par des faits multipliés; mais elle est sans contre-

dit une des plus belles preuves en faveur de sa
méthode. Si l'on s'arrête un instant sur les détails de ce procédé essentiellement basé sur
des notions précises d'anatomie et de physiologie, il sera facile de voir combien elle surpasse tous les autres moyens employés jusqu'à
ce jour dans le traitement des fractures du col
du fémur. Et d'abord, peut-on concevoir rien
de plus simple que l'appareil que composent
deux ou trois oreillers et deux draps pliés
en cravate, et surtout de procédé qui rem-
plisse mieux les indications. A peine le membre est-il placé sur le double plan incliné
qu'aussitôt il a recouvré sa longueur naturelle,
et que sa tendance à la déviation en dehors a
complètement disparu, ce qu'il était facile de
pressentir en réfléchissant un peu à la position
des parties; en effet, la jambe étant maintenue
fléchie sur la cuisse, et celle-ci sur le bassin,
il en résulte nécessairement un relâchement
complet de tous les muscles capables d'agir sur
les fragmens, et notamment des trois muscles
adducteurs, lesquels, à cause de leur force et
surtout de leur mode d'insertion à la partie
postérieure et externe du fragment inférieur,
ne peuvent se contracter sans porter en haut

II.   10

ce fragment, en le faisant tourner en dehors; or, on conçoit que l'action des muscles, seuls agens du déplacement, devenant nulle par la position, les fragmens ne se trouvant plus sollicités par aucune force doivent nécessairement demeurer en contact. L'expérience prouve tous les jours, dans le traitement des fractures, combien cette espèce d'extension passive est plus féconde en résultats heureux que l'autre mode d'extension qui est obligé de dompter, si je puis dire ainsi, l'action des muscles que redoublent en général les tentatives que l'on fait, et qui nécessite presque toujours un déploiement de forces trop souvent nuisible aux parties sur lesquelles elles sont appliquées. Mais ce n'est pas tout: l'appareil de M. Dupuytren a encore le très grand avantage sur tous les autres de ne produire aucune douleur et presque aucune gêne, ce dont on peut se convaincre tous les jours en visitant ses salles. On y voit, en effet, les malades affectés de fractures au col du fémur attendre patiemment, sans se plaindre, le terme de quatre-vingt-dix, cent, cent vingt jours et même plus; ce temps qui pourrait paraître long, est cependant indispensable, si l'on réfléchit que les individus affectés de cette espèce de fracture sont presque tous des vieillards, chez lesquels par conséquent la consolidation se fait plus lentement, et surtout si l'on se rappelle la direction anguleuse du col de l'os fracturé, direction telle, que tout le poids du corps lui est transmis par le bassin, ce qui exige pour le cal une solidité qui n'est pas nécessaire dans les autres fractures.

IIe OBSERVATION.—*Fracture du col du fémur. Chute sur le grand trochanter. Signes très évidens. Position du membre sur le double plan incliné. Consolidation parfaite. Sortie le quatre-vingt-cinquième jour.*

Béquend (Pétronille-Jeanne), âgée de 67 ans, d'une forte constitution, et jouissant habituellement d'une très bonne santé malgré son âge, entra à l'Hôtel-Dieu le 9 janvier 1831, pour y être traitée d'une fracture au col du fémur droit.

Une chute sur le grand trochanter l'avait déterminée. Au moment de l'accident, douleur vive du côté de l'articulation, impossibilité de remuer la cuisse et de se relever.

Apportée le lendemain à l'hôpital, son membre fut examiné avec soin, et trouvé dans l'état suivant :

Il était raccourci de deux pouces au moins, tourné dans la rotation en dehors, demi-fléchi, le talon venant se placer au-dessus de la malléole du membre opposé, le grand trochanter moins saillant et plus rapproché de la crête iliaque. Si, appliquant une des mains sur le trochanter, on imprimait au membre des mouvemens de rotation, on sentait qu'il ne décrivait plus des arcs de cercle, mais qu'il tournait comme sur un pivot. Il faut dire cependant que ce signe, auquel Desault attachait beaucoup d'importance, n'a pas autant de valeur qu'on lui en attribue ; car il est, d'une part, assez difficile de faire exécuter des arcs de cercle à la cuisse, et, de l'autre, ces mouvemens ne pouvant avoir lieu sans douleur, il en résulte des contractions musculaires qui empêchent de reconnaître si le grand trochanter décrit des arcs de cercle ou s'il tourne sur son pivot. Ce signe varie encore par rapport à l'endroit de la fracture : il est peu prononcé, si elle a lieu près du grand trochanter ; il l'est beaucoup, au contraire, quand elle existe près de la tête du fémur.

On pouvait d'ailleurs à volonté redonner au membre sa longueur et sa direction accoutumées; mais dès qu'on l'abandonnait à lui-même, il reprenait tout aussitôt la position vicieuse qu'il avait auparavant : cette circonstance seule suffit pour faire diagnostiquer la maladie et pour empêcher de la confondre avec une forte contusion, une luxation, ou même une maladie de la hanche. En effet, dans la contusion, le membre éprouve de la douleur, il y a impossibilité de le soulever; mais on n'observe point de raccourcissement, point de déviation en dehors. La facilité de ramener le pied à sa rectitude naturelle empêche toujours de confondre la fracture avec la luxation; enfin, dans les maladies de l'os de la hanche, il y a d'abord allongement, puis raccourcissement du membre; mais, dans ce cas, les malades éprouvent constamment une douleur au genou; l'extension ne peut pas ramener le membre à sa longueur naturelle.

La malade ressentait en outre d'assez vives douleurs dans l'articulation ; il lui était impossible d'élever, par un mouvement de totalité, l'extrémité inférieure malade, c'est-à-dire de fléchir la cuisse sur le bassin, la jambe étant étendue sur la cuisse. Une assez forte contusion existait dans la région du grand trochanter.

La maladie étant reconnue, M. Dupuytren ordonna que le membre fût mis sur le double plan incliné qu'il a imaginé pour ces sortes de fractures.

Les choses étant convenablement disposées, on opère la réduction de la fracture à l'aide de l'extension et de la contre-extension, après quoi l'on place le membre sur le double plan incliné, de telle manière que la face postérieure de la cuisse réponde à l'une de ses faces, laquelle doit s'étendre depuis la tubérosité de l'ischion jusqu'au creux du jarret; celui-ci correspond à la partie la plus élevée, c'est-à-dire au sommet résultant de l'adossement des deux plans. La partie postérieure de la jambe repose sur la face du double plan incliné opposée à celle sur laquelle est couchée la cuisse; de cette manière le membre est demi-fléchi, et par conséquent dans la position la plus naturelle et la moins gênante; il reprend de lui-même sa direction accoutumée, c'est-à-dire que, par l'effet de la seule position, il cesse d'être porté dans la rotation en dehors.

Pour s'opposer autant que possible aux différens mouvemens que pourrait exécuter la malade, on place en travers, au milieu de la cuisse, un premier drap plié en cravate, dont les extrémités vont se fixer aux barres du lit; un second drap, plié de la même manière, est placé transversalement au-devant de la partie inférieure de la jambe, et va de même s'attacher par ses extrémités aux barres du lit. Pour combattre le renversement du pied en arrière et le maintenir dans sa rectitude naturelle, on pose sous sa plante un petit coussin qui lui sert d'appui.

Cet appareil, ainsi disposé, offre de grands avantages sur lesquels on ne saurait assez insister et dont voici les plus saillans : il peut être fabriqué et renouvelé avec la plus grande facilité, il place les parties dans leur situation la plus naturelle, et par conséquent la moins fatigante; il ne les confond point ni ne détermine la formation d'escarres; il redonne au membre sa conformation naturelle, et la lui conserve au moyen de la douce extension continuelle qui a lieu de la manière suivante :

Le jarret, et par suite le fragment inférieur, se trouvant fixés dans une situation élevée par le sommet du double plan incliné, le siége, en s'abaissant par son propre poids, attire à lui le fragment supérieur, de telle sorte que, des deux fragmens de la fracture, l'un est maintenu dans une situation fixe, tandis que l'autre est attiré en bas (en ayant égard à la position des parties).

Pansée de la sorte, la malade se trouva beaucoup mieux, et cessa d'éprouver les vives douleurs qu'elle ressentait du côté de l'articulation. Comme il existait une assez forte contusion dans la région du grand trochanter, on y appliqua des compresses imbibées d'eau blanche.

Le double plan incliné fut renouvelé autant de fois que la chose parut nécessaire, toujours les parties furent trouvées en bon état.

Au bout de soixante-quinze jours on supprima par degrés l'appareil. Bientôt on put s'assurer que la consolidation était parfaite et voir, par la comparaison des deux membres, qu'ils avaient la même longueur et la même direction.

Aucun accident n'était survenu pendant la durée du traitement.

Enfin la malade put se lever et rester d'abord dans un fauteuil auprès de son lit, puis marcher à l'aide de béquilles.

Le 4 avril suivant, quatre-vingt-cinquième jour depuis son entrée à l'hôpital, elle sortit guérie de sa fracture, et se servant déjà très bien de son membre.

Comparons maintenant ces résultats si positifs, si précieux, avec les effets des fractures abandonnées à elles-mêmes. Point de guérison, ou guérison avec des difformités qui rendent pour toujours les membres incapables de remplir leurs fonctions, telles sont les suites inévitables de la médication confiée aux seuls efforts de la nature. En effet, la tête d'un os une fois sortie de sa cavité n'y rentre jamais d'elle-même. Quelques exemples de réductions spontanées de la mâchoire inférieure, de la tête de l'os du bras, de la base des phalanges, etc., etc., ne font que confirmer le principe; elles établissent plutôt une infériorité qu'une capacité, car elles sont le résultat d'un affaiblissement des ligamens et des muscles qui permet à la luxation de se reproduire avec la même facilité qu'elle s'est réduite. Les muscles disposés sur un os en place ont sur un os luxé une action toute différente, et cette action, loin de le ramener à sa situation naturelle, tend presque toujours, au contraire, à l'en éloigner ou du moins à l'empêcher d'y rentrer. La nature, qui dans d'autres circonstances sait triompher des difficultés, des obstacles qui s'opposent à l'exercice de ses lois, ne déploie dans ces cas que des efforts impuissans pour rétablir les mouvemens. Ceux-ci restent toujours impossibles dans certains sens et bornés dans tous les autres. En vain de nouvelles cavités se forment pour remplacer les anciennes qui s'effacent, les nouvelles, toujours imparfaites, ne sauraient tenir lieu des premières, et les muscles comprimés, détournés, éloignés ou rapprochés de leurs insertions, ne peuvent remplir leurs fonctions accoutumées. Ce n'est point tout ; l'extrémité supérieure du fragment inférieur, en pressant sur une partie d'os qui n'était point destinée à le recevoir, peut l'irriter ; des gonflemens, des abcès, des suppurations, des caries peuvent en être les résultats et la mort la terminaison.

Par la méthode de M. Dupuytren au contraire, tous ces accidens sont prévenus, le malade souffre peu, et au bout d'un temps plus ou moins long, qui varie seulement suivant son

âge, sa force, il recouvre l'usage de son membre et avec si peu de difformité, qu'il faut
souvent savoir la vérité pour se douter qu'il y
a eu fracture.

ARTICLE III.

Il y a peu d'années encore, dit M. Dupuytren, on regardait comme un fait incontestable que les plaies du cœur étaient mortelles, et beaucoup de thèses sur la léthalité nécessaire et instantanée de ces blessures ont été soutenues dans les Facultés. A présent même, malgré les observations recueillies à l'Hôtel-Dieu et dans d'autres hôpitaux, l'opinion contraire est loin d'être généralement admise. Il est cependant bien constaté par l'examen cadavérique que les blessures qui intéressent la substance du cœur offrent des chances de guérison, à quelque profondeur qu'ait pénétré l'instrument, et quelles que soient les cavités dont les parois aient été blessées. L'observation d'animaux tués à la chasse et dans l'épaisseur du cœur desquels on a trouvé des balles ou des cicatrices très apparentes, celles d'individus qui avaient présenté tous les symptômes rationnels des plaies du cœur, et qui néanmoins ont parfaitement guéri ; celle si remarquable d'un soldat chez lequel on rencontra, six ans après la guérison de sa blessure, une balle châtonnée dans le ventricule droit près de la pointe de l'organe, recouverte en partie par le péricarde, confirment la justesse de cette manière de voir.

Aussi tous les chirurgiens instruits admettent-ils maintenant que les plaies pénétrantes des ventricules ou des oreillettes, pourvu qu'elles soient étroites, peuvent non-seulement ne pas être instantanément mortelles, mais même peuvent guérir. Les blessures du cœur par instrumens piquans sont surtout dans ce cas. L'acupuncture du cœur, pratiquée à Varsovie, et sans résultat appréciable pour guérir le choléra-morbus (1), en est une preuve bien convaincante. Dans cette petite opération, la pointe déliée de l'instrument écarte et distend les fibres des tissus, se met à leur place sans causer beaucoup de douleurs, et surtout sans déterminer de solution de continuité; il en résulte que lorsqu'on le retire, les parties reviennent à leur état naturel, l'ou-

(1) Relation historique et médicale du choléra-morbus de Pologne, par A. Brierre de Boismont, 1 vol. in-8° avec fig., 1832.

verture se ferme, et il ne se fait aucun écoulement de sang.

Il n'est donc pas surprenant que les piqûres simples du cœur soient curables; mais l'on conçoit qu'il doit en être différemment dans les cas de plaies faites par des armes piquantes et tranchantes, ou seulement tranchantes, et qui, en pénétrant dans les cavités du cœur, font à leurs parois une ouverture plus ou moins large. Pour peu que la plaie soit un peu considérable, de quelques lignes par exemple, soit aux oreillettes, soit aux ventricules, la mort arrive instantanément, par suite de l'abondance du sang qui inonde l'intérieur de la poitrine, au moment même de la blessure.

Quelques faits cependant démontrent que la mort peut n'être pas aussi subite qu'on le pense communément. L'observation suivante, recueillie à l'Hôtel-Dieu, est encore plus concluante, en ce qu'elle prouve que le malade eût pu guérir de la plaie qu'il avait au cœur, et qui n'avait point été reconnue pendant la vie, si d'autres affections, survenues après sa blessure, n'avaient amené la mort et permis de constater la lésion du cœur.

1re OBSERVATION. — Le nommé Geray (Pierre

Marin), âgé de trente-quatre ans, fondeur de profession, d'une taille moyenne, d'un tempérament bilioso-nerveux, et jouissant habituellement d'une bonne santé, fut transporté à l'Hôtel-Dieu le 5 novembre 1831, pour y être traité de plusieurs blessures. Les renseignemens qui furent donnés sur ce malade apprirent que ce même jour il était allé chez sa maîtresse dans un état voisin de l'ivresse; il y trouva un homme avec lequel il se prit de querelle. Une lutte s'ensuivit, et Geray fut frappé de deux coups de couteau, l'un au ventre, l'autre à la poitrine. Quoique grièvement blessé, il put encore marcher et se défendre quelque temps; il finit néanmoins par se trouver mal, eut des vomissemens, dans lesquels on n'aperçut point de trace de sang; la plaie de la poitrine fournit au contraire une assez grande quantité de ce liquide. A son arrivée à l'Hôtel-Dieu, on reconnaît l'existence de ces deux blessures, l'une dans la région précordiale, l'autre dans la région épigastrique. Sa figure est pâle, affaissée et un peu troublée; tout son corps est décoloré; le pouls est régulier, mais d'une faiblesse extrême. Les battemens du cœur sont aussi réguliers, mais presque imperceptibles. Il existe un tremblement général et spasmodique; néanmoins l'état de faiblesse du sujet semble être le résultat d'une affection nerveuse, plutôt que celui d'une grande perte de sang. Les plaies ont à peu près six à sept lignes de longueur. Elles sont placées, l'une à la base de la poitrine, entre la quatrième et la cinquième côtes gauches; l'autre à trois ou quatre travers de doigt de l'ombilic du même côté. La première est perpendiculaire à la direction des côtes, et elle empiète un peu sur le bord inférieur du cartilage de la quatrième côte. La seconde est presque transversale. Les lèvres des deux plaies se touchent, et leurs extrémités sont aiguës. Ces plaies, à angles également aigus, ont paru avoir été faites par une arme piquante et tranchante tout à la fois. Le juge d'instruction dit, en effet, que le couteau, avec lequel on présume que le meurtre a été commis, était à pointe et tranchant sur la lame et sur le dos.

La blessure de la poitrine fournit encore un peu de sang. Il n'existe aucun signe qui indique qu'elle ait pénétré; tout le côté gauche est sonore; la respiration est égale, régulière; il n'y a ni toux, ni crachats sanguinolens. La plaie de l'abdomen n'a donné issue à aucune matière solide, liquide, ou gazeuse. Il n'y a aucun signe d'épanchement dans la cavité du péritoine. Le ventre est souple, il n'y a pas de selles. Le malade, ainsi que nous l'avons dit, a vomi avant son arrivée à l'hôpital.

Les plaies n'occasionnent que des douleurs très légères. Le malade paraît étonné d'avoir été blessé dans uue dispute aussi peu importante, il est du reste fort tranquille. (Emplâtre de diachylum gommé sur les plaies, vin sucré pour boisson.)

Le 6, le ventre et la poitrine présentent le même état; le pouls est plus relevé, la peau est chaude. (Saignée de huit onces, tilleul, oranger pour boisson.) Sa maîtresse vient le voir; cette visite lui cause beaucoup d'agitation. Le soir il est assez tranquille.

Le 7, les plaies sont dans le même état; la peau est chaude; il y a un peu d'accélération dans le pouls. Le moral est tranquille. (Saignée de huit onces, même boisson.)

La saignée avait été pratiquée à neuf heures et demie; à onze heures, congestion forte vers l'encéphale avec perte de connaissance, grande agitation, mouvemens convulsifs de tous les muscles du côté gauche du corps. Il y a perte du sentiment et du mouvement. Ces deux facultés ne sont cependant pas entièrement anéanties dans l'extrémité inférieure gauche. La bouche est tournée du côté droit. Les deux paupières de l'œil gauche ne peuvent se rapprocher exactement. La langue portée hors de la bouche se dévie du côté gauche. Il y a tendance à l'assoupissement. Le malade répond avec exactitude à tout ce qu'on lui demande. Il se plaint d'un léger mal de tête. (Sinapismes, potion calmante.

Le 8, même état. (Ventouses scarifiées derrière les oreilles. Petit lait émétisé, bouillon aux herbes.)

Le 9, il ne se plaint de la tête que lorsqu'on attire son attention vers ce point. Si, fermant un œil, on présente un objet quelconque devant celui du côté opposé, l'on observe que l'œil gauche est beaucoup plus paresseux que le droit, qu'il lui faut beaucoup plus de temps pour apprécier les objets. Il n'y a pas encore eu de selles. Les plaies vont très bien. Le côté gauche de la poitrine est toujours sonore; l'auscultation présente le phénomène suivant, mais seulement près du lieu de la blessure; on dirait que lorsque la dilatation de la poitrine est complète, l'air franchit un obstacle et se précipite rapidement dans une cavité. Les battemens du cœur sont réguliers, même état général. (Lavement purgatif, ventouses derrière les oreilles.)

Le 10, la position du malade devient plus fâcheuse ; il n'y a aucune amélioration dans l'état du cerveau. La sensibilité et le mouvement sembleraient vouloir renaître dans l'extrémité inférieure gauche. Le pouls est régulier, mais fréquent, la respiration comme les jours précédens ; il n'y a pas encore eu de selles ; pas de vomissemens. (Bouillon aux herbes, avec addition de sulfate de soude. Lavement purgatif. Sinapismes aux pieds.)

Le soir, exaspération de tous les symptômes, avec congestion vers l'encéphale, et grande agitation. Battemens du cœur très forts et réguliers ; pouls accéléré, mais peu développé. (Quinze sangsues derrière les oreilles ; sinapismes aux jambes.)

Le 11, raideur des muscles du cou et du dos ; flaccidité des parties paralysées ; même état des voies circulatoires que la veille. La maladie fait des progrès. (Lavement purgatif. Bouillon aux herbes, avec sulfate de soude et un grain de tartre stibié.)

Le 12, selles abondantes; vessie paresseuse. De temps en temps il survient des contractions convulsives dans les lèvres. La mémoire est fidèle; le malade se rappelle très bien le jour et l'heure où il a reçu sa blessure. Il répond avec exactitude à tout ce qu'on lui demande ; seulement il met un peu de lenteur dans ses réponses, et parfois même il oublie de finir la phrase qu'il avait commencée. Lorsqu'on lui demande son bras gauche, il répond : attendez, je vais vous le donner ; quelques secondes après il ajoute, le voilà. Il a la sensation qu'il donne son bras ; il semble même prendre tout le temps qui lui est nécessaire pour le soulever et le présenter à la personne qui lui fait la question , et cependant il ne le remue pas de son lit. Sa poitrine commence à s'engorger. Sa face s'altère et devient violacée. Le pouls commence à perdre de sa régularité. Depuis deux jours le malade se plaint de douleurs dans le dos et à la partie postérieure du cou, où existe une raideur comme tétanique. (Orge gommée. Séton à la nuque.)

Le soir les poumons s'engorgent de plus en

plus; la face s'altère davantage; le pouls devient misérable, et la mort arrive le 13 à huit heures du matin.

Nécropsie. Abdomen. Plaie de six à sept lignes de long, à bords rapprochés, à angles aigus, située à trois ou quatre travers de doigt à gauche de l'ombilic. Sa direction est transversale, cependant un peu oblique en bas et en dehors. Dans le tissu cellulaire qui unit le péritoine aux parois de l'abdomen, existe une légère ecchymose. L'estomac est caché sous les fausses côtes. Il existe, près de sa grande courbure, une plaie de deux lignes de long, pénétrant dans la cavité de l'organe. Les bords de cette plaie sont presque en contact, en partie agglutinés et fermés par des mucosités. L'estomac ne contient pas de sang, il n'est point enflammé.

Il ne s'est fait aucun épanchement dans le péritoine, qui est parfaitement sain.

Thorax. Blessure de six ou sept lignes de long, en tout semblable à la précédente, située entre la quatrième et la cinquième côte gauche. Le tissu cellulaire sous-séreux avoisinant la plaie, ainsi que le côté gauche du médiastin, sont largement ecchymosés.

La cavité de la poitrine contient quatre onces de sang à peu près. L'artère intercostale longeant le bord inférieur de la quatrième côte, est lésée; c'est elle qui a fourni le sang épanché dans la plèvre du côté gauche. Plaie au péricarde de trois lignes et demie d'étendue. Le cœur est blessé à la partie moyenne, et un peu à droite du ventricule gauche. La blessure pénètre dans sa cavité, elle est transversale, et ressemble à un *d* renversé ⊌. Elle a trois lignes et demie en travers, et une ligne de haut en bas. Les fibres extérieures sont les plus écartées, l'écartement des fibres subjacentes diminue graduellement, de telle sorte que les plus internes se touchent et ferment ainsi la plaie.

La cavité du péricarde contient à peine une once de sérosité.

Cerveau. L'arachnoïde est sèche. A la partie moyenne et interne de l'hémisphère droit existe une dépression légère, mais sensible. Dans ce point à la circonférence de la substance blanche, et un peu dans la substance grise, paraissent çà et là de petits ramollissemens et une injection légère. La moelle allongée et la moelle épinière n'offraient aucune espèce d'altération.

L'observation que nous venons de rapporter dans tous ses détails doit nous faire conclure que les blessures du cœur, quoique éminemment graves et dangereuses, offrent cependant des chances de guérison. Sous le rapport de la médecine légale cette observation donne aussi lieu à plusieurs considérations importantes ; il résulte, en effet, de l'examen des faits : 1° que la blessure du ventre qui a traversé les parois de l'abdomen et pénétré dans l'estomac a été produite par un instrument piquant et tranchant ; 2° que la blessure de la poitrine faite avec un instrument de même nature a traversé les parois de la poitrine, divisé l'artère intercotale, interessé le péricarde et le cœur, et a été accompagnée d'un épanchement de sang dans la plèvre gauche et le péricarde ; 3° qu'il existait un ramollissement léger du cerveau ; 4° enfin que ces blessures, qui semblaient devoir être immédiatement mortelles, n'ont point cependant empêché le malade de vivre huit jours, et qu'elles auraient même pu guérir s'il ne fût survenu une affection du cerveau, qui, joignant ses effets à ceux des plaies, a déterminé la mort.

Vous voyez donc, dit M. Dupuytren, que

les blessures du cœur ne sont point instantanément mortelles, et que même elles peuvent
guérir. Néanmoins il faut bien tenir compte,
pour la possibilité ou l'impossibilité de cette
guérison, de la différence de profondeur à laquelle a pénétré l'instrument vulnérant; de la
direction de la plaie, par rapport au sens des
fibres intéressées et de l'épaisseur des parois
blessées; de cette direction par rapport à
l'épaisseur des parois; de l'étendue de cette
plaie; de la forme de l'instrument qui a produit
la blessure; de son séjour ou de son absence
dans la plaie, etc.

Entrons dans quelques détails sur ces différens points. Les plaies du cœur varient sous
le rapport de leur étendue et de leur siége;
elles peuvent être superficielles ou profondes.
Les premières intéressent une partie de l'épaisseur de la paroi du cœur, les autres en perforent la totalité. Il y a des observations de
plaies qui ont pénétré plusieurs parois.

La direction de la lésion peut être transversale au plus grand nombre des fibres, ou
s'éloigner à des degrés différens de cette disposition; il en résulte une tendance inégale
des bords de la plaie à former un hiatus. Quand
l'instrument aura coupé transversalement un

grand nombre de fibres, l'écartement sera plus grand, et le danger des épanchemens de sang bien plus à craindre aussi que lorsque la lésion est parallèle à ces fibres. Or, comme le cœur est composé de plusieurs plans de fibres superposées et à directions différentes, il est évident que, dans la perforation des cavités, si les unes tendent à écarter dans un sens les lèvres de la plaie, les autres tendent à diminuer cet écartement. Ainsi, par exemple, supposons qu'une plaie soit faite au ventricule gauche, si cette plaie existe à la paroi antérieure, et qu'elle soit oblique du sillon interventriculaire vers le bord gauche du cœur, elle aura intéressé trois plans de fibres qui forment ce ventricule. Le superficiel et le moyen sont dirigés en bas et à gauche; le profond, qui surpasse en épaisseur les deux autres, croise la direction de ceux-ci; l'instrument aura coupé transversalement les fibres du plan profond, et n'aura, en quelque sorte, qu'écarté les fibres superficielles, ce qui diminuera beaucoup l'étendue de l'ouverture, mettra de grands obstacles à l'épanchement, et procurera une oblitération d'abord provisoire, puis définitive.

L'étendue de la solution de continuité, ajoute

M. Dupuytren, fait encore varier les chances d'oblitération de la plaie. Elle dépend du volume, de la forme de l'instrument et de la force du coup. Ainsi la blessure sera arrondie si elle a été faite par une balle, linéaire si l'instrument est une lame sans épaisseur, déchirée si ce sont des corps irréguliers et anguleux qui l'ont occasionnée. Toutes les régions du cœur sont susceptibles d'être lésées. Les cavités gauches sont moins exposées que les droites. Le ventricule droit est plus communément ouvert que l'oreillette du même côté. Le ventricule aortique est aussi plus souvent blessé que l'oreillette pulmonaire. L'anatomie rend très bien compte de ces différences. Quelquefois c'est dans le sillon qui loge l'artère coronaire, antérieure ou postérieure, que le coup a porté; l'hémorrhagie qui en est la suite est un accident des plus graves. L'épaisseur des parois du ventricule gauche l'expose moins à être lésé qu'aucune des autres cavités du cœur, et s'il est intéressé, à étendue, direction et autres conditions égales, les bords de la plaie offrent plus de chances pour le rapprochement.

Les blessures du cœur peuvent être compliquées d'accidens qui ne les accompagnent pas nécessairement; c'est ainsi, par exemple, qu'on peut observer la section de l'artère intercostale, l'ouverture du gros tronc vasculaire, une large plaie aux parois du thorax, la blessure des poumons, du diaphragme, et de divers viscères de l'abdomen, la contusion et la déchirure des bords de la solution de continuité. Il faut aussi prendre en considération l'état moral du blessé au moment où il a reçu le coup, son âge, son état général.

On ne saurait douter, continue M. Dupuytren, que les blessures qui intéressent la substance du cœur ne soient des plaies en général très graves. Il suffit pour cela de jeter un coup d'œil sur les suites de ces blessures ou sur les conséquences des complications. Nous voyons, en effet, se montrer en première ligne parmi ces accidens : l'hémorrhagie, soit primitive, soit consécutive, que la source en soit dans les cavités du cœur, ou dans ses vaisseaux superficiels, ou enfin dans d'autres vaisseaux appartenant aux divers viscères de la poitrine ou à sa paroi ; l'inflammation du cœur, du péricarde et des autres organes ; la suspension subite des battemens du cœur. Mais quelle que soit la gravité des plaies du cœur, il est certain que dans beaucoup de cas, elles ne déterminent point instantanément la mort; que dans d'autres elles peuvent être méconnues; que dans quelques circonstances elles sont même suivies de guérison. Déjà nous avons cité un fait fort remarquable, nous allons en rapporter plusieurs autres qui nous ont paru offrir un vif intérêt.

IIe OBSERVATION. — Un homme de quarante ans, grand, brun, d'une physionomie sombre, réduit à la misère par suite de malheurs et d'inconduite, prit le parti de se détruire. Déjà il s'acheminait vers la rivière, lorsque ce projet fut ajourné. Une faute l'ayant fait mettre en prison, il pensa qu'il ne pouvait plus rentrer dans la société. En conséquence, il s'arma d'un mauvais couteau, et s'amputa la verge à peu de distance de la racine. Bien que l'instrument fut peu acéré, il y mit tant de force et de persévérance que la section fut complète. L'hémorrhagie ne fut point très considérable. La partie retranchée fut jetée dans les lieux d'aisance. On s'aperçut bientôt que le blessé perdait du sang et pâlissait; il fut alors conduit à l'Hôtel-Dieu. Six ligatures furent appliquées sur les artères dorsales, caverneuses et bulbeuses;

une sonde assez forte remplit l'urètre, et un pansement très simple recouvrit la plaie.

Le malade est surveillé avec attention. La tranquillité peut n'être qu'apparente, et l'on doit prévenir une nouvelle tentative de suicide, plus efficace que la première.

Quelques jours se passent dans le calme. Mais bientôt il survient du délire. Le malade se lève, arrache toutes les pièces de l'appareil, et court dans la salle une partie de la nuit. (Saignée de pied, lavemens laudanisés, légers laxatifs.) Le délire continue, la figure maigrit, les forces diminuent rapidement. L'urine qui coule entre la sonde et le canal de l'urètre est chargée de mucus purulent; du reste les parties lésées tendent à la cicatrisation. Le pouls est en général lent, les extrémités froides; la respiration est libre; ni toux, ni crachats. Les symptômes d'excitation cérébrale augmentent pendant les trois derniers jours, et le malade meurt dans un état subapoplectique trois semaines après sa mutilation.

Nécropsie. L'ouverture montre les méninges gorgées de sang et de sérosité, le cerveau très injecté, et sa substance fort consistante. Le sternum enlevé, on aperçoit sur le péricarde une large ecchymose. Cette cavité séreuse est à moitié remplie de sang liquide. En recherchant la source de cette hémorrhagie, on découvre, sur la face antérieure des ventricules, plusieurs petites plaies bouchées par un caillot fibrineux noir. Dès lors on soupçonne la vérité, et des recherches attentives ne laissent plus aucun doute sur l'origine de ces plaies. Au centre de l'ecchymose du péricarde, qui occupe la partie antérieure et supérieure de cette membrane, on trouve deux plaies pénétrantes fort étroites, et ces parties oblitérées par de petites fausses membranes. L'examen de la paroi antérieure du thorax fait voir entre les cartilages de la seconde et de la troisième côte gauche une petite plaie cicatrisée ; elle est à peu près ronde, et n'a pas plus d'une ligne et demie de diamètre. Au-dessous de la peau, entre les intercostaux et sous la plèvre, on distingue une large ecchymose qui s'est étendue en bas et en avant. L'ouverture de la plèvre est marquée par un point rouge brun, avec des pseudo-membranes aux environs. Le bord antérieur du poumon n'a pas été intéressé.

Les petites plaies du cœur sont au nombre de cinq ou six ; la plupart atteignent le ventricule droit, dans lequel elles pénètrent manifestement. L'une d'elles s'enfonce dans la cloison inter-ventriculaire, une autre atteint le ventricule gauche, mais elle ne pénètre pas. La substance du cœur est pâle, on l'écrase facilement avec les doigts. Les ventricules contiennent quelques caillots fibrineux noirs.

Toute la muqueuse gastro-intestinale est le siége d'une phlegmasie chronique. Il y a plusieurs ulcérations anciennes aux environs de la valvule iléo-cœcale. Le foie, la rate et les reins sont dans l'état normal. La muqueuse de la vessie est d'un rouge brun ; elle est épaisse, granulée, et comme l'on dit, à colonnes. Elle contient de l'urine purulente.

Les renseignemens obtenus sur cet homme font connaître que, lorsqu'il se fut mutilé dans les salles de la préfecture de police, on trouva sur lui, outre le couteau dont il venait de se servir, une longue aiguille appelée *carrelet*, employée par les ouvriers de sa profession. (Il est sellier.) Elle lui fut enlevée, et depuis il n'a eu aucun instrument de ce genre entre ses mains. Il est donc hors de doute que cette tentative de suicide remonte à plus de vingt-cinq jours avant la mort, à l'époque où il se mutila les organes génitaux. L'état de la cicatrice extérieure est parfaitement d'accord avec cette évaluation.

L'instrument très mince et très acéré a été enfoncé verticalement et dirigé vers le cœur; arrivé à cet organe, il a été porté à diverses reprises dans sa substance, ce que prouve le nombre des blessures décrites. L'étroitesse de ces plaies n'a pas occasionné d'hémorrhagie, c'est-à-dire que le sang contenu dans le ventricule droit ne s'est pas épanché dans le péricarde. La petite quantité de ce liquide qu'on y a recueillie (trois onces à peu près) nous a paru provenir de la substance même du cœur.

Il est constant que le pouls de cet homme très souvent exploré n'a jamais offert d'anomalies remarquables; la région du cœur n'était le siége d'aucuns mouvemens, ni d'aucun bruit extraordinaires. On n'a point observé de lypothimies, de dyspnée, ni aucun symptôme, en un mot, qui pût faire soupçonner une lésion du centre circulatoire.

Cette observation n'est pas seulement remarquable sous le rapport du long espace de temps qui s'est écoulé depuis la blessure du cœur jusqu'à la mort, mais elle a encore fourni à M. Dupuytren l'occasion de développer sur cette espèce de mutilation des considérations pratiques que nous allons reproduire, quoiqu'elles ne se rattachent pas précisément à cette leçon.

Les mutilations volontaires des organes génitaux, dit le professeur, sont fréquentes; elles constituent une variété fort curieuse de la monomanie suicide. Les individus qui se portent à cette extrémité sont, en général, doués d'une constitution érotique. La prédominance acquise par le système génital se fait sentir jusque dans les actes intellectuels; les malades ne pensent pas qu'une grave blessure puisse atteindre ces organes sans produire la mort.

Tous les auteurs qui ont traité de la folie parlent de ces mutilations, et s'accordent à les regarder comme peu dangereuses par elles-mêmes. Les individus ainsi affectés demandent une surveillance spéciale. Presque toujours, en effet, ils parviennent à se détruire. On doit craindre chez eux l'explosion d'une manie aiguë dans laquelle l'exaltation des idées sanguinaires pourrait amener les désordres les plus graves. On a vu plusieurs de ces malades tourner contre les autres une fureur dont ils avaient été le premier objet. Il semblerait que chez eux le sentiment de la douleur est affaibli ou même anéanti. Un mauvais couteau, dont le tranchant émoussé scie plutôt qu'il ne coupe les parties, doit produire une douleur horrible; cependant rien ne les arrête, et bientôt on les voit se parer de ce hideux trophée. Les artères ainsi lacérées donnent peu de sang; la rétraction de la peau et des corps caverneux les ferme, ou bien une syncope arrête l'hémorrhagie. Dans un grand nombre de cas la guérison est absolument spontanée.

Toutes ces blessures n'ont pas la même étendue, et ne comprennent pas les mêmes parties; tantôt le scrotum est plus ou moins attaqué; un seul ou deux testicules sont enlevés; tantôt le pénis est coupé à des distances variables de sa racine, et plus ou moins complètement; enfin, dans quelques cas, tout l'appareil génital externe est enlevé. Toutes ces variétés ont été observées, et il n'en est aucune dont la guérison n'ait été facile.

J'ai vu, dit M. Dupuytren, un homme de moyen âge, réduit au désespoir par l'inconduite de sa fille, pratiquer une large incision à la base du scrotum et du pénis, et les détacher dans les deux tiers de leur épaisseur. Des points de suture amenèrent la réunion des parties divisées ; mais le corps caverneux qui avait été coupé s'oblitéra. Le malade, parfaitement guéri de sa blessure et de son chagrin, offrait le singulier phénomène d'une érection semi-latérale, ce qui donnait au pénis une forme extrêmement bizarre. Nous avons observé un jeune garçon, à moitié idiot, qui présentait une oblitération complète des corps caverneux à leur partie moyenne. Il s'était avisé de placer une ligature fortement serrée sur le milieu du pénis ; elle resta en place pendant quinze jours. La peau et le canal de l'urètre s'étaient gangrenées, et un hypospadias accidentel s'était établi. La moitié postérieure du corps caverneux entrait seule en érection.

Les passions tristes, parmi lesquelles la jalousie tient un haut rang, sont la cause la plus ordinaire de ces mutilations. Un homme déjà vieux, marié à une femme jeune et légère, croyait avoir beaucoup à se plaindre de sa conduite ; il résolut de se détruire, et s'amputa complètement les deux testicules avec leur enveloppe. La guérison fut prompte. Le monomaniaque, peu de temps après, se noya. On

ne conçoit guère par quelle singulière aberra-
tion de jugement un malheureux jaloux se
prive volontairement des organes de la virilité.
Il y a dans cette étrange résolution un mystère
du cœur humain fait pour exercer la sagacité
des moralistes. Serait-ce une affaire d'amour-
propre blessé? serait-ce une punition volon-
taire infligée par le remords, et acceptée pour
expier des fautes qu'un cerveau affaibli s'exa-
gère? Nous abandonnons cet examen aux psy-
chologistes.

Les passions tristes ne sont pas les seules
causes de ces mutilations. Un gros cordonnier
allemand, à figure stupide, à sens obtus, éprouvait assez souvent des accès d'orgasme véné-
rien pendant lesquels il se mutilait le scrotum. Plusieurs cicatrices profondes indiquaient
des plaies fort étendues. Peu satisfait des résultats qu'il obtenait et surtout d'être obligé
d'agir lui-même, il parvint à trouver un aide
qui remplit parfaitement ses intentions. Une
prostituée, saisissant le moment du spasme cy-
nique, divisa le scrotum avec un couteau bien
affilé, et fit sortir un testicule qu'elle enleva
fort dextrement. Le blessé ne s'en aperçut
qu'à peine, tant était profonde l'extase où il

était plongé. Revenu de sa stupeur, et inquiet de l'hémorrhagie qui survint, il se fit conduire à l'Hôtel-Dieu, où un pansement approprié eut bientôt amené la guérison de la plaie.

Nous pourrions multiplier les exemples de ce genre de blessures observées dans des circonstances variables. Ce que nous avons dit suffit pour établir qu'elles sont en général peu graves. Les individus placés dans ces circonstances sont doués d'une insensibilité qui devient un obstacle réel au développement de la phlogose. On ne doit pas craindre de mettre en usage plusieurs points de suture, si la forme de la plaie les réclame, la peau ayant acquis un degré de tolérance qui éloigne tout le danger qu'on attribue à cette pratique.

Cette digression nous a éloigné de notre sujet ; nous y rentrons par une observation qui a beaucoup de ressemblance avec la précédente, et qui présente encore des particularités plus intéressantes.

IIIe Observation. — Un homme d'environ trente ans résolut de mettre fin à son existence, poussé, dit-il, à cet acte de désespoir par la misère. Ce motif était faux, car l'on apprit que c'était dans un accès de jalousie qu'il avait commis son suicide. Pour arriver à son but, il se servit d'une lime dont il avait aiguisé la pointe et avec laquelle il se porta de cinq à sept coups. La plupart furent dirigés vers la région précordiale. J'insiste sur cette circonstance, ajoute M. Dupuytren, parce que vous verrez que plusieurs ont intéressé l'organe central de la circulation. Le malade rendit du sang par la bouche et beaucoup plus par les plaies. Conduit à l'Hôtel-Dieu le 8 mars 1832, on remarqua qu'il sortait beaucoup d'air par les plaies. Cette irruption de gaz annonçait de la manière la plus positive que les plaies pénétraient dans la poitrine. La respiration était très courte et très faible, le pouls petit, irrégulier, et le malade si débilité qu'il fut impossible d'abord de pratiquer une saignée ; les forces s'étant un peu rétablies, on fit une saignée et on la renouvela chaque fois qu'il y avait exacerbation.

Trente-six à quarante heures après l'accident il survint un phénomène assez remarquable ; le malade commença à rendre des crachats épais mêlés de sang et de pus. Nous crûmes devoir panser la plaie, 1° pour éviter l'introduction de l'air, 2° pour arrêter l'hémorrhagie.

En agissant ainsi nous nous sommes conformés aux principes posés depuis quinze ou vingt ans, notamment par M. Larrey; nous n'avons pas observé que la respiration en devînt plus gênée, nous dirons même qu'il nous a semblé que le malade se trouvait assez bien des moyens employés. Cet état n'a point persisté et le malade a succombé le 11 mars, trois jours après ses tentatives de suicide. Nous ne nous sommes jamais dissimulé le danger et la gravité de sa position, mais la terminaison funeste a été hâtée par la vue de sa maîtresse et par l'interrogatoire du commissaire de police; c'est en effet trois à quatre heures après ces deux visites que le mal a fait subitement des progrès et que le blessé a expiré.

J'ai fait apporter la partie blessée, et nous allons l'examiner devant vous. Voici les tégumens qui recouvrent la région précordiale. Au premier coup d'œil, vous y découvrez cinq blessures de forme triangulaire. D'après les renseignemens qui nous ont été donnés par le patient, la lime avait cette forme; mais il ne faut pas perdre de vue qu'un instrument de forme arrondie peut faire des blessures triangulaires. Ce point tout-à-fait neuf en méde cine légale doit être pris en considération par les médecins, lorsqu'ils dressent des procès-verbaux ou font des rapports judiciaires.

En continuant l'examen, vous reconnaîtrez qu'il existe deux blessures au-dessus du mamelon, et trois autres au-dessous. Toutes sont régulières, à l'exception d'une seule, ce qui indique qu'elles ont été faites par un seul coup. Il faut cependant que vous vous rappeliez qu'il est des individus animés de la fureur du suicide, qui après avoir plongé l'instrument dans le corps, le retournent en tous sens, agrandissent les blessures, leur donnent une forme irrégulière ; ou bien encore ils le tirent, le replongent de nouveau dans l'organe, de sorte que souvent à l'intérieur il existe un plus grand nombre de blessures qu'à l'extérieur.

La plus élevée de toutes les plaies paraît avoir été faite avec plus de force que les autres, car elle a intéressé une partie de la côte; une autre a pénétré dans l'espace intercostal. Un épanchement considérable de sang a eu lieu dans les cavités des plèvres. Celle du côté gauche contient de l'air, du sang noir, en partie liquide, en partie concret, lequel, joint à celui qui s'est écoulé par la plaie, peut être évalué à trois ou quatre livres. Ce sang se serait assurément épanché au dehors, si au lieu de fermer les plaies nous les avions tenues ouvertes. Le poumon comprimé de tous côtés, revenu sur lui-même, comme dans les cas d'empyème, n'était plus perméable à l'air.

Le côté gauche du péricarde offre trois ou quatre ouvertures. Dans sa cavité existe à peu près une cuillerée de sang et du pus, résultat de l'inflammation.

L'instrument a atteint le ventricule du côté gauche dans trois points. Toutes ces blessures pénètrent dans son intérieur.

Le poumon du côté gauche est-il blessé? Nous le croyons; mais, pour qu'il ne reste aucun doute, nous allons l'insuffler. A peine cette expérience est-elle tentée que l'air s'échappe de trois ouvertures différentes. Ces trois points correspondent exactement aux blessures faites aux parois thoraciques.

Le ventricule droit contient quelques caillots de sang, mais on ne découvre aucune trace de blessure. On fend longitudinalement le ventricule gauche afin de chercher de dedans en dehors les plaies qu'on a constatées à l'extérieur. Rien n'est plus difficile que de distinguer l'orifice des blessures dans ce cas, parce que la pointe de l'intrument peut venir se perdre dans les colonnes charnues, nombreuses et épaisses qui le tapissent. En examinant l'intérieur du ventricule, on aperçoit un caillot sanguin adhérent qui a été évidemment formé pendant la vie; l'introduction d'un stylet de dehors en dedans montre qu'il bouche l'orifice d'une plaie; deux expériences semblables font également reconnaître deux blessures pénétrantes du ventricule.

Ces diverses lésions, les traces d'inflammation que présentent les plèvres rendent suffisamment compte de la mort. Mais ici une autre question s'élève. D'où provient le sang que le malade a perdu par les plaies et que nous avons trouvé dans la poitrine? évidemment de la cavité thoracique gauche. Il n'est point fourni par le poumon, mais par l'artère intercostale qui a été ouverte.

Le fait que nous venons de citer est une nouvelle preuve que les plaies du cœur ne sont pas nécessairement mortelles. Ce malade a vécu plus de soixante-douze heures, quoiqu'il eût trois blessures pénétrantes du centre circulatoire. Les deux observations précédentes annoncent que la vie peut se prolonger beaucoup plus long-temps. A ces divers exemples, nous pourrions en joindre une foule d'autres qui attestent que des individus atteints de blessures intéressant toute l'épaisseur de la paroi du ventricule droit ont pu vivre deux, trois, quatre, cinq, six, huit et quatorze jours. D'autres observations non moins curieuses, également consignées dans la thèse de M. Alph. Sanson, démontrent que des personnes présentant des blessures pénétrantes du ventricule gauche ont survécu cinq heures; d'autres qui avaient eu les deux ventricules intéressés ont pu vivre cinq et vingt jours.

En présence de faits aussi nombreux et aussi authentiques, on ne saurait s'empêcher de reconnaître que les blessures du cœur ne sont pas instantanément et nécessairement mortelles. L'observation du soldat dont nous avons parlé au commencement de cette leçon est encore plus concluante puisqu'elle ne laisse aucun doute sur la possibilité de leur guérison.

Ce serait cependant une erreur fort grande de croire que ces plaies ne doivent pas inspirer de craintes; elles sont, au contraire, extrêmement graves, mais elles ne doivent pas être regardées comme désespérées.

Les signes des blessures du cœur n'ont pas

tous la même importance. Il en est d'incertains, il en est de plus caractéristiques. L'aspect
de la région précordiale doit d'abord fixer l'attention ; s'il existe dans cet endroit des lésions
de continuité, on doit concevoir des inquiétudes ; elles deviendront plus vives, si les accidens de l'hémorrhagie se manifestent, tels que
faiblesse générale, défaillances, lypothimies,
petitesse du pouls, pâleur générale, froid
des extrémités, sueurs froides, vomissemens,
anxiété, insomnie, oppression, sensation d'un
poids extrême sur le diaphragme. On a encore
donné comme symptômes des blessures du
cœur un tremblement particulier de cet organe, l'affaiblissement des artères, l'inégalité et
la faiblesse du pouls, une fièvre très vive, une
crépitation onduleuse, un bruissement particulier.

Le diagnostic des plaies du cœur est assez
difficile à établir, parce que les signes sont rarement réunis. C'est cette incertitude qui a dû
faire méconnaître la guérison d'un nombre
peut-être assez considérable de plaies pénétrantes ; mais il n'en est pas moins constant
que cette guérison est possible, et qu'il y en a
des observations positives ; on doit donc poser

comme une règle générale en thérapeutique qu'il faut traiter toutes ces plaies, quelles que graves qu'elles puissent paraître, comme si elles n'étaient pas pénétrantes.

Le traitement, dit M. Dupuytren, dans de semblables circonstances est celui qu'il faut opposer à toutes les plaies profondes de la poitrine, avec lésion de quelques-uns des gros vaisseaux que cette cavité renferme; il doit se composer de l'emploi des saignées, du repos, du pansement simple de la plaie, de manière à arrêter l'écoulement du sang au dehors, et à ne pas donner entrée à l'air; quelquefois du débridement ou de l'empyème; enfin de l'action du froid. Les boissons seront choisies parmi les substances acidulées.

Les saignées doivent être répétées souvent et graduées surtout sur le degré de gêne de la respiration et sur les forces du sujet; elles diminuent la masse du sang et combattent l'inflammation, soit du péricarde, soit du cœur, soit des autres organes lésés.

On conçoit de quelle importance est le repos. Il en est de même d'un pansement méthodique ayant pour objet de clore l'ouverture extérieure. Il arrête l'écoulement du sang

au dehors et s'oppose à l'hémorrhagie interne.
Quels que soient les symptômes d'oppression,
il ne faut pas donner écoulement au sang
épanché, à moins que la suffocation ne semble
être immédiatement mortelle. Dans cette circonstance fâcheuse on ne doit pas hésiter à faire
écouler un peu de sang pour laisser respirer le
malade. Mais il importe de se rappeler que
l'ouverture du thorax ne doit jamais être faite
que quand l'hémorrhagie intérieure est arrêtée, ce qu'on reconnaît au retour de la chaleur
et de la coloration à l'extérieur. Jusque-là,
toute opération d'empyème serait inutile et
même nuisible, puisque l'évacuation du sang
accumulé dans la poitrine n'aurait pour résultat
que de faire place à un nouvel épanchement.
Il faut encore recourir au débridement quand
on soupçonne que l'hémorrhagie provient de
la lésion de l'artère intercostale. Enfin l'action
du froid doit être mise en usage. On le rendra
le plus général possible.

Les ventouses, et surtout les ventouses appliquées sur les plaies, doivent être proscrites.
Les saignées répétées remplacent avantageusement les premières ; quant aux secondes,

elles auraient le grave inconvénient de reproduire l'hémorrhagie.

On a essayé d'administrer des médicamens propres à diminuer la fréquence des battemens du cœur, la digitale, la belladone; ces moyens peuvent être utiles, mais il est à craindre qu'ils ne soient insuffisans.

S'il y avait des complications, on les traiterait par les mêmes moyens.

ARTICLE IV.

DE L'ANUS CONTRE NATURE. DES DISPOSITIONS ANATOMIQUES, DES EFFETS, DU SIÉGE, DU PRO-NOSTIC, DU DIAGNOSTIC ET DU TRAITEMENT.

De toutes les infirmités qui assiégent l'humanité, il n'en est point de plus incommode et de plus dégoûtante que l'anus contre nature. Quel spectacle que celui d'un malheureux qui voit à chaque instant s'échapper malgré lui les matières alimentaires bilieuses et stercorales contenues dans son intestin. En vain cherche-t-il, à l'aide de poches, de réservoirs, de boîtes, à pallier son mal affreux, la société est perdue pour lui, et il est désormais condamné à mener une vie solitaire et misérable. Tel était du moins, il y a peu d'années encore, l'arrêt porté par la science, lorsque le génie d'un homme vint le réformer et rendre au monde des infortunés qui en semblaient pour jamais bannis.

Mais avant de faire l'histoire de la découverte par laquelle M. Dupuytren est parvenu à combattre et à guérir cette maladie toujours repoussante, souvent dangereuse, et, dans certains cas, inévitablement mortelle, il est indispensable de faire connaître l'anatomie morbide de l'intestin et de passer successivement en revue les causes, le pronostic, le diagnostic et les moyens thérapeutiques employés par les autres chirurgiens.

Chez l'homme sain, dit M. Dupuytren, les alimens parcourent en un temps donné toute la longueur du canal intestinal, et subissent, dans chacune de ses parties, des élaborations différentes, mais nécessaires, qui fournissent aux vaisseaux absorbans les élémens de la nutrition ; leur résidu est ensuite dirigé vers l'anus par lequel il est expulsé en vertu d'actions soumises à la volonté. Le temps ou la durée du séjour, l'espace parcouru, les élaborations successives des alimens, l'absorption du chyle, enfin l'expulsion des matières constituent une série d'opérations indispensables au mécanisme régulier des intestins.

Il en résulte que si, par l'effet de quelques maladies, ces conditions nombreuses viennent à être altérées, réduites ou bien empêchées, il y aura imperfection, trouble, désordre dans la digestion, et atteinte plus ou moins profonde portée à la nutrition qui en est le but ou le résultat ; c'est en effet ce qui arrive dans l'anus contre nature.

On sait que cette maladie consiste dans une ouverture originelle ou accidentelle, située sur l'un des points de la circonférence de l'abdomen, communiquant avec la cavité de l'intestin, et livrant passage à des quantités variables ou même à la totalité des matières stercorales. L'anus anormal est rarement natif. Il est presque toujours la suite de plaies avec ou sans perte de substance, d'inflammations, d'abcès, et surtout d'étranglemens qui se sont terminés par la destruction d'une partie plus ou moins étendue des parois de l'intestin.

L'anus accidentel dont il doit seulement être question ici n'est pas aussi facile à établir qu'on pourrait l'imaginer. Son établissement, en effet, exige la réunion d'un grand nombre de circonstances ; ainsi il faut que l'intestin, aux dépens duquel l'anus contre nature doit se former, soit placé vis-à-vis du point des parois de l'abdomen par lequel les matières devront sortir. Il faut en outre qu'il puisse être retenu dans le voisinage ou mieux encore engagé et fixé dans une ouverture des parois du ventre, et qu'une communication existe entre cette ouverture et celle de l'intestin. Il faut enfin que les bords de ces deux ouvertures puissent contracter des adhérences entre elles, ou bien avec les parties voisines, circonstances dont le concours est rare et difficile, comme l'expérience l'a trop souvent prouvé.

Anatomie de l'anus contre nature. — Une fois formé, continue M. Dupuytren, l'anus contre nature présente une solution de continuité établie aux dépens de l'intestin et des parois de l'abdomen, unis et entièrement adhérens l'un à l'autre. Cette ouverture, quelle que soit la cause qui l'ait produite, est presque toujours arrondie, quelquefois irrégulière; ses diamètres varient depuis quelques lignes jusqu'à un pouce et plus. Chez le plus grand nombre de sujets, ses bords sont épais, enfoncés, adhérens aux parties sous-jacentes, inclinés vers la cavité abdominale, et immédiatement continus avec la membrane muqueuse de l'intestin. Un cercle rougeâtre indique à l'œil l'endroit de cette union. Les tégumens du voisinage sont sillonnés de plis rayonnans analogues à ceux qui se rencontrent aux environs

des cicatrices dites en cul de poule ; et presque toujours, malgré les soins de propreté les
plus minutieux, les matières stercorales les irritent par leur contact, les rendent érésipila-
teux ou les excorient à des profondeurs variables.

Aux bords de l'ouverture dont nous venons de parler existent, entre l'intestin et
les parois de l'abdomen, les adhérences sans
lesquelles il ne saurait y avoir d'anus contre
nature. Elles sont produites par une inflammation adhésive qui se déclare, dès les premiers temps, de l'issue de l'intestin au dehors.
Quelques heures suffisent à leur établissement,
mais plusieurs jours leur sont nécessaires pour
acquérir de la solidité. Elles commencent toujours par les surfaces séreuses de l'intestin et
de l'abdomen, et elles s'étendent par degrés
aux autres tissus divisés, et bientôt après à la
peau et à la membrane muqueuse. Dans les
hernies, ces adhérences précèdent la destruction des parties, et elles préviennent, le plus
souvent, l'épanchement des matières dans le
ventre : dans les plaies, au contraire, elles ne
surviennent qu'après la division de l'intestin ;
aussi cette solution de continuité est-elle fré-

quemment suivie d'épanchemens mortels. Leur étendue varie d'une demi-ligne à une ligne chez le plus grand nombre des sujets; chez d'autres, elle est de quelques lignes; quelquefois, mais rarement, elle est d'un demi-pouce. Ces adhérences sont formées par une substance qui passe successivement de l'état glutineux au celluleux et enfin au fibreux. Arrivées à ce dernier degré d'organisation, elles sont assez fortes pour résister efficacement à l'action de la plupart des causes qui tendraient à détacher les bouts de l'intestin des parois de l'abdomen.

Ces adhérences ne remontant jamais bien haut le long des bouts de l'intestin, il en résulte que ceux-ci n'étant que contigus et enveloppés par une membrane lisse, comme dans tout le reste de leur étendue, laissent entre eux une sorte de cul-de-sac dont l'entrée regarde le ventre et dont le fond correspond à la peau. C'est dans ce cul-de-sac, chez certains sujets, que les organes abdominaux s'engagent pour produire des hernies qui soulèvent, compriment, dévient et compliquent plus ou moins l'anus accidentel.

L'anus anormal, celui surtout qui est formé

par les destructions de tout le calibre de l'intestin, qui semble s'ouvrir immédiatement à
l'extérieur, reste rarement à l'état de simple
fistule. Il s'établit presque toujours, à l'ouverture accidentelle, une tumeur produite par le
renversement de l'intestin. Elle a d'autant plus
facilement lieu, que cet organe est plus libre
dans la cavité abdominale; elle est d'autant plus
considérable que les efforts pour aller à la selle
sont plus grands, d'autant plus fâcheuse que
la maladie est plus ancienne. Il existe quelquefois deux tumeurs, l'une déterminée par
le renversement de la portion intestinale supérieure, et l'autre par celui de l'inférieure.
Celle-ci est plus rare que l'autre; elle est moins
volumineuse, et paraît produite par les mouvemens antipéristaltiques qui chassent par l'ouverture anormale les mucosités de la partie
inférieure du canal intestinal.

Ces tumeurs se présentent ordinairement
sous la forme de cônes plus ou moins allongés,
dont le sommet est aux tégumens, et qui offrent
à leur base une ouverture enfoncée, d'où s'é-
coulent les matières stercorales, si elles appartiennent au bout supérieur, des mucosités et
même des liquides des lavemens, si elles

sont produites par le bout inférieur. La longueur de ces renversemens est quelquefois très considérable : on en a vu de seize à dix-huit pouces, et même de deux pieds. Leur surface est rougeâtre semblable à la surface interne de l'intestin, mais colorée par l'irritation qu'exerce sur elle l'air atmosphérique. Lorsqu'ils sont anciens, la membrane muqueuse qui les revêt devient dense, solide ; elle se couvre d'un épiderme léger et sec, et prend les caractères d'un tissu cutané. Le volume des tumeurs dont il s'agit est rarement considérable, et varie toutefois, suivant que leur racine est plus ou moins comprimée par l'ouverture qui leur a livré passage. Dans le cas où cette compression se fait sentir avec force, leurs vaisseaux s'engorgent, et leur volume s'accroît rapidement.

Desault a observé, dans plusieurs de ces tumeurs, un mouvement péristaltique semblable à celui des intestins. Le renversement de l'intestin dans l'anus anormal est plus souvent incommode et douloureux qu'accompagné de danger. Cependant, lorsque l'ouverture des muscles abdominaux est trop étroite, l'issue des matières est gênée, et il en résulte des épreintes, des coliques et un véritable ténesme.

En examinant l'ouverture de la peau et le fond de l'anus artificiel, on découvre une espèce d'entonnoir, dont le célèbre Scarpa a le mieux observé et décrit les dispositions. Il est formé par les parties que l'inflammation et le contact des matières ont ramenées à une nature identique, celle des membranes muqueuses. Son sommet est à la peau, et la base à l'instestin. Sa longueur, sa direction, sa forme et ses dimensions varient à l'infini, et ont l'influence la plus grande sur la guérison de l'anus contre nature. Plus il a d'étendue et de capacité, et plus, en général, la nature a de tendance à guérir cette infirmité, ou à seconder l'art dans les efforts qu'il fera vers ce but.

Au fond de cet infundibulum se trouvent les dispositions les plus remarquables et les plus importantes de l'anus contre nature. Là existent les orifices des deux bouts du canal intestinal et la cloison qui les sépare. De ces deux orifices, l'un appartient à la partie supérieure de l'intestin; celui-ci, toujours traversé par les alimens et les matières stercorales, est le plus libre et le plus large des deux. L'autre fait suite à l'extrémité infé-

rieure de l'intestin, et comme il ne reçoit aucune matière alimentaire ou stercorale, ou
qu'il n'en admet que de très petites quantités,
il est ordinairement étroit, resserré et difficile à trouver.

A ces orifices succèdent les extrémités de
l'intestin qui en sont la terminaison. Ces extrémités villeuses et tapissées par des mucosités en dedans, lisses, revêtues par le péritoine,
et lubréfiées par de la sérosité en dehors, se
plongent dans le ventre quelquefois en se
croisant, d'autres fois en se contournant, dans
quelques cas en marchant parallèlement, et le
plus souvent en s'écartant l'une de l'autre à
angle plus ou moins aigu ; enfin elles finissent,
en se courbant de plus en plus, par se perdre
dans les circonvolutions du canal intestinal.

En continuant l'examen on aperçoit entre les
deux orifices, placée de champ, une saillie anguleuse plus ou moins prononcée, et plus ou moins
voisine de l'entrée de l'entonnoir dont nous venons de parler ; cette saillie, aussi appelée *éperon*,
déjà entrevue et indiquée par Saviard et par Mo-
rand, résulte de l'adossement et de la réunion,
sous un angle aigu, des parois correspondantes
des deux parties du canal intestinal qui aboutis-

sent à l'anus contre nature. Formé par la partie d'intestin que la gangrène ou les plaies ont ménagée du côté du mésentère, cet éperon s'avance plus ou moins vers la peau suivant que l'intestin a éprouvé une perte de substance plus ou moins grande, et qu'il a subi un changement plus ou moins marqué dans sa direction. Il est presque nul et caché dans la profondeur de l'entonnoir lorsque l'intestin n'a été qu'entamé par une plaie ou par une escarre, et lorsqu'il côtoie la face postérieure de la paroi de l'abdomen dans la direction de la courbe qui lui est propre. Il est très grand, et s'avance jusqu'au niveau de la peau, lorsque l'instestin a été détruit dans toute sa circonférence, et que par suite de cette perte de substance, ses deux bouts se rencontrent sous un angle aigu, ou marchent parallèlement l'un à côté de l'autre. Dans le premier cas il existe, en travers des deux orifices de l'intestin, une gouttière cylindroïde plus ou moins profonde qui peut encore diriger les matières du bout supérieur vers l'inférieur ; c'est l'espèce d'anus contre nature qui guérit le plus facilement. Dans le second cas, on n'aperçoit pas de vestige de cette gouttière, et l'éperon placé entre les deux orifices de l'intestin met entre eux une bar-rière que les matières ne sauraient franchir ou contourner ; aussi les difficultés sont-elles plus grandes et les ressources de l'art beaucoup moins certaines.

Quelle qu'ait été primitivement la saillie de l'éperon, celui-ci après un certain temps ne partage pas en deux parties égales le fond de l'entonnoir dans lequel s'ouvrent les deux bouts de l'intestin. Incessamment repoussé par les matières qu'amène le bout supérieur, ce repli cède à leur pression et se porte graduellement vers le bout inférieur, sur lequel il avance de plus en plus, jusqu'à ce qu'il recouvre enfin son orifice d'une sorte de valvule qui ferme hermétiquement son entrée et le rend fort difficile à découvrir.

Du côté de la cavité intestinale, l'éperon présente constamment la forme d'un crois-sant, dont les angles, dirigés de la concavité vers la convexité de la courbure nouvelle de l'intestin, se confondent, en s'effaçant par gradation, ou avec les parois de cet organe, ou avec les bords de la partie la plus profonde de la plaie du ventre. Examiné du côté de l'abdomen, on le voit se dédoubler, et les deux moitiés égales dont il se compose s'écarter et recevoir le mésentère dans leur intervalle. Cette division de l'éperon à sa base est le résultat du mécanisme de sa formation. Produit par l'adossement à angle plus ou moins aigu des deux moitiés d'une anse d'intestin, il n'est formé d'une seule paroi que sur son bord tranchant ; partout ailleurs il se compose de deux parois qui laissent entre elles un intervalle triangulaire, qui s'élargit d'autant plus que les deux parties de l'anse intestinale s'écartent davantage en rentrant dans le ventre. Il suit de cette dernière disposition un fait de la plus haute importance, c'est que la cavité de chacun des deux bouts est séparée de l'autre par une cloison double, dont les surfaces du côté du ventre sont lisses et libres de toute adhérence entre elles. Pour arriver de l'une de ces cavités dans l'autre, en traversant leurs parois, il faut de toute nécessité traverser aussi la cavité du péritoine ; de là naissent les difficultés et les dangers des communications à établir entre les deux bouts de l'intestin, en attaquant la cloison qui les sépare.

Le mode de fixation de l'éperon et de la double cloison qui lui fait suite n'est pas tellement invariable qu'il ne puisse avancer ou reculer. Liés au mésentère, ils suivent jusqu'à un certain point les mouvemens qui leur sont imprimés par ce ligament dont la disposition mérite une très grande attention. Ce repli membraneux, étendu de la partie antérieure de la colonne vertébrale à la concavité de la courbure de l'intestin, n'a, dans l'état ordinaire, que la longueur de l'espace compris entre ces deux points. Malgré son extensibilité, il est toujours plus ou moins fortement tiraillé, lorsque l'intestin s'éloigne de sa situation ordinaire pour s'échapper du ventre, comme cela arrive dans la plupart des hernies et des plaies pénétrantes de l'abdomen avec issue des parties.

Forcé de suivre l'intestin qui se déplace, le mésentère forme, dans la direction de la colonne vertébrale et de la partie d'intestin qui en est le plus éloignée, une corde dont la tension tient le corps incliné en avant, l'empêche de se redresser, et à plus forte raison de se porter en arrière. C'est ce qu'on remarque surtout dans les hernies adhérentes.

Dans l'anus anormal, l'extrémité de cette corde qui répond à l'intestin vient s'attacher au fond de l'angle rentrant qu'il forme du côté du ventre, précisément à la base de l'éperon qui sépare ses deux ouvertures. Par suite de ces dispositions, l'éperon et l'intestin qui y aboutit doivent être continuellement attirés du côté du ventre par le mésentère, et l'effort exercé sur eux sera d'autant plus grand que cette membrane sera plus tendue. On conçoit dès lors l'influence heureuse que les mouvemens et la position du corps en arrière doivent exercer dans la guérison spontanée de l'anus accidentel.

Les suites de cette tension sont pourtant quelquefois moins favorables. Elle a suffi, dit M. Dupuytren, chez deux individus pour rompre l'adhérence qui unissait les bouts de l'intestin aux parois de l'abdomen, et pour donner lieu à des épanchemens mortels de matières stercorales.

Long - temps encore après la guérison, cette action du mésentère sur l'intestin continue, elle produit même un phénomène fort extraordinaire, dont je vais dire quelques mots. Plusieurs individus guéris sans opération d'anus accidentels, étant rentrés à l'Hôtel-Dieu quelques années après, succombèrent à des maladies tout-à-fait étrangères à l'anus contre nature. Je cherchai avec curiosité, continue M. Dupuytren, dans quel état étaient les parties; mais quel fut mon étonnement lorsqu'au lieu de trouver l'intestin attaché aux parois du ventre, je le vis libre et flottant dans cette cavité? J'aurais pu craindre une méprise, si d'ailleurs l'identité des individus n'eût été parfaitement constatée, et si je n'avais découvert un cordon fibreux étendu, du point de la paroi de l'abdomen correspondant à l'anus accidentel guéri jusqu'à l'intestin.

Ce cordon, de quelques lignes de diamètre et de quelques pouces de longueur, plus gros à ses extrémités qu'à sa partie moyenne, revêtu par le péritoine et formé entièrement par un tissu celluleux et fibreux, sans aucune cavité, était évidemment le produit de l'allongement progressif du tissu cellulaire qui avait uni l'intestin aux parois de l'abdomen, et la cause qui avait donné lieu à cet allongement n'était autre que la traction continuelle exercée sur l'intestin par le mésentère, dans les divers mouvemens qui avaient été imprimés au corps pendant la vie.

Les changemens que nous venons de signaler, ajoute M. Dupuytren, ne sont pas les seuls que présentent les parties. Les deux bouts du canal intestinal, en tout semblables l'un à l'autre durant les premiers temps de la maladie, ne tardent pas à acquérir des dispositions très différentes. La portion supérieure ou stomacale, continuant de recevoir les matières alimentaires, et toujours soumise à l'excitation que leur présence détermine, non-seulement conserve son calibre, son aspect et ses mouvemens; mais chargée seule d'un travail auquel concourait autrefois toute l'étendue du canal, elle acquiert plus d'ampleur; ses parois plus épaisses et plus fortes deviennent le siége d'une circulation plus énergique, ainsi que d'une sécrétion et d'une absorption plus actives. Cet excès de vie se propage même aux ganglions lymphatiques et aux portions du mésentère qui lui appartiennent. Le bout inférieur, au contraire, plus ou moins complètement privé de ses fonctions, cessant d'être excité par les matières alimentaires et les fèces, n'ayant rien ni à contenir, ni à élaborer, revient sur lui-même, se flétrit en quelque sorte, perd de son épaisseur, de sa solidité, et devient le siége d'une atrophie qui s'étend aux portions correspondantes du mésentère aussi bien qu'aux ganglions lymphatiques qu'il supporte. La différence qui s'établit entre ces deux parties du canal intestinal est telle qu'après quelques années elles semblent appartenir à des individus différens et à des époques éloignées de la vie; savoir, le bout supérieur au canal intestinal d'un adulte, et l'inférieur à un nouveau-né.

Il est à remarquer, toutefois, que la portion inférieure de l'intestin, à quelque degré de réduction et d'atrophie qu'elle parvienne, ne s'oblitère et ne s'efface presque jamais complètement. La membrane interne, en contact avec elle-même, sécrète encore une mucosité blanchâtre, filante, qui, par un reste d'action élaboratrice, est convertie en une substance molle, blanchâtre, d'apparence albumineuse, susceptible de séjourner pendant des mois ou des années dans les lieux où elle a été formée, sans s'altérer ni contracter l'odeur propre des matières fécales, et qui sort sous la forme de longs cylindres, soit spontanément, soit par l'effet de quelques lavemens excitans. Cette difficulté bien constatée de l'oblitération des intestins est généralement reconnue. Cepen-

dant M. Bégin a observé, il y a quelques années, au Val-de-Grâce un fait qui semble indiquer que la disparition complète de la cavité
intestinale n'est pas impossible. Sur un vieillard
d'environ quatre-vingts ans, et qui portait depuis plus de quarante ans à l'aine gauche un
anus anormal formé aux dépens du colon transverse, abaissé jusqu'au niveau de l'anneau inguinal correspondant, ce chirurgien a trouvé
que le bout supérieur ou afférent s'ouvrait
seul à la plaie. Il fut impossible de découvrir,
ni sur la cicatrice, ni aux parties environnantes,
ni à la surface de ce bout supérieur, aucun
pertuis formant l'entrée du bout inférieur. Celui-ci, sous la forme d'un cordon blanc, gros à
peine comme une plume ordinaire et d'une
grande solidité, remontait vers le rein gauche,
pour redescendre ensuite, en formant quelques flexuosités, jusqu'à l'anus. A mesure qu'il
s'approchait de cette ouverture, son volume
augmentait, et sa résistance paraissait moins
grande. A sa partie inférieure il était libre encore et contenait des mucosités blanchâtres;
mais plus haut, il se rétrécissait au point de
ne pouvoir admettre qu'un stylet très délié; et
le long de la portion ascendante de son trajet,

dans l'étendue de six à huit pouces, il était, au voisinage de l'anus accidentel, si complète- ment oblitéré, qu'il fut impossible d'y décou- vrir la moindre trace d'un canal intérieur. (Dic- tionnaire de Médecine et de Chirurgie prati- ques.)

Effets et conséquences de l'anus contre nature.

Dans l'état de santé, l'intestin libre et flot- tant, quoique attaché au mésentère, décrit dans le ventre une suite de courbes uniformes que les alimens parcourent sans difficultés et sans efforts : un anus accidentel vient-il à s'é- tablir? cette suite de courbes, si favorable au cours des matières, est aussitôt altérée. Une anse d'intestin s'allonge, se porte vers quelque point entr'ouvert des parois de l'abdomen; elle prend la forme d'un triangle dont la base est au mésentère et dont les côtés sont mesurés, l'un par le bout stomacal, l'autre par le bout anal. On voit déjà, et on observe tous les jours, dans les hernies les plus simples, ce que la direction anguleuse, substituée à la courbe régulière et uniforme de l'intestin, ap- porte d'embarras dans la circulation des ma- tières alimentaires et stercorales.

L'intestin est, dans les lésions qui nous occupent, à raison des adhérences qu'il a contractées avec quelques parties des parois abdominales, dévié de sa direction naturelle et rendu immobile dans une ou plus ou moins grande étendue de son trajet. Cette fixité ne s'oppose pas seulement aux mouvemens du tube digestif; elle a un autre effet qui n'est pas moins remarquable, c'est que la partie d'intestin engagée à travers les parois de l'abdomen devient un point fixe sur lequel s'appuient les efforts du canal intestinal, et vers lequel ils portent et dirigent sans cesse les matières, d'où résulte une accélération réelle dans leur marche depuis l'estomac jusqu'à l'anus contre nature. Mais ce qui est beaucoup plus grave que ces inconvéniens, c'est la diminution du trajet que doivent parcourir les alimens. La durée de leur séjour dans la cavité intestinale étant abrégée, leur digestion reste incomplète, et l'absorption de leurs principes nutritifs s'opère avec moins d'exactitude. La nutrition s'altère dès lors, et l'épuisement menace de rendre toutes les actions organiques impossibles. Qui n'a été frappé du mélange hétérogène de substances entièrement digérées, de matières encore reconnaissables, et d'alimens dont les caractères primitifs n'ont éprouvé aucune altération, que laissent échapper la plupart des anus accidentels.

Joignons à ces graves incommodités, à ces dangers réels, la perte continuelle et involontaire de matières muqueuses, bilieuses, alimentaires ou stercorales qui se succèdent sans interruption, selon l'état de réplétion ou de vacuité du canal intestinal, et la hauteur variable à laquelle l'anus contre nature est établi. De cette affluence de substances plus ou moins âcres et irritantes, résultent les excoriations, les fissures, les érysipèles, un prurit insupportable, des éruptions variées qui tourmentent à chaque instant les malades, et s'ajoutent à l'odeur infecte qu'exhalent leurs vêtemens et leur corps lui-même. Les onctions, les lotions répétées, les réservoirs métalliques ou autres, ne remédient qu'imparfaitement à ces incommodités ; et la compression, qui pourrait jusqu'à un certain point suspendre l'écoulement continuel des matières et suppléer aux muscles sphincters dont l'ouverture accidentelle est nécessairement dépourvue, ne saurait être employée sans danger chez beaucoup de sujets.

Les dispositions anatomiques de l'anus contre nature étant bien déterminées, il convient
de jeter un coup d'œil sur les causes qui donnent lieu à l'établissement de cette dégoûtante
infirmité. Un des exemples les plus anciennement connus d'anus anormal est celui occasionné par une plaie pénétrante de l'abdomen,
avec lésion de l'intestin, dont parle Hippocrate
dans son livre des épidémies. Cette lésion a été
observée souvent depuis par les chirurgiens,
principalement chez les soldats; aussi constitue-t-elle une cause assez fréquente d'anus
accidentels. Lorsque l'anse intestinale blessée
est retenue au dehors, les matières alimentaires ou stercorales qu'elle renferme continuent de s'écouler par son ouverture; des
adhérences la fixent à la plaie des parois abdominales, et l'anus contre nature offre les
dispositions les plus simples, le trajet le moins
étendu. Dans les cas moins communs, où l'intestin lésé reste contenu dans la cavité abdominale, il arrive quelquefois que les matières
échappées de son intérieur parcourent une
route assez longue avant d'arriver à la plaie extérieure et de s'épancher au dehors. Mais le
plus ordinairement elles glissent à la surface

du péritoine, et y déterminent une inflammation rapidement mortelle.

Des corps étrangers, avalés par mégarde et
parvenus dans l'intestin, ont quelquefois irrité
les tuniques de cet organe, et provoqué leur
adhérence avec le péritoine des parois du
ventre, de manière à donner lieu ensuite au
développement d'une inflammation ulcérative,
et à la formation d'abcès stercoraux dont l'ouverture s'est graduellement convertie en fistule
stercorale ou en véritable anus accidentel. Les
causes de ce genre agissent moins fréquemment
que les précédentes. On a dans quelques circonstances très rares observé que des vers
lombrics contenus dans les dernières portions
de l'intestin grêle se sont ouvert de la même
manière des voies anormales pour parvenir au
dehors. Les abcès stercoraux qui se développent dans ces différens cas sont remarquables
par la lenteur avec laquelle se manifestent les
phénomènes qui précèdent leur formation.

Mais de toutes les causes qui favorisent le
développement de l'anus anormal nous devons
placer au premier rang, dans l'ordre de leur
fréquence, les hernies étranglées, inguinales,
crurales, engouées, non réduites, et dont

l'inflammation se termine par la gangrène. Si l'art ne vient point au secours de la nature, aux phénomènes de l'étranglement et à ceux de l'extrême intensité de la phlogose locale, succèdent par degrés la diminution de la fréquence et de la raideur du pouls, la chute de l'agitation générale et de l'anxiété, en même temps que la surface de la tumeur acquiert une teinte livide, que son volume augmente et que sa résistance aussi bien que sa sensibilité diminuent. On voit alors l'abcès se prononcer de plus en plus, et bientôt les escarres formées sur quelques points ou sur la totalité de son étendue permettent, en se détachant d'avec les parties vivantes, à des matières fétides, stercorales, mêlées de pus et de gaz intestinaux, de se faire jour à l'extérieur. Si la hernie gangrenée est ouverte avec l'instrument tranchant, on y trouve tantôt l'intestin frappé de mort, quoique encore intact, tantôt les matières qu'il contenait déjà sorties de sa cavité, et remplissant le sac herniaire, et tantôt enfin les parties constituantes ainsi que les enveloppes de la hernie confondues en une masse commune, complètement envahie par la mortification. Il est assez rare, ainsi qu'on le conçoit facilement, de voir les malades résister aux désordres locaux et aux accidens généraux que les lésions aussi graves et aussi profondes entraînent après elles.

A mesure cependant que s'opèrent les évacuations devenues libres par l'ouverture spontanée de l'intestin, ou par la levée de l'étranglement, le calme se rétablit ; les escarres achèvent ensuite de se détacher, les plaies deviennent vermeilles, les tissus voisins se rapprochent, et l'anus accidentel s'organise d'une manière définitive ou passagère, selon l'étendue des pertes de substances que le canal alimentaire a éprouvées.

Les anus accidentels peuvent être le résultat d'opérations pratiquées par l'art, réduit dans certains cas à cette dernière et déplorable extrémité, pour empêcher l'issue plus funeste encore de quelques lésions intestinales. C'est ainsi que dans les plaies avec division complète de l'intestin en travers, l'établissement d'une ouverture anale accidentelle est considérée avec raison, par le plus grand nombre des chirurgiens, comme présentant aux blessés des probabilités de salut et de guérison plus grandes que les sutures. Après les gangrènes des hernies entérocèles, l'incision de l'intestin, la levée de son étranglement et la formation d'un anus anormal constituent encore des opérations plus avantageuses et plus sûres que l'excision des parties frappées de mort, la destruction des adhérences établies par la nature avec les ouvertures abdominales et la pratique des invaginations. L'établissement d'un anus contre nature dans la région iliaque gauche est encore la seule opération que le chirurgien puisse raisonnablement proposer et mettre en usage chez les enfans dont l'anus normal est imperforé, et lorsque l'oblitération de la partie inférieure du rectum ne permet pas aux matières de descendre assez bas pour être senties et pour servir de guide au bistouri ou au trois-quarts, avec lesquels on pourrait leur ouvrir une issue directe.

Enfin, par analogie, l'anus accidentel offrirait une ressource dernière, peut-être trop négligée, dans plusieurs cas d'altérations organiques des parois du gros intestin, dont l'effet est d'arrêter le cours des matières stercorales, et qui menacent d'entraîner inévitablement la mort des malades. Si le rectum, par exemple, était oblitéré et si toutes les médications et toutes les manœuvres directes tentées pour rétablir sa continuité n'avaient eu aucun résultat favorable, ne serait-on pas autorisé à inciser la paroi abdominale vers le flanc gauche, à attirer au dehors la portion descendante du colon, et à ouvrir par cet intestin un anus contre nature, dont l'établissement remédierait à des accidens mortels et prolongerait la vie du sujet?

La formation de l'anus anormal a été proposée contre quelques variétés des étranglemens internes de l'intestin grêle. Mais les causes de cet étranglement sont trop variées et trop difficiles à déterminer pendant la vie pour que l'on puisse être assuré d'y remédier par aucune opération de ce genre.

Siége. L'anus anormal peut avoir son siége sur toutes les parties de la paroi abdominale. On le rencontre cependant presque toujours au voisinage des ouvertures par lesquelles des vaisseaux ou des nerfs sortent du ventre; la raison en est simple, c'est parce que les hernies, d'où les anus anormaux tirent presque toujours leur origine, sont plus fréquentes dans ces endroits que partout ailleurs. Aussi les aines, les régions iliaque et ombilicale en sont-elles le plus ordinairement le siége.

Diagnostic. L'existence de l'anus anormal ne donne presque jamais lieu à la moindre i-n certitude. Il suffit de se rappeler les caractères que nous avons précédemment assignés aux ouvertures qui le constituent, et d'examiner la nature des liquides qu'elles fournissent pour ne pas être exposé à méconnaître sa présence. Les anus anormaux s'établissent le plus ordinairement dans les différens lieux dont il a été question en parlant du siége; et lorsqu'ils apparaissent dans d'autres régions, ils y ont été encore précédés, ou de la sortie et de l'étranglement des intestins, ou de plaies pénétrantes avec lésions de ces organes et écoulement des matières qu'ils renferment, ou d'abcès dont l'ouverture a donné issue à ces matières. Dans les cas les moins évidens, lorsqu'il n'existe que des fistules à trajets longs et sinueux, par lesquelles ne s'écoule que du pus à peine coloré par les liquides intestinaux, on parvient aisément encore à distinguer la véritable nature de la maladie, en remontant à son origine, en se rappelant les accidens qui ont précédé et accompagné son développement, enfin en explorant avec soin le trajet des fistules et en soumettant à un examen attentif les matières qu'elles fournissent.

Pronostic. L'anus contre nature est toujours

une maladie grave, et dont l'issue est souvent funeste. Le pronostic que le chirurgien doit en porter est d'autant plus fâcheux, toutes choses égales d'ailleurs, que l'ouverture anormale de l'intestin résulte de la lésion d'une partie de l'organe plus rapprochée de l'estomac. On conçoit que l'absorption et l'assimilation resteront incomplètes et insuffisantes pour satisfaire aux besoins de l'organisation, en proportion de la brièveté du trajet que les alimens auront à parcourir dans le canal destiné à leur élaboration. L'ouverture produite par les lésions du rectum, du colon et du cœcum n'exerce presque aucune influence sur l'assimilation ; celle à laquelle aboutit l'iléon s'accompagne déjà d'effets plus marqués ; enfin l'abouchement du jéjunum, et surtout de ses portions supérieures dans l'anus anormal, est suivi d'un amaigrissement rapide et d'une prompte consomption. On reconnaît à la consistance, à l'odeur et au degré d'altération des matières expulsées, le genre d'intestin dont la perforation entretient la maladie.

Sous un autre point de vue, l'anus anormal, quel que soit son siége, est en général d'autant plus grave que de plus grandes proportions de matières alimentaires ou stercorales s'écoulent par l'ouverture qu'il leur présente.

L'anus anormal, au fond duquel les orifices des deux bouts de l'intestin ouvert sont facilement trouvés, donne lieu à un pronostic beaucoup plus favorable que celui dont l'exploration ne peut faire découvrir que l'ouverture du bout supérieur.

Plus la maladie est simple et exempte d'accidens et de complications, moins elle entraîne d'incommodités ou de dangers. Les anus anormaux situés dans des régions où les soins de propreté sont faciles à remplir, et auxquelles s'adaptent avec aisance et exactitude les appareils destinés à recevoir les matières expulsées, sont, dans tous les cas, moins fâcheux que les autres.

En général, le degré d'altération imprimé à la nutrition par l'anus anormal doit servir de base fondamentale à son pronostic; les autres circonstances sont d'un intérêt secondaire.

Traitement de l'anus contre nature.

Si mes propositions sont vraies, si les faits sur lesquels je les ai établies sont constans, je crois avoir démontré, dit M. Dupuytren,

que les causes de l'écoulement des matières
stercorales en dehors et les obstacles qui s'opposent au rétablissement de leur cours ordinaire en dedans sont causés, 1° par l'adhérence, la direction anguleuse et l'immobilité
de l'intestin substituées à sa courbe régulière et
douce et à sa mobilité en tous sens ; 2° par la
perte de substance qu'il a éprouvée et le rétrécissement qui en est le résultat; 3° enfin
par l'éperon et la double cloison qui séparent
ses deux bouts. Ces obstacles, quelque grands
qu'ils soient, ne sont pas toujours insurmontables, et la nature et l'art ont plus d'une fois
réussi à les vaincre.

La perte de substance du canal alimentaire
est, sans doute, irréparable dans son essence,
et il ne saurait s'en faire de reproduction ou
de régénération ; mais l'extension du tissu des
parois et la dilatation du calibre de l'intestin
peuvent suppléer dans certains cas à cette déperdition de substance. L'adhérence aux parois de l'abdomen, sans cesser complètement,
peut devenir moins intense; elle peut même se
relâcher au point de permettre aux bouts de
l'intestin de se mettre dans une direction et
dans des rapports plus favorables au rétablis-

sement du cours des matières. La saillie formée
par l'éperon et par la cloison double qui sépare
les deux bouts de l'intestin peut aussi être diminuée par les tractions du mésentère et par l'effort que font les matières pour passer du bout
supérieur dans l'inférieur.

Une alimentation forte, et telle qu'elle a été
conseillée par Louis, dans la vue d'agrandir
par degrés les voies de communication entre
les bouts de l'intestin ; les purgatifs administrés
par d'autres, pour forcer les obstacles qui s'opposent à la liberté de ces communications ;
l'introduction, à l'exemple de Desault, de mèches de charpie d'un volume croissant par degrés, pour dilater le resserrement qui les sépare ;
les mouvemens et la position du corps en arrière employés par nous, pour tendre le mésentère et effacer l'éperon et la cloison qui lui
fait suite ; la compression enseignée de temps
immémorial sur l'orifice externe de l'anus contre nature, pour empêcher les matières de
s'écouler en dehors et les obliger de se frayer
une route par les voies ordinaires ; ces ressources et ces moyens divers, employés ensemble ou séparément, ont produit et produiront encore un assez grand nombre de cures.

Loin de le nier, nous sommes les premiers à le proclamer; mais dans quelles circonstances ont-ils réussi? Voilà ce qu'il faut établir, afin de distinguer les cas où les efforts de la nature et ceux de l'art peuvent suffire à la guérison des anus accidentels, de ceux où ces moyens échouent constamment et où il faut par conséquent chercher des remèdes plus efficaces.

Mais avant de diriger ses efforts contre la maladie principale, il faut d'abord détruire les complications qui l'accompagnent dans quelques cas. C'est ainsi par exemple que si les tissus sont indurés, si l'orifice externe de la plaie est occupé et rétréci par des callosités, il faut les ramener à l'état normal à l'aide de repos, de soins assidus de propreté, de fomentations émollientes, de laine et d'autres moyens analogues. Si les tégumens sont au loin irrités, douloureux, affectés d'inflammation érysipilateuse, l'usage continué des mêmes médications suffit presque toujours par faire dissiper cette irritation. Lorsqu'il existe des trajets fistuleux prolongés, il faut diviser ces conduits accidentels et mettre à découvert les clapiers.

Mais de toutes les complications la plus

fréquente, celle qu'il importe le plus de faire cesser, c'est le renversement du canal intestinal à travers la plaie. On y parvient aisément en maintenant pendant quelques jours le malade couché sur le dos, et en soumettant la tumeur à de légers efforts de taxis ou à une compression douce et soutenue.

Dans le cas où ces moyens ne réussiraient pas pour réduire l'intestin, on pourrait, à l'exemple de Desault, entourer la tumeur avec un bandage roulé, médiocrement serré.

Presque tous les anus accidentels qui ne consistent que dans de simples perforations d'un point de la circonférence et de la longueur du canal intestinal sont curables ; ces cas ne donnent lieu, en effet, qu'à des fistules stercorales derrière lesquelles le tube intestinal existe presque tout entier, sans avoir éprouvé ni perte de substance appréciable, ni rétrécissement manifeste, ni changement bien marqué de direction. Il suffit des efforts de la nature, qui tend en général à fermer toutes les ouvertures accidentelles, et de l'action d'une compression légère, exercés sur la plaie extérieure, pour oblitérer le plus grand nombre de ces fistules. Des guérisons de ce genre ont été observées par la plupart des praticiens, et il est peu d'auteurs qui n'en rapportent des exemples.

Des moyens aussi simples ne suffisent plus, lorsque l'anus anormal est produit par la destruction ou l'enlèvement d'un tiers ou de la moitié de la circonférence de l'intestin, dans une étendue variable depuis quelques lignes jusqu'à un pouce. La perte de substance et le changement de direction du tube alimentaire, ainsi que la saillie de l'éperon qui sépare les deux portions de cet organe, ne sont cependant pas encore, dans ces cas, assez considérables pour que l'art ne puisse, par un traitement convenable, y remédier et déterminer le rétablissement du cours normal des matières alimentaires. Il y a plus : les anus anormaux qui résultent de la perte de substance des deux tiers ou des trois quarts de la circonférence des parois intestinales, et d'une étendue proportionnée de leur longueur, ne sont pas absolument incurables, si on leur oppose l'emploi méthodique des moyens conseillés jusqu'à ce jour.

Mais il n'en est plus ainsi lorsqu'il s'agit des anus contre nature dans lesquels il y a perte ou destruction de substance des quatre cin-

quièmes et à plus forte raison de la totalité de
la circonférence de l'intestin, avec ou sans y
comprendre le mésentère. De quelque manière qu'on procède, les ouvertures de ce
genre se montrent rebelles aux efforts combinés de l'art et de l'organisme. La perte de
substance, le rétrécissement du calibre, le
changement de direction du canal, et par-dessus tout la saillie de l'éperon et de la cloison
portés ici au plus haut degré, opposent, dans
ces cas, des obstacles invincibles au rétablissement du cours normal des matières alimentaires. La compression, de tous les moyens curatifs proposés le plus efficace, lorsqu'elle est
assez exacte pour fermer toute issue aux matières, produit immédiatement tous les accidens de l'étranglement tels que coliques, nausées, hoquets, vomissemens.

Aussi l'examen de ces divers cas et les observations faites à l'Hôtel-Dieu ou recueillies
dans les auteurs m'ont-ils convaincu que le
nombre des anus accidentels, susceptibles
d'être guéris spontanément ou par l'emploi
des moyens indiqués plus haut, sont à ceux qui
résistent opiniâtrément comme 3:1. Il est encore à remarquer que ce dernier quart des su-

jets sur lesquels la maladie persiste malgré l'emploi des traitemens les plus méthodiques se compose précisément de ceux qui, à raison de l'écoulement par la plaie abdominale de la totalité des résidus de la digestion, sont le plus gravement affectés, et ressentent le plus vivement le besoin de secours.

C'était donc contre les anus de ce genre qu'il fallait chercher un traitement. Mais pour procéder dans ces recherches avec sûreté et avec fruit, il fallait établir, avec exactitude et avec précision, le point de la difficulté et les obstacles à vaincre. La perte de substance éprouvée par l'intestin et le rétrécissement de son calibre, l'adhérence de ses extrémités aux parois du ventre, et les changemens survenus dans sa direction et dans sa mobilité; en particulier l'éperon et la double-cloison placés entre ses deux bouts, tels étaient ces obstacles.

Il n'est personne qui ne voie d'abord que la perte de la substance ne saurait être directement réparée. Une première idée se présenta cependant à notre esprit : pouvait-on, en détruisant les adhérences des deux extrémités de l'intestin abouchées à l'anus et en les rendant entièrement libres, les invaginer, ou provoquer entre elles des adhérences, de manière à rétablir immédiatement la continuité du tube digestif? Mais une telle opération était accompagnée de trop de difficultés et de dangers pour jamais être entreprise par un chirurgien prudent; elle remettait évidemment en question, non-seulement la guérison de la maladie, mais la vie même du malade.

Les adhérences que l'intestin ouvert a contractées avec la paroi abdominale doivent donc être constamment respectées. Il ne reste alors à l'art d'autre moyen d'action que celui qui consiste à attaquer l'éperon et la cloison.

Au premier abord, la section pure et simple de ces parties, faite immédiatement avec des ciseaux ou bien avec tout autre instrument tranchant, semblait un procédé aussi prompt que facile pour rétablir la communication entre les deux bouts de l'intestin. Il faut convenir que ce moyen serait infaillible, et qu'il devrait être adopté de préférence à tout autre, si ces deux bouts étaient adhérens entre eux jusqu'à une certaine hauteur. Mais en réfléchissant sur les bornes de leur adhérence on voit bientôt qu'une semblable opération exposerait les malades à une mort immédiate par l'épanchement des matières stercorales dans le ventre.

En effet, les adhérences qui unissent les bouts de l'intestin aux parois du ventre et entre eux ont à peine quelques lignes d'étendue, et l'incision qu'il faudrait faire aux parois adossées de l'intestin, pour être de quelque utilité, devrait avoir au moins quelques pouces. Dès lors, il était évident que cette incision ne pouvait être pratiquée sans établir une communication mortelle entre l'intestin et le péritoine, et qu'il fallait renoncer à l'idée d'une section instantanée par le moyen d'un instrument qui agirait à la manière des tranchans ordinaires.

La raison et la prudence devaient donc engager à déplacer cet éperon et cette cloison, en les repoussant dans le ventre par une pression qui, exercée de l'extérieur à l'intérieur, seconderait et imiterait, en quelque sorte, les effets de la traction du mésentère. Si ces tentatives restaient sans succès, du moins, dans mon opinion, elles ne pourraient avoir aucun inconvénient.

Imbu de cette idée, je fis construire un instrument dont je ne donne ici une idée que parce qu'il ne me paraît pas devoir être jugé sur l'unique essai que j'en ai fait. Il se compose d'un croissant d'ivoire à pointe et à bords très mousses, ayant trois quarts de pouce d'ouverture, garni de linge et monté sur une tige longue de deux à trois pouces terminée par une plaque allongée, un peu courbée et percée à ses extrémités de trous pour recevoir des liens qui doivent passer autour du bassin.

Ire OBSERVATION. — En 1809 un homme vint à l'Hôtel-Dieu pour être traité d'une hernie étranglée à laquelle avait succédé un anus anormal. M. Dupuytren pensa que le refoulement de l'éperon, à la manière de Desault, pourrait être rendu plus sûr, plus énergique, et par conséquent plus efficace. Ce fut dans ce but qu'il imagina l'appareil de répulsion dont il vient d'être question. La concavité du croissant fut appliquée sur l'éperon qui s'en trouva pressé d'avant en arrière, à l'aide de liens qui furent portés autour du bassin. Mais soit que l'application de cet instrument n'eût pas été faite avec assez de ménagement, soit par l'effet de toute autre cause, elle ne tarda pas à exciter des douleurs, des coliques et des nausées.

Il était à craindre que l'action de cet instrument, qui ne pouvait pas être réglée et calculée avec assez d'exactitude, et que le moindre mouvement du malade pouvait changer et porter au point de rompre les adhérences, ne finît par déterminer un épanchement mortel dans le ventre. L'instrument fut donc retiré et le malade sortit de l'hôpital quelques jours après, sans avoir, à la vérité, obtenu de soulagement, mais sans que les accidens qu'il venait d'éprouver eussent donné lieu à aucune suite fâcheuse.

Forcé de renoncer, continue M. Dupuytren, à l'espoir de repousser l'éperon et la saillie qui séparait les deux bouts de l'intestin, il ne me restait dès lors qu'à perforer ou diviser ces parties. La perforation fut la première idée qui se présenta à ma pensée. Mais comment l'opérer? Serait-ce avec un emporte-pièce qui ouvrirait instantanément l'intestin et le péritoine? Son résultat était une solution de continuité par laquelle les matières s'épancheraient infailliblement dans le péritoine. Il fallait donc trouver, avant tout, les moyens de prévenir cet épanchement. Les deux bouts de l'intestin qui se rendent à l'anus accidentel sont revêtus de tous côtés par le péritoine, et cette membrane forme autour d'eux une cavité non interrompue. Cette circonstance, qui offre une objection insoluble contre tout projet de division ou de perforation instantanée, devait enseigner, comme on le verra plus tard, à diviser la double cloison qui sépare les intestins sans ouvrir la cavité du péritoine.

La facilité bien connue avec laquelle les membranes séreuses rapprochées contractent l'inflammation adhésive, et s'unissent l'une à l'autre par leurs surfaces libres, nous parut enfin fournir le moyen tant cherché de guérir sans danger les anus anormaux les plus complets, et par conséquent aussi les plus incommodes, les plus dangereux et les plus rebelles. Le premier procédé, fondé sur ce fait important de physiologie pathologique auquel la réflexion nous conduisit, consistait à traverser avec une aiguille portée aussi loin que possible au-delà de la partie saillante de l'éperon les parois adossées des deux bouts de l'intestin. Cette aiguille devait laisser à sa suite dans les parties un fil ciré, dont le volume augmenté chaque fois ne pouvait manquer de permettre successivement à une mèche de prendre sa place. Une ouverture, susceptible d'être agrandie, devait être ainsi opérée sans danger en arrière de l'éperon, au milieu d'adhérences nouvelles créées par les instrumens de perforation eux-mêmes, et de manière à établir entre les deux bouts de l'intestin une telle communication que les matières ne pourraient plus arriver jusqu'à la plaie extérieure.

Conçu plusieurs années auparavant, durant lesquelles furent faites sur les animaux et en particulier sur les chiens un grand nombre d'expériences destinées à constater ses avantages ou ses inconvéniens, ce projet fut mis enfin en pratique sur un malade dont nous allons rapporter l'observation.

IIe Observation. — Aucler (François), âgé de trente-six ans, d'une excellente constitution, avait depuis sa jeunesse une hernie inguinale gauche qui ne lui avait jamais fait éprouver d'accidens. Le 13 mai 1813, il descend dans une fosse d'aisance pour la toiser ; l'odeur infecte qui s'en exhale le fait vomir, et dans les efforts il ressent tout à coup à l'aine gauche une douleur très vive, trouve sa hernie beaucoup plus volumineuse, et en même temps est pris de coliques, de hoquets et de la série ordinaire des symptômes de l'étranglement. La nuit, point de sommeil ; le lendemain on appelle un médecin qui, n'ayant pas égard à la tumeur, prescrit des évacuans, des anti-spasmodiques, entretient le malade dans une sécurité trompeuse, et fait perdre ainsi en moyens inutiles et même dangereux le temps le plus précieux. Cinq jours entiers se passent au milieu de tous les symptômes les plus inquiétans; Aucler se décide enfin à se faire apporter à l'Hôtel-Dieu le 17 mai 1813, à neuf heures et demie du soir.

A peine le malade fut-il couché qu'on reconnut que l'ensemble des symptômes indiquait un étranglement des plus violens situé au collet du sac herniaire; et l'oppression des forces portait à craindre que l'intestin ne fût déjà frappé de gangrène. Le salut du malade exigeait qu'on levât l'étranglement sans perdre de temps. L'opération fut donc pratiquée immédiatement, et elle mit en évidence une anse d'intestins de cinq pouces de longueur; l'étranglement était causé, comme M. Dupuytren l'avait prévu, par le collet du sac, lequel avait déterminé une mortification circulaire à l'endroit où il embrassait l'intestin. Les débridemens nécessaires ayant été pratiqués, l'organe, trop malade pour être réduit, fut laissé au dehors. Les accidens d'étranglement cessèrent aussitôt après l'opération. Néanmoins, plusieurs saignées furent pratiquées dans l'intention de prévenir une péritonite imminente.

Il ne s'écoula d'abord qu'une petite quantité de matières stercorales par la plaie ; la chute de la presque totalité de l'anse d'intestin comprise dans la hernie ne tarda pas à leur livrer un passage plus large. Bientôt un anus contre nature s'établit, par lequel la totalité des matières s'écoula. Les choses persistèrent dans ce dernier état pendant six semaines, sans que la nature fît rien pour la guérison du malade.

M. Dupuytren pensa alors qu'une compression méthodique pourrait, en s'opposant à l'issue des matières en dehors, les obliger à se frayer une route du bout supérieur dans l'inférieur. Cette compression donna lieu à des accidens qui forcèrent à la lever au bout de quelques heures. Aucler semblait condamné à un anus accidentel incurable, et cette idée l'importunait tellement qu'il ne cessait de provoquer l'emploi des moyens propres à le débarrasser de cette dégoûtante infirmité, quel que dût en être le résultat.

Un examen attentif de sa maladie fit découvrir, entre autres dispositions, que les deux bouts de l'intestin étaient entre eux dans un

état parfait, et que leurs orifices n'étaient séparés que par un éperon et une cloison très
saillans. Ces dispositions et le désir bien prononcé du malade semblaient inviter M. Dupuytren à tenter quelque chose en sa faveur.
Il résolut donc de perforer la cloison qui séparait les deux bouts de l'intestin ; et après avoir
de nouveau étudié et comparé les moyens propres à atteindre ce but, il se décida à traverser
la cloison avec une aiguille portée le plus haut
possible dans la cavité du bout supérieur ; sa
pointe fut reçue dans la cavité du bout inférieur et attirée ensuite en dehors. Un fil dont
cette aiguille était armée la remplaça dans le
trajet qu'elle avait parcourue.

L'opération fut courte, pas douloureuse, et
ne donna lieu à aucun accident. Quelques
jours après, une mèche fut portée, à l'aide du
fil, dans l'ouverture pratiquée à la cloison. Des
gaz stercoraux commencèrent dès lors à s'é-
chapper par l'anus naturel. Le volume de la
mèche fut augmenté à chaque pansement, et
huit jours étaient à peine écoulés, lorsque le
malade éprouva des coliques et rendit des
matières stercorales par le fondement.

Encouragé par ce succès, M. Dupuytren

augmenta le volume de la mèche. Il le fut au point qu'un jour il entraîna la déchirure de l'éperon. Cette déchirure ne donna lieu à aucun accident; et l'accroissement subit de l'ouverture de communication entre les deux bouts de l'intestin rendit encore plus facile le passage des matières d'une extrémité dans l'autre, mais il n'empêchait pas qu'il ne s'en écoulât encore par l'anus accidentel.

Le désir de faire cesser entièrement cette incommodité porta M. Dupuytren à penser que les parties de la cloison situées au-dessus de l'ouverture faite par l'aiguille et agrandies par la mèche devaient adhérer entre elles, et qu'elles pouvaient être divisées avec aussi peu de danger que l'avait été la partie située au-dessous, et dès lors on fit de nouvelles tentatives. Elles consistèrent à inciser tous les trois ou quatre jours une demi-ligne de la cloison qui restait supérieurement, à l'aide de ciseaux mousses dirigés sur l'indicateur. Ces incisions bornées à de très petites étendues et qui ne devaient pas passer les limites des adhérences établies, agrandirent l'ouverture de communication, au point que toutes les matières passèrent bientôt par l'anus naturel.

La compression exercée sur l'anus acciden-tel et surveillée avec intelligence par le malade, semblait devoir fermer cette ouverture, et elle l'aurait probablement fermée à l'aide du temps; mais Aucler, impatient de voir l'écoulement des matières se renouveler par l'anus accidentel toutes les fois que la compression était levée, voulut hâter sa guérison, et il renouvela si souvent ses importunités que M. Dupuytren finit par céder à ses instantes prières.

Quelques débris vivans, situés au pourtour de l'ouverture, furent d'abord liés, et exci-sés sans inconvénient. On porta ensuite plus haut qu'elle ne l'avait encore été la division de la cloison, et quelques heures après le malade fut pris de tous les symptômes d'une périto-nite intense, qui fut inutilement combattue par les saignées, les sangsues, les bains, les bois-sons et les applications émollientes.

Cette inflammation fut-elle produite par quelques-unes de ces causes fortuites qui coïn-cident quelquefois, par un fâcheux hasard, avec nos opérations et laissent peser sur elles toute la responsabilité des événemens? Fut-elle le résultat de l'extension, par continuité du tissu, de l'inflammation des parties incisées vers le péritoine, et survint-elle, dans ce cas, par le seul effet des dispositions qui la rendent commune après l'opération de la pierre et de la hernie la plus simple : ou bien enfin, fut-elle le produit d'un épanchement de matières stercorales dans le ventre? M. Dupuytren admit cette dernière cause.

Cependant à l'ouverture du corps, on chercha en vain la trace de la solution de continuité qui aurait dû conduire les matières stercorales dans le péritoine; on ne trouva pas davantage de ces matières dans la cavité de cette membrane, mais elle contenait beaucoup de sérosité purulente et de flocons albumineux, produits ordinaires des péritonites aiguës.

La communication entre les deux bouts de l'intestin était rétablie dans une étendue d'environ deux pouces. Ses deux extrémités, auparavant séparées, n'avaient qu'une paroi et qu'une cavité sur la longueur de laquelle on voyait, en avant et en arrière, un raphé produit par la cicatrice de la section faite à la cloison, et tout annonçait que sans le cruel accident survenu, cet anus contre nature eût été complètement guéri.

Il serait superflu de revendiquer la priorité
de cette première opération, non contestée
depuis un si grand nombre d'années, en faveur de M. Dupuytren, si quelques personnes,
mues par des motifs ou des intérêts qu'il ne
convient pas d'approfondir, n'avaient prétendu
que l'opération dont il vient d'être question
n'était pas nouvelle. Schmalkalden, il est vrai,
avait en 1798 conçu et exécuté le projet de
perforer la cloison qui sépare les deux bouts
de l'intestin; mais non-seulement, en 1813,
personne en France n'avait parlé de cette tentative, elle semblait même ignorée en Allemagne, puisque Sprengel n'en dit rien dans
son excellente histoire de la médecine. Phy-
sick, à Philadelphie, tenta la même opération,
mais il n'en fut question, pour la première fois,
qu'en 1813, dans les Élémens de chirurgie du
docteur Dorsey, son gendre. Est-il donc besoin d'insister plus longuement pour démontrer qu'au milieu de la guerre de cette époque,
et des prohibitions qu'elle entraînait, des idées
nées en Allemagne ou en Amérique n'aient pu
servir de base à des tentatives analogues faites
en France, alors que les unes y étaient incon-
nues, et précisément à l'époque où les autres

étaient publiées pour la première fois dans un autre hémisphère? Laissons cette polémique à des esprits chagrins et envieux ; eux seuls peuvent attacher quelque prix à couvrir les étrangers des dépouilles de leurs rivaux ou de leurs maîtres.

Le procédé de M. Dupuytren avait donc pour but, non-seulement de déterminer l'adhérence de la cloison, d'opérer sa section, mais encore d'organiser les bords de cette division, de manière à les empêcher de se réunir ; car si la section était rapide, la réunion se ferait à mesure que les parties seraient coupées. Cependant, quoique le passage de l'aiguille à travers la double cloison de l'intestin n'eût déterminé aucun accident, quoique le séjour et l'action de la mèche n'eussent fait aucun mal, et que les accidens éprouvés par Aucler dussent être attribués exclusivement aux tentatives faites pour agrandir, à l'aide de ciseaux, l'ouverture de communication entre les deux bouts de l'intestin, ce procédé et tous ceux qui auraient pour base l'emploi de l'aiguille et des fils offraient néanmoins des inconvéniens.

En premier lieu, il était facile de voir que l'aiguille et les fils traversant les parties avant de les avoir rendues adhérentes, la communication qu'ils établissaient entre l'intestin et le péritoine pourrait entraîner, dans quelques cas, un épanchement dans la cavité de ce dernier. Ensuite il paraissait difficile, pour ne pas dire impossible, de porter des aiguilles et des fils à une hauteur telle qu'on pût ouvrir, entre les deux bouts de l'intestin, une communication assez large pour que le cours des matières stercorales se rétablît complètement chez tous les malades.

En second lieu, l'aiguille et les fils ne pouvaient faire adhérer les parties correspondantes de l'intestin qu'autant qu'elles seraient en contact ; et si, au lieu d'être parallèles et de se toucher, les bouts de l'intestin se trouvaient écartés à l'endroit où ils seraient traversés, les aiguilles et les fils ne pouvant les mettre en contact, on conçoit qu'ils produiraient, dans ce cas, une perforation sans adhérence, et que leur action se réduirait à établir une communication fort dangereuse entre la cavité de l'intestin et celle du péritoine. Ces considérations me portèrent, dit M. Dupuytren, à renoncer pour toujours à l'usage des aiguilles et des fils. D'ailleurs le procédé que nous venons de décrire avait le désavantage de ne détruire l'éperon qui sépare les deux bouts de l'intestin que par un grand nombre de petites opérations ; il entretenait dans les parties irritables une stimulation prolongée, toujours fâcheuse, susceptible de s'exaspérer d'un moment à l'autre, de se propager au loin, et de devenir promptement funeste.

Me fondant, continue M. Dupuytren, sur la propriété adhésive des membranes séreuses, mises en contact et enflammées sous l'influence d'une pression plus ou moins forte, je pensai qu'un instrument susceptible de saisir une grande longueur de chaque bout de l'intestin, de rapprocher, de comprimer, d'enflammer, et enfin de diviser toute cette étendue de la double cloison placée derrière l'éperon, ferait atteindre parfaitement le but proposé. L'adhésion devait, de toute nécessité, précéder ici la section des parties, et cette section, opérée par pression, ne pouvait jamais s'étendre au-delà des adhérences préalablement faites. Il était bien à craindre que l'inflammation, au lieu de se borner aux limites étroites des tissus embrassés par l'instrument, s'étendît au reste du péritoine ; mais on sait, par l'histoire des corps étrangers, tels qu'aiguilles, épingles, etc., qui perforent lentement le canal intestinal, et parviennent au dehors, après avoir fait adhérer et divisé par pression les parties comprises dans le trajet qu'ils parcourent, que cette extension n'a pas lieu. Des expériences directes, répétées un grand nombre de fois sur les animaux vivans, vinrent encore me rassurer à cet égard, et démontrer que l'opération proposée ne ferait courir aux malades que les dangers ordinairement attachés à toutes celles qu'on pratique sur le bas-ventre.

Je fis d'abord faire un instrument en forme de ciseaux, et dont une des extrémités, représentant les lames, était de forme cylindroïde ; mais je reconnus bientôt que ces cylindres glissaient sur les parties auxquelles ils étaient appliqués, et qu'ils ne les retenaient pas. J'armai ensuite l'un des cylindres de pointes qui s'engageaient dans des trous pratiqués sur l'autre ; mais je ne tardai pas à remarquer que ces pointes avaient le même inconvénient que les aiguilles, et qu'elles faisaient aux parois de l'intestin, avant qu'elles fussent réunies, de nombreuses ouvertures par lesquelles pouvaient filtrer, dans la cavité du péritoine, des gaz et des matières de nature irritante.

J'avais besoin d'un instrument qui pût tout à la fois saisir et retenir les parties ; les diviser lentement en excitant dans leur voisinage une inflammation qui devrait réunir ce qu'il aurait divisé. Enfin, après bien des essais, l'*entérotome*, ou l'instrument destiné à diviser les parois adossées des deux bouts de l'intestin fut définitivement construit. Il se compose de trois pièces, ou deux branches latérales, et d'une vis de pression à plusieurs filets. Les branches ont sept pouces environ de longueur ; une d'elles, qu'on peut appeler branche mâle parce qu'elle est reçue dans l'autre, est formée d'une lame longue de quatre pouces, large de trois lignes, et d'une demi-ligne d'épaisseur sur son tranchant. Celui-ci est ondulé, et son extrémité libre se termine par un renflement sphéroïde. A l'union de cette lame avec le manche est une mortaise de quelques lignes d'étendue, derrière laquelle est le manche lui-même, qui a deux à trois pouces de longueur, et qui est fendu dans presque toute son étendue par une autre mortaise large de quatre lignes.

La branche femelle de l'entérotome est un peu moins longue que la précédente. Elle présente sur un de ses côtés une gouttière dont les bords, d'épaisseur et de largeur égales à la lame de la branche mâle, sont séparés par un intervalle destiné à recevoir et à loger complètement celle-ci. Le fond de cette gouttière est creusé d'ondulations dont les saillies et les enfoncemens correspondent aux enfoncemens et aux saillies du bord ondulé de l'autre branche; à son extrémité est une cavité destinée à recevoir le bouton qui termine cette dernière. A l'union de la gouttière avec le manche existe un pivot tournant qui doit être reçu dans la mortaise de la branche mâle; enfin vient le manche lui-même, qui est percé à son extrémité d'un trou taraudé, destiné à recevoir la vis de pression.

Celle-ci, ou la troisième partie de l'entérotome, est longue d'un pouce et demi, terminée par une plaque ou pavillon de forme ovalaire, et faite à plusieurs filets. Passée dans la longue mortaise de la branche mâle, cette vis est engagée ensuite dans le trou de la branche femelle, et son action consiste à rapprocher à volonté les lames de l'instrument.

Telles sont les bases du premier entérotome auquel on a voulu depuis apporter des modifications, mais que je crois préférable à tous les

autres. Son mécanisme est facile à concevoi
Deux branches , qu'on peut à volonté sépar
ou réunir en les croisant, pourvues de lam
et de tranchans ondulés et très mousses, so
mises en mouvement à l'aide d'une vis passa
à travers leurs manches; tout ce que ces lam
embrassent est saisi et retenu par elles , tant
l'aide de leurs bords dentelés qu'à l'aide d
l'introduction de l'une d'elles dans l'autre. L
pression qu'elles exercent sur les parties qu'el
les ont embrassées a pour premier effet de le
mettre en contact ; cette pression peut ensuit
être portée au point d'y détruire la vie , mai
non pas au point de les diviser immédiate
ment , tant est grande l'épaisseur de leurs tran
chans.

Avant de faire usage de cet instrument su
l'homme, je voulus l'appliquer sur les animau
vivans ; ses effets surpassèrent mes espérances
Chaque fois , il réussit à diviser les parties er
six ou huit jours, et dans tous les cas où de
membranes séreuses se trouvèrent comprises
entre les branches de l'entérotome, ces membranes et les parties qu'elles revêtent se trouvèrent réunies entre elles, dès le second ou le
troisième jour, par conséquent bien long-

temps avant la solution de continuité, qui n'arrive que du septième au huitième jour.

Cette inflammation adhésive d'une si haute importance s'étend de chaque côté sur toute la longueur des branches de l'entérotome, ainsi qu'en avant de ses pointes qu'elle circonscrit exactement. Elle est environnée de tous les signes d'une inflammation modérée, faible et facile à détruire, dans les premiers jours ; cette adhésion devient assez forte au bout de cinq ou six jours pour résister à d'assez grands efforts. Plus tard elle devient cellulaire, et, dès lors, elle offre toute la solidité d'un lien naturel.

Nous devons faire observer que l'action de l'entérotome et la division des parties ne sont jamais accompagnées de douleurs vives, et l'inflammation reste toujours bornée au voisinage des parties saisies, autour desquelles elle forme une aréole de quelques lignes de longueur ; jamais elle ne s'étend au loin dans le tissu des organes.

L'action inoffensive de l'entérotome est d'autant plus remarquable que la manière d'agir de cet instrument n'est pas aussi simple qu'on pourrait le croire. En effet, il ne produit pas de solution de continuité à la manière des instrumens tranchans, qui écartent les parties qu'ils divisent, sans leur faire éprouver de perte de substance. L'entérotome, au contraire, opère une véritable mortification des parties qu'il embrasse, et la solution de continuité qu'il produit n'est que le résultat de la chute d'une escarre que l'on trouve, dans tous les cas, entre ses branches au moment où elles tombent après avoir établi la communication désirée.

L'instrument dont nous venons de donner la description fut employé la première fois sur le nommé Ménage. Cette observation nous ayant paru fort curieuse, nous allons la donner dans tous ses détails.

IIIᵉ OBSERVATION. — Ménage, âgé de vingt-six ans, portait depuis sa plus tendre enfance une hernie inguinale du côté droit. Cette hernie, peu volumineuse, mais abandonnée à elle-même, s'étrangla le 2 janvier 1815. Les symptômes furent des plus violens, les accidens persistèrent jusqu'au sixième jour, malgré de copieuses saignées, de fréquentes et de fortes tentatives de réduction. A cette époque le malade fut opéré à l'hôpital de Châteaudun.

L'intestin était gangrené, car dès le lendemain, une grande quantité de matières stercorales fit irruption par la plaie.

Malgré le débridement la gangrène s'étendit et détruisit successivement l'intestin, le sac herniaire, le tissu cellulaire et la peau du voisinage. Cependant les progrès du mal se bornèrent, et un anus contre nature s'organisa, par lequel toutes les matières prirent leurs cours; elles se présentaient à cette ouverture une heure et demie environ après avoir été ingérées, et elles en sortaient, non suivant l'ordre de leur introduction dans l'estomac ou dans celui de leur digestibilité, mais plutôt dans un ordre relatif à la quantité de matières nutritives qu'elles contiennent, et tel, par exemple, que les matières qui en ont le moins sortaient les premières et dans un état de digestion moins avancé. Ainsi il rendait, au bout d'une heure, les légumes presque tels qu'il les avait pris, et les viandes au bout de deux heures seulement et dans un état de digestion plus avancé. Son appétit devint excessif; mais les alimens étant rendus presque aussitôt qu'ils étaient pris ne pouvaient point le nourrir; aussi perdit-il rapidement ses forces et son embonpoint.

Sept ou huit semaines après l'opération, Ménage eut de violentes coliques et des évacuations alvines qui se renouvelèrent à de longs intervalles seulement. Cet état ayant persisté pendant un an, il se détermina à entrer à l'Hôtel-Dieu.

L'anus accidentel avait alors au moins un demi-pouce de diamètre ; son entrée était bordée de tumeurs irrégulières, résultant du boursoufflement de la membrane muqueuse de l'intestin ; derrière lui paraissait, au moindre effort, une hernie qui le soulevait et le portait en dehors. Il donnait quelquefois passage à une invagination de l'intestin ; la peau du voisinage était irritée au point d'être dépouillée de son épiderme ; les tourmens du malade étaient affreux, et l'odeur qu'il répandait infecte.

Ménage n'avait qu'un désir, celui d'être guéri. C'était sa demande de tous les instans. Plusieurs jours furent employés à calmer les accidens déterminés par l'écoulement des matières stercorales sur la peau ; après quoi je m'occupai, dit M. Dupuytren, à reconnaître la position respective des deux bouts de l'intestin. Ces recherches furent long-temps infructueuses, parce que les bouts de l'intestin étaient attirés en bas par la hernie située derrière l'anus accidentel. Cependant, après plusieurs tentatives, les deux bouts de l'intestin, l'éperon et la cloison furent trouvés. Dès lors, et sans perdre de temps, nous introduisîmes à la plus grande hauteur possible les branches de l'entérotome dans chacun de ces bouts, et après les avoir articulées nous serrâmes modérément leurs mors ; le malade ne ressentit aucune douleur ; le lendemain on augmenta la pression, elle n'occasionna que de légères coliques. Quelques jours s'étant écoulés on s'aperçut que les pinces devenaient un peu mobiles ; vers le sixième jour il y eut quelques selles. Du septième au huitième jour l'entérotome tomba ; ses mors n'étaient séparés que par une bande membraneuse enlevée à l'intestin, et dans laquelle existaient toutes les tuniques des deux parois adossées.

Cette membrane, mince et sèche comme une feuille de parchemin, avait vingt lignes de longueur et deux de largeur. Au moyen de ces dimensions on avait la mesure exacte de la profondeur à laquelle l'entérotome avait pénétré, et par conséquent celle de la perte de substance de la cloison des intestins.

Dès ce moment, les matières reprirent promptement leur cours par l'anus naturel, et l'on put, à l'aide d'une compression variée, empêcher leur sortie par l'anus anormal. Au bout d'un temps assez long on s'aperçut que l'anus accidentel ne se fermait pas. Pour obtenir la cicatrisation complète on eut recours à l'obturation de son entrée avec des boulettes de charpie chargées de colophane, à la compression exercée à l'aide d'un spica, au rapprochement de ses bords avec des bandelettes de diachilon gommé, à leur cautérisation avec le nitrate d'argent fondu.

Désirant accélérer la guérison, et voulant surtout vaincre la résistance opiniâtre que cette ouverture, réduite tout au plus à une ligne de diamètre, opposait à l'entière réunion, nous fîmes, continue M. Dupuytren, l'excision de ses bords, formés par la peau et par la membrane muqueuse. Ils furent ensuite rapprochés à l'aide d'une suture enchevillée, et maintenus plus tard par un instrument de compression. Ce traitement fut couronné du plus heureux succès, et au bout de quatre mois Ménage fut présenté à la Faculté de Médecine entièrement guéri de son anus accidentel et des graves altérations qui en avaient été les suites.

IVe Observation. — Une femme, âgée d'environ cinquante ans, d'une constitution lymphatique, fit, il y a quinze années une chute dans laquelle l'abdomen porta violemment contre un cabriolet. Il en résulta une forte contusion qui fut bientôt suivie de l'apparition d'une tumeur dans la région inguinale. Cette tumeur finit par se résoudre entièrement. Treize années s'étaient passées sans aucun accident, lorsqu'il y a dix-huit mois environ une nouvelle tumeur se manifesta. On chercha à la réduire par l'application d'un bandage ; la malade éprouva alors une série d'accidens sur lesquels il est bon d'appeler l'attention. La tumeur devint douloureuse, mais il n'y eut point de vomissemens. Au bout de quinze jours, le mal ayant augmenté de volume, on fit à cette femme une opération. Pourquoi, et dans quel but? nous l'ignorons. Toujours est-il qu'elle n'a cessé d'affirmer qu'elle n'avait eu ni hoquets, ni nausées, ni vomissemens, ni constipation, et certes, il faut l'avouer, il est difficile en l'absence de tels signes de reconnaître une hernie étranglée.

Une opération fut donc pratiquée quinze

jours après l'invasion des accidens et quatorze jours et demi après leur cessation ; la malade fut guérie au bout de trente jours. Un mois environ après cette opération, il se manifesta une seconde tumeur moins volumineuse que la première ; elle fut également opérée et la malade recouvra la santé. Au bout de six mois, une troisième tumeur apparut, elle s'ouvrit à l'extérieur, et depuis cette époque la malade ne cessa de rendre par cette ouverture accidentelle des gaz stercoraux, des matières liquides, blanchâtres, de même nature. L'anus normal ne donnait au contraire issue qu'à très peu de matières ; souvent même il ne s'en écoulait point pendant trois mois.

Ce fut dans cet état que la malade entra à l'Hôtel-Dieu le 8 mars 1832. Elle avait dans la région crurale une plaie arrondie dont les bords étaient légèrement fongueux ; cette plaie n'était point simple, elle offrait plusieurs ouvertures par lesquelles s'échappaient les matières (anus accidentel en arrosoir) ; d'ailleurs il n'existait aucun engorgement, aucune tumeur. On ne sentait rien dans le ventre. Cette malade avait-elle une hernie crurale, alors qu'elle portait un bandage herniaire ? il est permis d'en douter d'après la nature des signes et d'après les deux opérations qui n'ont offert ni épiploon, ni anse d'intestin. Est-ce donc qu'il existait chez elle un kyste au-devant du sac herniaire, comme nous l'avons vu dans plusieurs cas? mais encore une fois la nature des symptômes rendait douteux l'étranglement, à moins qu'on ne suppose qu'il n'y ait eu qu'une portion d'intestin pincée, comme cela arrive dans quelques circonstances. Toutes ces raisons, ajoute le professeur, m'ont fait hésiter à reconnaître une hernie dans cette tumeur; aussi l'ai-je considérée comme une lésion organique de la tunique intestinale dont les parois, s'usant, ont donné lieu à une fistule et à un anus contre nature.

Il est à remarquer que les fonctions digestives n'étaient point altérées; le malade mangeait et digérait bien; c'est même sur ce sujet, continue M. Dupuytren, que je vais présenter quelques observations. L'expérience apprend qu'il y a de très grandes différences dans les anus contre nature de l'intestin grêle et du gros intestin. Lorsque la maladie a son siége dans le gros intestin, elle est peu incommode, et la digestion n'est presque pas troublée; mais

si elle a lieu dans l'intestin grêle, il en est autrement, et l'affection est d'autant plus grave
que l'ouverture se rapproche davantage de
l'estomac. Si l'anus contre nature s'est établi
à l'extrémité inférieure de l'intestin grêle, les
parties rendues se rapprochent des matières
stercorales, les malades n'éprouvent qu'un léger affaiblissement ; la débilité devient beaucoup plus marquée, si la partie moyenne est le
siége de l'ouverture accidentelle, et les caractères des fèces sont de moins en moins prononc-
cés ; lorsque la plaie a lieu à la partie supérieure de l'intestin grêle, les alimens sortent
à peine digérés, et les malades ne tardent pas
à périr épuisés.

Chez la femme qui fait le sujet de cette observation, nous avons vu que les fonctions digestives s'exécutaient bien, et que les forces
étaient bien conservées. Or, comme les matières rendues ont subi presque tous les changemens de la chylification et de la chimification,
nous sommes portés à croire que l'anus accidentel a son siége à l'extrémité inférieure de
l'intestin grêle.

Il y a huit jours, il existait trois petites ouvertures qui ont été incisées et réunies en une

seule par laquelle s'échappent aujourd'hui les résidus de la digestion. A cette ouverture aboutissent nécessairement deux bouts d'intestin, et il est impossible qu'il en soit autrement. En effet, la hernie s'étant faite ici à travers l'arcade crurale, la gangrène qui s'est emparée de cette partie a détruit l'anse intestinale ; il est par conséquent évident qu'il y a deux bouts d'intestin placés à côté l'un de l'autre, et qu'en outre ces deux bouts adhèrent entre eux et avec tout le pourtour de l'arcade crurale, car sans cela il y aurait épanchement dans la cavité abdominale.

La division de l'intestin étant complète et bien reconnue, l'entérotome paraissait le seul moyen de procurer la guérison ; mais il fallait bien déterminer la position respective des deux bouts du canal alimentaire, et l'on sait que c'est la partie la plus délicate de l'opération. Le bout supérieur se présentait de lui-même, l'écoulement des matières l'indiquait assez ; mais les recherches furent plus longues pour le bout inférieur ; enfin après plusieurs jours d'observation on put y introduire une sonde mousse.

La malade ayant été préparée fut conduite à l'amphithéâtre ; là, en présence d'un nombreux auditoire, les branches de l'entérotome furent successivement placées; la vis de pression ayant été modérément serrée, M. Dupuytren attira doucement à lui l'instrument, il fut manifeste pour tout le monde qu'il était retenu par un obstacle, mais il fallait savoir s'il était causé par la cloison; en conséquence, M. Dupuytren imprima quelques légers mouvemens de torsion à l'entérotome; on s'aperçut qu'ils étaient extrêmement bornés, ce qui annonçait suffisamment que l'obstacle était causé par la cloison qui se trouvait saisie entre les deux branches de l'instrument. L'opération fut très rapide et fort peu douloureuse.

Il serait naturel au premier abord de redouter une entérite ou une péritonite, et cependant c'est ce qui n'arrive presque jamais. C'est une chose fort étonnante qu'on puisse contondre l'intestin dans l'espace de six pouces environ, sans qu'il en résulte d'accident, tandis que la section par les ciseaux amènerait un épanchement mortel dans la cavité du ventre. C'est l'inflammation préliminaire à la séparation des escarres qui fait le salut des opérés.

Nous avons vu que chez notre malade l'opération avait été peu douloureuse. A peine en effet cette femme s'est-elle plainte de coliques légères qu'elle rapportait à l'estomac. Ces douleurs, elle les a éprouvées au moment de la constriction. Premier fait, l'opération est peu douloureuse. Qu'est-il arrivé depuis hier soir? la malade a accusé quelques coliques modérées qui revenaient par intervalles; elle n'a point eu de mouvement fébrile, ce qui est très important; le ventre est souple et indolent; deuxième fait, il est positif que le mal est borné aux parties embrassées par l'entérotome. Il n'y a pas eu de vomissement; quelques hoquets seulement ont été observés; il y a donc de l'embarras dans le canal intestinal; en effet, la malade, qui rendait à chaque instant de la bouillie stercorale, n'en rend plus depuis l'opération; mais ceci n'est point propre à cette femme, car nous avons fait ailleurs la remarque qu'après l'application de l'entérotome il y a suppression pendant six, douze, vingt-quatre heures de la bouillie stercorale; c'est au travail local que détermine l'entérotome qu'est due cette suppression; il en résulte une irritation, un engorgement qui empêche l'écoulement des matières en les refoulant. Si cette suspension du cours des matières durait plusieurs jours, on aurait à craindre un accident grave; mais on a constaté que dans la grande majorité des cas elle s'arrêtait au bout de vingt-quatre heures au plus.

Quoi qu'il en soit, M. Dupuytren prescrivit de l'eau de Seltz édulcorée avec du sirop de sucre. La malade prit ensuite du bouillon aux herbes. Des cataplasmes furent appliqués sur le ventre. Pendant plusieurs jours on conçut les plus grandes espérances sur le sort de cette malade ; le cours des matières s'était rétabli ; l'entérotome étant tombé, des déjections fluides avaient eu lieu par l'anus naturel, lorsque l'affreuse maladie qui ravageait tout Paris et sévissait surtout avec tant de fureur à l'Hôtel-Dieu vint frapper cette infortunée et la soustraire aux bienfaits d'une opération dont la promptitude et l'innocuité avaient fait présager l'issue la plus favorable.

L'entérotome étant maintenant bien connu, il ne nous reste plus, dit M. Dupuytren, qu'à indiquer les règles générales d'après lesquelles il convient de procéder à son application ; elles peuvent se réduire à trois principales : 1° découvrir les deux bouts de l'intestin ; 2° opérer la division de leurs parois adossées ; 3° déterminer la cicatrisation de l'ouverture extérieure.

En parcourant les ouvrages des chirurgiens

qui ont traité des hernies et des anus anormaux, il semblerait que rien n'est plus aisé
que de découvrir, dans tous les cas, le bout
inférieur de l'intestin. On croirait d'après leurs
descriptions qu'on l'aperçoit, et qu'il ne s'agit
pour ainsi dire que d'y introduire un stylet
afin de s'assurer de sa direction. Nous pouvons
assurer, au contraire, que ce temps est fort
difficile. Dans un grand nombre d'anus anormaux, lorsque la maladie est ancienne, et que
les fèces s'écoulent en totalité par la plaie du
ventre, il est assez fréquent de ne pouvoir découvrir ni l'éperon, ni le bout inférieur de
l'intestin ; il semble qu'il n'y ait qu'un seul conduit qui aboutisse à la fistule. L'autre, en partie
oblitéré et retiré dans l'intérieur du ventre,
s'ouvre par un pertuis si peu apparent qu'il
est impossible de le découvrir si des mucosités
ne s'en écoulent, ou si le hasard, plutôt que la
connaissance anatomique des parties, n'y conduit l'instrument. Il est impossible d'établir
aucune règle fixe concernant les rapports qui
existent entre les deux parties de l'intestin,
lorsqu'elles se rendent à l'anus anormal. Le bout
supérieur est, suivant les cas, supérieur ou inférieur, interne ou externe, relativement au

bout inférieur. Il faut donc, pour découvrir celui-ci, explorer avec soin toute la surface intérieure de la plaie, ne pas se décourager par une ou plusieurs tentatives infructueuses, et apporter dans cette recherche une ténacité et une persévérance qui peuvent seules conduire au succès.

Parmi les moyens qui sont propres à faire découvrir l'orifice de la partie inférieure du canal intestinal, les lavemens tiennent le premier rang, lorsque l'anus anormal communique avec le gros intestin. Ils sont encore utiles, mais plus rarement, quand la fin de l'intestin grêle est affectée. On peut enfin, dans le cas où la difficulté paraît insurmontable, faire d'abord usage du tampon, des lavemens purgatifs, et d'une alimentation abondante; il se peut que par ce moyen l'on parvienne à rendre l'orifice du bout inférieur de l'intestin plus apparent. Les deux bouts étant découverts, il faut avant d'entreprendre l'opération s'assurer avec le plus grand soin qu'il n'existe aucune inflammation aiguë ou chronique à la membrane muqueuse des intestins, au péritoine, ou même aux autres organes renfermés dans l'abdomen. L'irritation exercée par l'instrument pourrait déterminer l'exaspération soudaine de ces maladies, et entraîner la mort du sujet. Ce dernier sera soumis à un régime modéré; des boissons délayantes, des bains et d'autres moyens généraux, en rapport avec sa constitution, devront le préparer à l'opération.

Ces précautions prises, on doit alors procéder à l'introduction de l'instrument. Pour cela, le malade étant couché sur le dos, on saisit de la main droite l'une des branches de l'entérotome qu'on dirige avec ou sans l'indicateur de l'autre main, vers l'un des orifices de l'intestin; on l'engage dans cet orifice, et on le fait pénétrer, suivant les cas et le besoin, jusqu'à un, deux, trois et même quatre pouces de profondeur. On confie ensuite à un aide le soin de fixer cette première partie de l'instrument; on saisit de la même manière la seconde branche et on l'introduit avec les mêmes précautions à la même hauteur dans l'autre bout de l'intestin. Les deux branches sont alors rapprochées, réunies, et articulées à la manière du forceps, en engageant le tenon de l'une dans la mortaise de l'autre. L'opérateur les fixe solidement ensemble en faisant exécuter au tenon un demi-tour qui le place en travers de l'ouverture qui l'a reçu. Il suffit dès lors, pour avoir prise sur l'intestin, de rapprocher les branches de l'entérotome; ce qu'on obtient en pressant les manches de cet instrument, comme lorsqu'on veut faire agir des ciseaux. La vis de pression, passée dans la mortaise allongée de l'extrémité de la branche femelle, est engagée alors dans le trou taraudé du bout correspondant de la branche mâle, et sert à fixer l'entérotome au degré de resserrement qu'on juge convenable de lui donner.

Après avoir mis les parties en contact, afin de les habituer à la situation nouvelle que leur donne l'instrument, on ne doit pas craindre de porter, dès la fin du premier jour, la pression de l'entérotome assez loin pour éteindre la vie dans les tuniques intestinales qu'il embrasse; on évite par-là tout sentiment prolongé de douleur et tout danger d'inflammation. Il faut même augmenter cette pression tous les deux jours, en faisant exécuter quelques tours à la vis, pour éviter que la circulation, en se rétablissant sur quelque point de la cloison, ne rendé la section des parties incomplète et l'opération imparfaite.

Au premier abord on serait tenté de croire

que l'action de l'entérotome présente des dangers ; il est cependant très rare que les malades aient d'autre incommodité que de faibles
douleurs à l'instant de son application. Les
expériences faites sur les animaux avaient
déjà éloigné ces craintes ; les résultats obtenus
sur l'homme les ont entièrement dissipées.
Un petit nombre d'individus seulement a
éprouvé des coliques, des nausées, des vomissemens. Les matières qui parcourent le
canal intestinal ont suivi leur marche accoutumée ; l'inflammation du péritoine et de l'intestin ne s'est pas étendue au-delà du contour
des branches de l'instrument ; le calme le plus
parfait a persévéré dans les fonctions nutritives, et on n'a vu se manifester ni frisson, ni
fièvre, ni agitation.

Fixé d'abord avec force sur l'intestin qu'il
a saisi, l'entérotome devient, au bout de quelques jours, mobile et saillant. Cette mobilité
augmente progressivement jusqu'à ce qu'enfin
il tombe de lui-même sans efforts, sans traction, sans douleur et sans écoulement de sang.
Cette chute a toujours eu lieu chez les malades opérés par M. Dupuytren du septième au
dixième jour.

En examinant l'instrument on trouve entre les mors une bande membraneuse, longue de trois à quatre pouces, large de deux à trois lignes, épaisse d'un quart de ligne, aplatie et affaissée, et à laquelle la macération rend son volume, de manière à permettre d'y reconnaître tous les élémens des deux bouts intestinaux soumis à la pression.

Cette division et cette perte de substance détruisent l'éperon et la double cloison qui séparent les deux bouts de l'intestin, et rétablissent la communication si long-temps interceptée entre eux et le cours des matières stercorales. Souvent même les premiers signes du rétablissement du cours des matières, dans le bout inférieur, précèdent la chute de l'entérotome ; dans tous les cas, de légères coliques surviennent, des évacuations ont lieu qui fournissent d'abord les matières blanches et albuminiformes contenues dans les intestins inférieurs, et bientôt après les matières stercorales transmises par les intestins supérieurs.

Les évacuations, dans les premiers temps, sont nombreuses, liquides et accompagnées de coliques et d'épreintes, phénomènes dus sans doute à ce que l'intestin inférieur est irrité par le contact des matières stercorales dont il avait depuis long-temps perdu l'habitude. Bientôt cependant les coliques diminuent, elles cessent par degrés, ainsi que les épreintes ; les matières stercorales reprennent de la consistance, leur évacuation devient plus rare et plus régulière, l'appétit se modère, la faiblesse et la maigreur font place à la force et à l'embonpoint.

Après la chute de l'entérotome, on voit bientôt l'anus anormal diminuer rapidement d'étendue, jusqu'à ce qu'il n'existe plus qu'une ouverture fort petite ; mais arrivé à cet état, il reste stationnaire et résiste quelquefois à tous les efforts. Ni la rescision des bords de l'orifice fistuleux et leur réunion au moyen de la suture, ni leur cautérisation répétée, ni les instrumens imaginés pour les maintenir en contact, ne semblent alors exercer aucune influence directe et manifeste sur leur cicatrisation. La compression seule, opérée à l'aide d'un brayer ou d'un autre bandage herniaire sous la pelote duquel sont placées quelques compresses pliées en plusieurs doubles, a réussi dans plusieurs circonstances où toutes ces tentatives avaient échoué.

Disons hautement qu'un pertuis facile à

maintenir fermé, d'où ne s'échappent qu'à de longs intervalles quelques mucosités faiblement colorées, et qui n'exige presque aucun autre soin que ceux de la propreté la plus ordinaire, ne constitue qu'une incommodité à peine sensible, comparé à l'anus anormal.

Pendant le cours de l'application de l'entérotome, on prescrira un régime sévère, des boissons délayantes, le repos, des fomentations émollientes et des lavemens mucilagineux. S'il survenait des coliques, de la fièvre, des hoquets, des nausées, des vomissemens, il faudrait se hâter de les combattre par des saignées générales et locales, la diète la plus sévère, et même les narcotiques et les antispasmodiques.

Si le malade, après la cicatrisation complète ou le rétrécissement de l'ouverture anormale, ressentait tout à coup des coliques, des nausées, des vomissemens, et tous les accidens que détermine la rétention des matières stercorales, il faudrait, dans le cas où ces symtômes ne céderaient pas aux boissons délayantes, aux lavemens laxatifs, aux fomentations émollientes, inciser sans hésiter la cicatrice et ouvrir aux matières accumulées au-dessus d'elle une libre issue au dehors.

On connaît maintenant, continue M. Dupuytren, la méthode que nous avons imaginée contre les anus anormaux rebelles au temps, aux efforts de l'art et à ceux de la nature. On en a déjà vu l'heureuse application dans les anus accidentels produits par la gangrène de l'intestin ; on va également constater son efficacité dans ceux qui résultent de plaies avec perte de substance à l'intestin.

Vᵉ OBSERVATION. — Louis Trubert, batteur en grange, âgé de quarante-deux ans, marié et père de cinq enfans, entra à l'Hôtel-Dieu le 15 mars 1824, pour y être traité d'un anus accidentel. Ce malade, d'une petite taille et d'une bonne constitution, mais d'un tempérament sec, bilieux et mélancolique, était porté à s'isoler du monde et des siens ; il avait des facultés intellectuelles très bornées, et une grande ténacité dans les idées. Sa figure était empreinte tout à la fois de tristesse et de nullité ; ses paroles étaient rares, lentes et bornées à quelques monosyllabes. Son teint était jaune, terreux, sa faiblesse et sa maigreur excessives.

Un effort fait par lui, dix-huit ans avant son entrée à l'hôpital, avait donné lieu à la formation, par l'anneau inguinal gauche, d'une hernie qu'il négligea de contenir. La tumeur augmenta insensiblement de volume et détermina, de temps en temps, des coliques et plusieurs dérangemens dans les fonctions digestives. Au bout de quinze ans, elle avait acquis le volume de la tête d'un enfant à terme, et elle était en grande partie irréductible.

Fatigué par la présence et par le volume de cette hernie, et devenu à ce qu'il croyait l'objet de la risée publique à raison de son infirmité, Trubert s'isola de plus en plus de ses semblables, et, sans cesse occupé d'idées sinistres, il imagina qu'il pouvait être délivré de son incommodité par une opération. Avec le temps cette idée se développa, se fortifia, s'enracina au point qu'il prit un jour le parti de se débarrasser lui-même de sa hernie. Dans ce dessein, et sans avoir communiqué son projet à qui que ce soit, il se fit, avec un couteau grossier, une large incision au scrotum; il ouvrit le sac herniaire et ne fut arrêté dans sa tentative inouïe que par l'issue d'une anse intestinale de dix-huit pouces de longueur. A cet aspect, étonné et effrayé tout à la fois, Trubert appela du secours et fit venir ensuite un médecin, M. le docteur Bossidet, de Beaumont

(Oise), qui après avoir agrandi la plaie ré-
duisit non sans peine l'intestin déjà étranglé.
La plaie fut réunie par première intention, et
le malade fut assez heureux pour guérir sans
accident. Mais sa hernie et sa manie persistèrent, et l'insuccès de sa première tentative
ne guérit pas Trubert de son idée fixe.

En effet, persuadé qu'une opération faite
plus à fond, comme il a dit depuis, était le seul
moyen de se débarrasser de sa hernie, il refusa
de porter un bandage comme étant un pallia-
tif insuffisant, et il suspecta même les intentions de ceux qui le pressaient d'user de ce
moyen. Tout entier à l'idée dont il se nourrissait
du matin au soir, et dont sa vie et ses occupa-
tions monotones étaient peu propres à le dis-
traire ; oubliant et les douleurs et les dangers
et le peu de succès de sa première tentative,
il saisit la première occasion qui se présenta
pour la renouveler, résolu cette fois de s'af-
franchir de tous les tourmens que son mal lui
causait, en enlevant par sa racine la tumeur
qu'il regardait comme une superfétation incommode.

Le 22 février 1824, trois ans après sa première tentative, sa femme étant sortie, Tru-

bert se mit à l'ouvrage, pour me servir de ses expressions; et armé d'un simple eustache qu'il avait eu soin d'affiler, il se fendit de nouveau le scrotum, pénétra dans le sac herniaire, et l'intestin s'étant aussitôt présenté à ses regards, plus hardi que la première fois, il le saisit et en retrancha tant bien que mal une partie.

Cependant la douleur, l'écoulement du sang et des matières fécales ébranlèrent encore une fois sa résolution; il hésita un instant, il rejeta bientôt l'instrument homicide, enfin il envoya de nouveau chercher le médecin. Celui-ci agrandit encore l'ouverture du scrotum, chercha les deux bouts du canal divisé et pratiqua, pour les réunir, plusieurs points de suture; cette suture fut sans effet quant à l'union des parties intestinales; mais du moins ces deux bouts s'enflammèrent, s'unirent aux lèvres de la plaie, et un anus artificiel s'établit.

La portion d'intestin enlevée appartenait à l'intestin grêle; elle avait deux pouces et demi de longueur, et elle ne formait pas un cylindre entier; ce cylindre était interrompu en deux points : d'abord à l'une de ses extrémités dans l'étendue d'un demi-pouce, et ensuite vers son milieu, dans une autre étendue de trois quarts de pouce du côté du mésentère.

L'anus contre nature étant bien établi, M. Bossidet, qui avait deux fois sauvé Trubert des suites de sa manie, l'adressa à l'Hôtel-Dieu pour qu'on le soumît, s'il y avait lieu, au traitement qui a été décrit.

A son entrée à l'hôpital, il existait au côté gauche du scrotum une tumeur allongée, du volume de la tête d'un fétus à terme, et qui s'étendait de l'anneau inguinal jusqu'au fond des bourses. Elle était dure, rénittente, en partie réductible, et elle offrait antérieurement et inférieurement une plaie ou une surface d'un rouge vif, formée en bas par le scrotum, en haut par deux bouts d'intestin renversés sur eux-mêmes et repliés de façon à former plusieurs contours; ils étaient placés l'un à côté de l'autre; celui de droite fournissait des fèces demi-fluides mêlées à des matières non digérées, tels que des morceaux de carottes et autres légumes. Cet écoulement était continuel et involontaire; l'autre bout d'intestin était rétracté et ne fournissait rien.

Le malade se plaignait de cuissons à la plaie et dans le voisinage, de coliques, et il avait en outre une douleur permanente accompagnée de tension dans la région iliaque gauche; il était d'ailleurs dans un état de saleté qu'il rendait plus dégoûtant encore par son immobilité, l'habitude et le goût qu'il avait de pétrir sans cesse ses excrémens, comme le font beaucoup de maniaques.

Après quelques jours d'observations les deux bouts d'intestin furent réduits; un bandage compressif fut appliqué sur l'ouverture de l'anus accidentel; des lavemens furent administrés et des alimens donnés avec ménagement; mais la compression ne put pas être supportée; elle fut essayée à plusieurs reprises, et chaque fois elle donna lieu à des accidens qui obligèrent enfin à y renoncer.

Cependant le malade maigrissait, et il s'affaiblissait, malgré le soin qu'on avait de rendre de jour en jour son alimentation plus forte. M. Dupuytren se décida alors à faire des recherches dans la vue de déterminer les rapports et la disposition des deux bouts de l'intestin. Il trouva que le bout stomacal se plongeait au fond du scrotum où il formait des circonvolutions inextricables, et que le bout rectal se portait directement vers le canal inguinal.

L'incertitude dans laquelle il resta sur la direction du bout stomacal de l'intestin, unie à l'état de faiblesse, de maigreur et de manie du malade, l'empêcha d'abord de songer à le débarrasser de son infirmité, et il se borna à le faire nourrir et tenir avec propreté. Cependant ce malade devint de jour en jour plus triste et plus taciturne, sans qu'on pût en deviner la cause; enfin il rompit le silence et fit entendre sa voix pour invoquer le bienfait de l'opération par laquelle il avait entendu dire qu'on pourrait le guérir de ses dégoûtantes infirmités.

M. Dupuytren ne prêta d'abord qu'une faible attention à sa demande, qui pouvait bien n'être que l'effet d'un caprice d'un moment; cependant il la renouvela chaque jour; bientôt elle l'occupa exclusivement, et elle acquit enfin la ténacité d'une idée fixe. Il parut alors que si on ne se rendait pas aux vœux du malade, sa funeste manie pourrait bien le porter à se faire une troisième opération; craignant donc également de le voir périr de consomption ou de le voir se porter à de nouveaux actes de démence, et persuadé que malgré sa faiblesse et sa maigreur il existait encore pour lui quelques chances de guérison, M. Dupuytren se détermina à l'opérer le 31 mai, ce qui eut lieu en présence de MM. Larrey, Aumont et Sanson.

L'opérateur introduisit séparément les branches de l'entérotome dans chacun des bouts du canal intestinal, et il les enfonça aussi profondément que possible. La branche placée dans le bout stomacal ne put être portée qu'à là profondeur de deux pouces et demi à trois pouces, et on fut obligé d'arrêter l'entérotome à cette hauteur, de serrer et de fixer l'instrument dans la position où il se trouvait. Dans la première journée il n'y eut qu'un peu de douleur au ventre, et les matières s'écoulèrent librement par l'anus contre nature. Le second jour, il existait une tuméfaction œdémateuse et un peu de rougeur au bord de l'anus artificiel; il y avait absence de douleur au ventre; une lueur de contentement se fit remarquer sur la figure du malade. Les troisième, quatrième et cinquième jours, il parut mieux encore; les sixième et septième jours, des coliques légères se firent sentir; le huitième jour, l'instrument se détacha et les deux cavités de l'intestin n'en formèrent plus qu'une.

On trouva, comme de coutume, dans la rainure de la branche femelle de l'entérotome, le septum des intestins formé de huit tuniques membraneuses; il avait moins de trois pouces de long sur quelques lignes de large; il était sec et noir. La surface de l'instrument était d'un jaune rouge produit par l'action des matières hydrosulfureuses au milieu desquelles il avait séjourné. A dater de ce moment, des lavemens furent donnés chaque jour. Des gaz stercoraux commencèrent à se frayer un passage par le bout inférieur de l'intestin; mais les matières stercorales continuèrent à passer par l'anus accidentel; aussi la maigreur et la faiblesse du malade ne cessaient pas d'augmenter. Au bout de quinze jours seulement de l'opération, Trubert crut avoir rendu les matières par le fondement, et le volume de la tumeur commença à diminuer; quelque temps après, des coliques se firent sentir; leur violence semblait devoir épuiser ce qui restait de forces au malade; cependant des évacuations s'établirent par l'anus naturel; elles se régularisèrent, et bientôt le malade retrouva les forces et un peu d'embonpoint.

Le volume de la tumeur ne cessait pas de diminuer à mesure que les matières reprenaient leur cours ordinaire ; néanmoins l'anus accidentel continuait à donner passage à quelques matières stercorales ; persuadé qu'il suffirait, pour les obliger à suivre en totalité leur cours naturel, de fermer hermétiquement l'ouverture accidentelle de l'intestin, M. Dupuytren appliqua un compresseur à l'aide duquel il rapprocha et tint appliquées l'une à l'autre les lèvres de la plaie.

Ce compresseur se compose de deux arcs de cercles très ouverts, aplatis, égaux, longs de quelques pouces, larges de quelques lignes, placés parallèlement l'un à l'autre, surmontés chacun d'une tige d'un pouce et demi à deux pouces de hauteur ; ces tiges sont unies par une traverse fixe sur l'une d'elles, mobile sur l'autre, qui la reçoit dans une fente dont elle est percée ; au-dessous de cette traverse est une vis qui prend appui sur une des tiges, se meut sur l'autre, et dont les mouvemens successifs à droite et à gauche produisent suivant le besoin l'écartement ou le rapprochement des arcs compresseurs. Ceux-ci étant garnis de linge ou même rembourrés, on les écarte, on soulève la peau du voisinage de l'anus accidentel, on insinue le pli qu'elle forme entre les arcs ; quelques mouvemens imprimés à la vis de la droite vers la gauche rapprochent ces arcs, les appliquent de plus en plus étroitement sur les côtés de l'anus accidentel qui s'en trouvent pressés au point que tout passage par cette ouverture est enfin interdit aux matières stercorales. Nous laissons de côté les observations curieuses auxquelles l'emploi de cet instrument a donné lieu, et nous nous bornons à celles qui sont indispensables à notre sujet.

Ce qu'on avait prévu arriva ; la presque totalité des matières prit son cours par l'anus naturel ; une constriction plus forte du compresseur obligea, plus tard, ce qui suintait encore entre les lèvres de la plaie à suivre la même route. Alors pour la première fois tout écoulement cessa par l'anus contre nature ; et pour la premième fois aussi, depuis qu'il était à l'hôpital, on crut apercevoir un sourire sur la figure du malade empreinte jusque-là de tristesse et de douleur.

Cependant le compresseur tomba quelquefois, et quelquefois aussi il produisait des excoriations qui obligeaient à le lever. Alors les matières sortaient de nouveau par l'anus accidentel, et le malade perdait aussitôt ce qu'il avait acquis de forces et d'embonpoint pendant que les matières avaient suivi leur cours ordinaire. Cette observation, qui fut répétée un grand nombre de fois, fit sentir à M. Dupuytren la nécessité d'employer un moyen dont l'action fût assez douce pour être supportée, et assez forte pour s'opposer efficacement à la sortie des matières ; et, pour cela, il eut recours à un bandage herniaire dont l'action permanente s'est opposée avec efficacité à tout écoulement en dehors.

Ces divers moyens de compression n'ont pas eu seulement pour effet de rétablir le cours naturel des matières stercorales ; ils en ont eu un autre auquel on ne s'attendait pas, celui d'achever de faire rentrer la hernie dont le volume et la gêne avaient troublé l'esprit de notre malade au point qu'on l'a vu. Depuis le rétablissement définitif du cours des matières par les voies naturelles, le malade a pris de la force, de l'embonpoint, et cette amélioration a coïncidé si exactement avec le passage des fèces par le rectum qu'il a suffi d'examiner la figure du malade pour savoir si le passage était ou non interrompu.

Un lambeau triangulaire de peau situé à la partie supérieure de l'anus artificiel, et résultant de l'incision irrégulière que le malade avait faite, ayant semblé propre à fermer entièrement ce qui restait de son infirmité, ce lambeau fut cautérisé avec du nitrate d'argent fondu, ainsi que les bords de l'ouverture sur laquelle il fut appliqué et maintenu à l'aide d'un appareil compressif, et aujourd'hui le lambeau est cicatrisé avec les bords de cette ouverture qu'il ferme complètement.

Ainsi s'est trouvé guéri en moins de cinq mois un malade qui s'était deux fois ouvert un sac herniaire volumineux, qui avait mis une première fois ses intestins à nu sans les endommager; qui les avait mis une seconde fois à nu et leur avait fait éprouver une perte de substance de plusieurs pouces, et qui, par suite de cette plaie, était affecté d'anus accidentel compliqué tout à la fois de hernie et de renversement de l'intestin. Arrivé au dernier degré du marasme par défaut de nutrition, il n'a commencé à reprendre ses forces qu'à dater de l'instant où le cours des matières a commencé à se rétablir par les voies naturelles; et chose plus remarquable encore, il s'est trouvé débarrassé en même temps d'une énorme hernie adhérente, dont les incommodités lui avaient fait naître l'idée de l'opération qu'il avait osé pratiquer sur lui-même. Peut-être sa raison se ressentira-t-elle des bienfaits de cette opération ; déjà même les facultés intellectuelles sont revenues ce qu'elles étaient avant la maladie.

Il serait facile de multiplier les exemples de guérison d'anus contre nature suivant notre méthode ; mais par des raisons faciles à concevoir, nous nous contenterons de faire connaître le résultat général des opérations pratiquées pendant un certain nombre d'années.

De 1813 à 1824, quarante-une opérations d'anus contre nature ont été faites à l'aide de l'entérotome, vingt-une par nous, et vingt par d'autres, parmi lesquels nous aimons à citer M. le professeur Lallemant, de Montpellier. Les trois quarts de ces opérations ont été nécessitées par des gangrènes consécutives à des hernies étranglées, et l'autre quart par des plaies avec perte de substance plus ou moins considérable au canal alimentaire. Sur ces quarante-un sujets trois ont succombé, l'un à un épanchement présumé de matières stercorales dans le ventre, l'autre à une indigestion, le troisième enfin à une péritonite intense. Des trente-huit malades restant, le plus grand nombre n'a éprouvé aucun accident fâcheux; quelques-uns ont eu, il est vrai, des coliques, des nausées, et même des vomissemens; mais il a été facile d'y remédier par des boissons chargées d'acide carbonique, par des applications de sangsues au fondement et de fomentations émollientes sur le ventre.

La guérison n'a pas été également parfaite chez ces trente-huit malades. Parmi eux, neuf ont conservé des fistules d'étendues variables, qui les ont obligés de porter constamment un bandage compressif, afin de prévenir la sortie plus ou moins abondante de gaz, de mucosités, de liquide biliaire ou de matières stercorales. En revanche, les vingt-neuf autres ont été radicalement guéris dans l'espace de deux à six mois. D'où il résulte qu'en définitive l'opération de l'anus anormal n'a été mortelle qu'à un individu sur quatorze; et si l'on écarte celui qui a succombé accidentellement à une indigestion, sa léthalité se réduit à un vingtième des malades opérés, résultat beaucoup plus favorable que celui que présentent les

grandes opérations de la chirurgie. Enfin , il
est à remarquer que les sujets du dernier quart,
quoique moins favorisés et obligés de porter
un bandage obturateur , ont été amenés à
une situation incomparablement meilleure que
celle dans laquelle ils étaient précédemment.

Depuis l'époque où a paru le beau mémoire
de M. le baron Dupuytren , beaucoup d'autres
opérations d'anus contre nature ont été pratiquées tant en France qu'à l'étranger ; mais
leurs résultats n'altèrent pas sensiblement les
calculs fondés sur le relevé de celles qui ont
eu lieu antérieurement. On peut donc dire que
l'opération de l'entérotomie a enrichi l'art de
guérir d'une méthode simple , facile , efficace
contre une maladie qui avait si souvent résisté
aux efforts des hommes les plus habiles.

DU PHLEGMON DIFFUS.

Nous vous avons souvent entretenu dans nos leçons cliniques, dit M. Dupuytren, d'une espèce de phlegmon auquel, il y a près de vingt ans, nous avons donné le nom de *phlegmon diffus*, désignation qui depuis a été généralement adoptée parmi nous. Cette maladie, quoique très fréquente et fort grave, a été complètement passée sous silence par la pluplart des auteurs, confondue par d'autres avec ses complications et décrite par les écrivains modernes sous les noms de phlegmon érysipélateux, d'érysipèle phlegmoneux, d'érysipèle traumatique. Plusieurs auteurs l'ont confondue avec la phlébite, l'inflammation des vaisseaux lymphatiques et quelques autres affections.

L'expression de phlegmon *diffus* a été admise pour distinguer cette maladie de celle que nous appelons phlegmon *circonscrit*. D'où vient cette différence? Il vous suffira de reporter votre attention sur les phénomènes de l'une et de l'autre pour vous en rendre compte. Prenons pour exemple du phlegmon circonscrit un malade que vous avez observé au n° 11 de l'une de nos salles.

1re Observation. — *Phlegmon circonscrit à la cuisse.* Cet homme, à la suite d'un effort, éprouva une douleur à la partie supérieure et interne de la cuisse. A cette douleur succédèrent bientôt de la rougeur, de la tuméfaction, de la tension dans la partie ; une fièvre locale survint. Cependant ces accidens ne furent pas assez intenses pour déterminer une réaction générale. Mais le mal s'étant accru, le malade se trouva dans l'impossibilité de travailler et de marcher, et il entra à l'hôpital. Ayant vu fréquemment, dit le professeur, des excoriations légères situées au pied ou à la jambe, sur le trajet des vaisseaux lymphatiques qui se rendent au pli de l'aine, être la cause de phlegmons souvent fort considérables, nous eûmes soin d'examiner attentivement ces parties le jour de notre première visite. Nous n'y trouvâmes rien qui pût être considéré comme la cause du mal, et nous fûmes porté à admettre l'existence d'un phlegmon *idiopathique,* c'est-à-dire développé sous l'influence d'une cause locale, interne ou externe, mais sans aucun effet étranger ou éloigné de son siége.

La peau était rouge en ce lieu, chaude, tuméfiée, tendue ; la moindre pression y déterminait une vive douleur ; et, pour le dire

en passant, le phlegmon, qui, depuis des siècles, a été pris pour le prototype de l'inflammation, justifiait parfaitement dans ce cas
l'opinion des anciens sur cette maladie. Mais
je dois ajouter aussi que dans toutes les inflammations le degré du mal varie : c'est ainsi
que souvent un ou plusieurs des symptômes
de l'inflammation phlegmoneuse manquent
entièrement ; que dans les phlegmasies internes, dites *latentes*, la douleur n'existe pas ;
que la tuméfaction est nulle ou presque nulle
dans les phlegmasies des membranes séreuses
et surtout de l'arachnoïde. Néanmoins, dans
ces sortes d'inflammations, on observe une
légère tuméfaction, de l'engorgement dans le
tissu cellulaire qui avoisine les membranes
malades.

Lorsque le phlegmon est circonscrit dans
un petit espace, continue le professeur, comme
dans le furoncle, l'anthrax, etc., la fièvre
est locale et bornée, et ne donne souvent lieu
à aucuns phénomènes généraux. Mais s'il est
large, étendu, s'il occupe l'aisselle ou le creux
du jarret, une réaction symptomatique s'établit, la fièvre devient générale. Ce phénomène, il est vrai, n'est pas d'une absolue
nécessité pour le diagnostic du phlegmon exté-

rieur; mais il n'en est pas ainsi dans les phlegmasies internes. Ici cette réaction éclaire le jugement que l'on doit porter, non que toutefois le défaut de réaction générale suffise pour écarter l'idée de leur existence, car, je l'ai déjà dit, dans les phlegmasies chroniques, souvent la fièvre n'existe pas, ou du moins est fort peu apparente.

A propos de complication fébrile, il ne sera peut-être pas inutile de vous rappeler que dans les opérations chirurgicales, à la suite, par exemple, d'une amputation de jambe ou de cuisse, il est une fièvre qui survient ordinairement le troisième ou quatrième jour de l'opération : c'est la *fièvre traumatique*, qui, facile à distinguer quand elle est simple et isolée, apporte les plus grandes difficultés dans le diagnostic, si elle est accompagnée, ce qui a lieu assez souvent, d'une phlegmasie interne, telle qu'une pneumonie, une hépatite, etc. Si cette phlegmasie interne ne détermine aucune douleur locale, si des symptômes bien tranchés ne la décèlent pas, cette complication fait le désespoir des médecins, et il devient impossible de distinguer si la fièvre tient à l'opération, si elle est le produit d'une phlegmasie interne, ou si elle résulte de ces deux causes à la fois. Bientôt, il est vrai, d'autres symptômes se déclarent, l'affection interne devient évidente ; mais alors le mal est presque toujours au-dessus des ressources de l'art.

Ce que nous venons de dire suffit pour vous fixer sur les principaux caractères du phlegmon *circonscrit*. Pour déterminer ceux du phlegmon *diffus*, nous prendrons encore un des nombreux exemples que vous avez observés dans cet hôpital, et nous passerons ensuite à l'exposition de nos principes sur cette maladie, ayant soin d'en appuyer par des faits les points principaux.

2° Observation. — *Phlegmon diffus à la jambe gauche.* La femme Damiens, âgée de 68 ans, blanchisseuse, d'un embonpoint très considérable, se fait, en tombant dans sa chambre, une contusion assez forte à la jambe, mais sans complication de plaie. Une douleur d'abord légère et une rougeur fort circonscrite se manifestent ; ces phénomènes font des progrès ; la tuméfaction s'étend à toute la jambe, la fièvre se déclare et la malade est conduite dans nos salles vingt jours seulement après l'accident.

A cette époque, la jambe avait acquis un volume considérable et était le siége d'une inflammation très vive ; l'épiderme était détaché sur plusieurs points. A l'union du tiers inférieur et du tiers moyen du membre, existait, sur sa face interne, une escarre noirâtre, arrondie, de deux pouces d'étendue. Autour d'elle et en d'autres points de cette région on reconnaissait une fluctuation manifeste. L'escarre est divisée et on arrive jusqu'au foyer d'où il s'écoule une quantité considérable de pus sanieux, très fétide. Une contre-ouverture est pratiquée supérieurement et donne issue à un liquide de même nature. En comprimant les parties molles, il ne paraît pas qu'il y ait communication entre les deux foyers. La peau est décollée sur plusieurs points. Le membre est pansé et placé sur des oreillers. On pratique une petite saignée et on donne quelques lavemens pour faciliter les selles qui sont suspendues depuis quelques jours. Une légère amélioration étant survenue, on met la malade dans un bain le lendemain. Le quatrième jour l'escarre se détache et laisse une large ouverture par où s'écoule un pus fétide en très grande abondance. Le cinquième, le mal fait des progrès et s'étend bientôt sur la plus grande partie du membre, malgré les applications de sangsues réitérées que l'on avait faites.

Dans d'autres régions, dit M. Dupuytren, le phlegmon érysipélateux diffus se termine fréquemment par résolution. Mais aux membres inférieurs la suppuration s'établit constamment. Le tissu cellulaire de ces parties tombe aussi rapidement en suppuration que celui des paupières et des bourses. Cette terminaison est très fâcheuse dans le phlegmon diffus ; elle entraîne la destruction du tissu cellulaire. En effet, le pus est exhalé, non pas dans une seule cellule, non pas dans un foyer général, mais dans chaque cellule particulière, dans une foule innombrable de foyers distincts. Aussi, lorsque la suppuration se déclare dans le phlegmon, le tissu cellulaire gangréné tombe par larges lambeaux ; j'en ai extrait souvent, dit le professeur, qui avait un demi-pied de longueur. A cette époque l'évacuation purulente a lieu ; mais en même temps d'autres phénomènes s'annoncent : la peau amincie, privée de nourriture, devient violette et est à son tour frappée de mort, mais par défaut de nutrition et non par inflammation.

Cette gangrène consécutive de la peau, fort commune aux membres inférieurs et surtout à la jambe, où les artères nutricières, les tibiales antérieures et postérieures, les péronières, logées profondément dans le tissu cellulaire, ne communiquent avec le derme que par des anastomoses très déliées, et où la destruction du tissu cellulaire entraîne celle de presque toutes ces petites ramifications vasculaires; cette gangrène consécutive, disons-nous, est fort rare à la tête. Là, cependant aussi, le phlegmon diffus est fréquent, mais la disposition des artères est tout autre : situées entre la peau et l'aponévrose occipito-frontale, les artères temporales, frontales, occipitales, tiennent tellement à la peau que dans les dissections il est fort difficile de les en détacher.

Si un phlegmon survient dans cette région, son siége constant est entre le péricrâne et l'aponévrose ; si la suppuration a lieu et que, prompte et bornée au tissu cellulaire, elle n'ait pas endommagé le péricrâne, la maladie n'est pas mortelle; elle l'est au contraire si le péricrâne est à nu ou détruit. Mais la peau échappe à la destruction, parce que les artères continuent à lui apporter une nourriture suffisante; lors même que la totalité du tissu cellulaire crânien serait détruite, sa chute ne ferait pas cesser les communications artérielles avec la peau. Nous n'avons vu, ajoute le professeur, qu'un seul cas, il y a deux ans environ , où la peau elle-même ait été frappée de gangrène.

Les *causes* du phlegmon diffus, continue M. Dupuytren, sont nombreuses. Il est la suite fréquente de la saignée , lors même que cette opération a été bien faite et avec un instrument très propre. On en trouve des exemples dans les ouvrages d'observateurs très anciens, et nous en avons vu nous-mêmes quelques-uns. La nature et la cause des accidens qui peuvent succéder à la saignée n'ont été bien connues que dans ces dernières années. A une certaine époque on les attribuait à la piqûre d'un nerf, plus tard à la lésion d'une aponévrose ou d'un tendon. Après la découverte des vaisseaux lymphatiques l'inflammation de ces vaisseaux fut regardée comme la seule cause de tous les désordres. Enfin, quelques médecins ont attribué à la phlébite toutes les conséquences fâcheuses de la saignée. On sait aujourd'hui que plusieurs maladies peuvent en être la suite et dépendre de diverses circonstances.

Lorsque le phlegmon diffus est le résultat de cette opération, tantôt la petite ouverture faite par la lancette se ferme, comme dans les cas ordinaires, et ne se rouvre pas ; tantôt elle se ferme et se rouvre plus tard ; mais le plus souvent la cicatrisation n'a pas lieu. Dans tous les cas il survient bientôt un gonflement énorme qui se borne à l'avant-bras ou s'étend au bras, à l'aisselle, etc., si des soins convenables ne parviennent à en arrêter la marche. Quelquefois la veine participe à l'inflammation, d'autres fois elle reste saine. Voici un exemple de phlegmon diffus développé par une cause de cette nature.

IIIe Observation. — *Phlegmon diffus du membre inférieur droit, suite d'une saignée au pied.* Vous avez vu, dit M. Dupuytren, une jeune femme de vingt-cinq ans, blanchisseuse, d'une bonne constitution et d'un tempérament lymphatique, qui avait été reçue d'abord dans une salle de médecine, pour des accidens occasionnés par une suppression des règles. On jugea une saignée au pied nécessaire ; elle fut pratiquée, mais, nous devons le dire, très maladroitement ; la lancette fut enfoncée à trois reprises sur la malléole externe droite sans qu'on ait pu obtenir du sang. Un élève plus habile arriva et ouvrit facilement la saphène du côté gauche. Les premières piqûres avaient été très douloureuses ; cette douleur persista, et dix jours après la saignée le pied droit était

fortement tuméfié. La tuméfaction augmenta
et s'étendit à la jambe ; la peau était rouge ,
chaude , tendue ; des douleurs très vives s'y
faisaient sentir et étaient accompagnées d'insomnie et d'une fièvre brûlante. On fit appliquer des sangsues à plusieurs reprises et en
grand nombre, prendre des bains , couvrir le
pied et la jambe de cataplasmes émolliens.
Malgré ces moyens l'inflammation continua à
se propager et gagna le genou ; la jambe tout
entière était d'un volume énorme, et en quelques points on sentait déjà de la fluctuation.
Bientôt l'inflammation la plus intense envahit
toute l'extrémité , les idées de la malade se
troublent, il survient du délire, des envies de
vomir, du dévoiement, une sensibilité morbide à l'abdomen. C'est dans cet état qu'elle
fut transportée dans notre service , vingt jours
environ après l'accident.

On pratiqua aussitôt une saignée au bras ,
et , sur le dos du pied , deux longues incisions
qui donnèrent issue à une grande quantité de
pus fétide et sanieux ; enfin on fit une troisième incision large et profonde à la partie
supérieure et interne de la jambe où existait
également une vaste collection purulente. Le
délire continua toute la nuit, et le lendemain

les vomissemens persistaient. (Trente sangsues sur l'épigastre.)

Le troisième jour, la peau de la face dorsale du pied était tombée en gangrène et les extenseurs des orteils mis à nu. Le délire avait cessé, mais la malade était dans un grand accablement; le dévoiement continuait et la cuisse était le siége d'une tuméfaction considérable et d'une inflammation des plus intenses. (Quarante sangsues sur cette partie.) Le quatrième jour, la fièvre est beaucoup moins forte, la soif modérée, le dévoiement léger; mais une nouvelle collection purulente s'est formée à la région inférieure externe de la cuisse. On y pratique une large incision par laquelle s'écoule une prodigieuse quantité de pus sanieux. Ainsi qu'on l'avait déjà fait pour les autres ouvertures, on a soin de maintenir béantes les lèvres de celle-ci à l'aide de bandelettes de linge; le membre est enveloppé d'un large et épais cataplasme émollient.

Le décollement de la peau du pied et de la jambe faisant chaque jour de nouveaux progrès, M. Dupuytren se demande s'il y a urgence de faire l'amputation du membre. A la vérité, malgré les nombreuses causes d'épuisement, les forces de la malade se soutiennent. Mais sur

quel point pourra-t-il pratiquer cette opération? On vient de voir que déjà le mal s'était
propagé à la cuisse, qu'il s'y était formé des
collections purulentes. D'un autre côté, la fièvre
était très forte, le dévoiement persistait. Le
professeur vit dans ces circonstances une con-
tre-indication à l'opération, et tous ses soins furent dirigés dans le but de diminuer l'intensité
des accidens, d'arrêter la diarrhée, de calmer
la fièvre, de soutenir les forces. Le membre
était pansé deux fois par jour.

Ce ne fut que près de six semaines après le
début de la maladie que l'inflammation parut
franchement céder. Les tendons des extenseurs
s'exfoliaient et tombaient dans le bassin à pansement; le travail de recollement et de reproduction de la peau commençait à s'opérer; le
dévoiement n'existait plus, il n'y avait plus de
fièvre. On put alors se féliciter d'avoir, en tem-
porisant, donné à la nature le temps de développer toutes ses ressources, et conservé à la
malade un membre aussi nécessaire.

Au bout de deux mois, elle avait repris
son teint naturel, de l'appétit, dormait bien
et ne souffrait plus; les incisions pratiquées
à la cuisse et à la jambe étaient cicatrisées;
la plaie résultant de la destruction de la peau

était couverte de bourgeons charnus, celluleux et vasculaires ; celle-ci était encore entourée d'un gonflement assez prononcé, mais sans caractère inflammatoire. Le pansement ne consista plus dès lors qu'en des applications de linge fin, troué et enduit de cérat, de charpie et de compresses. Mais on recommanda expressément à la malade de ne pas exécuter des mouvemens qui auraient pu déchirer la cicatrice déjà commencée. Tous les trois jours on réprimait avec le nitrate d'argent l'exubérance des bourgeons charnus.

Vers la fin du troisième mois, il se forme un petit foyer purulent derrière la malléole externe du pied droit ; on y trouve de la fluctuation. On en fait l'ouverture, le pus s'écoule et huit jours suffisent pour la guérison de ce petit abcès. Peu de jours après les règles surviennent, la malade marche rapidement vers la guérison, et elle sort de l'hôpital vers le milieu du quatrième mois, ne pouvant encore exécuter que de faibles mouvemens avec le membre malade. Au bout de quelque temps, elle fait, en voulant courir, une petite déchirure à la cicatrice du pied, et elle revient à l'hôpital. En peu de jours elle est guérie, mais on lui conseille de porter long-temps un bas de peau lacé et d'éviter tout

effort capable de reproduire le même accident.

Après vous avoir démontré par un exemple,
dit M. Dupuytren, les suites fâcheuses d'une
saignée faite par une main inhabile, reprenons
la série des autres causes du phlegmon diffus.
La ligature d'une veine peut aussi donner lieu
à cette maladie, et dans ce cas comme dans
celui qui précède, la veine est ou n'est pas enflammée ; quoi qu'il en soit, l'inflammation diffuse peut occuper toute l'épaisseur du membre
ou suivre le trajet du vaisseau, et alors elle
n'est diffuse que dans le sens de la longueur.

Le phlegmon diffus est la plus fréquente
des maladies déterminées par l'application d'un
principe morbide sur la peau ou sur le tissu
cellulaire; accident auquel sont exposés tous
ceux qui font des ouvertures de cadavres ou
qui se livrent aux dissections. On l'a vu dans
quelques cas n'être accompagné ni d'inflammation des vaisseaux lymphatiques, ni d'engorgement des glandes de l'aisselle. Néanmoins,
l'engorgement de ces organes, la rougeur de
la peau dans le trajet des vaisseaux lymphatiques, et une douleur plus ou moins vive aux
mêmes régions, sont les premiers symptômes
que l'on remarque le plus ordinairement.

Les fatigues excessives par suite de marches forcées sont aussi l'une des causes les plus fréquentes du phlegmon diffus, et cette maladie présente alors une telle intensité, s'accompagne de symptômes tellement graves, que la mort en est le résultat presque constant. Cette gravité est due à deux causes, l'une locale, l'autre générale : la fatigue du membre inférieur et l'épuisement de la force nerveuse par l'action prolongée des muscles.

Les personnes atteintes d'une fracture comminutive, surtout si elle a été occasionnée par un coup de feu, sont très sujettes à une inflammation consécutive qui a son siége dans les environs de la partie fracturée de l'os. Cette inflammation prend souvent alors le caractère du phlegmon diffus. On l'observe aussi très fréquemment après les opérations majeures, et comme complication des plaies de diverse espèce et surtout des brûlures. Elle reconnaît encore pour cause le contract de matières âcres avec le tissu cellulaire, de topiques, peu irritans en apparence, avec la peau. Ainsi on l'a vu survenir à la suite de l'application d'un liniment ammoniacal sur des piqûres de sangsues. Des observations nombreuses prouvent qu'elle peut être produite par des piqûres fort

légères, de petites blessures, sans inoculation
de venin ni d'autres principes morbides, par
la morsure d'animaux venimeux, par un effort
musculaire considérable, l'écrasement d'un
doigt, le frottement de vêtemens rudes, etc., etc.
Enfin le phlegmon diffus se développe quelquefois spontanément, sans qu'on puisse lui
assigner aucune cause. Appuyons de quelques
faits les principes que nous venons d'exposer.

IVe Observation. — *Phlegmon diffus, large
et profond du membre supérieur gauche, suite
d'une morsure au petit doigt.* Boyer, âgé de
vingt-sept ans, ouvrier maçon, jouant avec
un de ses compagnons, le terrassa ; celui-ci
se fâcha et lui mordit le petit doigt de la main
gauche. La douleur fut très vive et il s'écoula
beaucoup de sang. Cette douleur persista, et le
lendemain il était survenu une tuméfaction qui
s'étendit bientôt à la main, puis à l'avant-bras.

Dix jours après, époque de son entrée à
l'Hôtel-Dieu, le bras gauche présentait un volume plus que double de son volume naturel ;
la peau en était chaude, fortement tendue,
douloureuse. Le petit doigt offrait à sa face
antérieure une petite plaie transversale qui
intéressait la peau, le tissu cellulaire, la gaîne
tendineuse, et de laquelle s'échappait une

petite quantité de pus blanchâtre. On trouve une fluctuation obscure dans la paume de la main. On y pratique une incision longitudinale, d'où s'écoule une assez grande quantité de pus. Le membre est placé dans la demiflexion sur un oreiller, et couvert de cataplasmes émolliens.

Mais, outre ces symptômes locaux, il y a une fièvre très forte, le pouls est rapide, la respiration précipitée, la peau chaude, couverte de sueur, la face animée, les yeux larmoyans. (Large saignée du bras, boissons adoucissantes, diète rigoureuse.)

Le douzième jour de l'accident, deuxième de son entrée à l'hôpital, le malade est beaucoup mieux. Les symptômes d'étranglement et les symptômes généraux sont en partie calmés. Il s'est fait pendant la nuit une ouverture assez large sur le bord cubital de la main. Mais la partie supérieure de l'avant-bras étant toujours tendue et douloureuse, on y applique trente sangsues. (Bains locaux, cataplasmes.)

Le quinzième jour, il existe une fluctuation très marquée vers la tête du radius. On pratique une large incision dans laquelle on place une mèche après la sortie du pus. La fièvre est complètement disparue.

Le dix-septième jour, on remarque avec peine que le malade a quelques coliques et un léger dévoiement, complication toujours fâcheuse dans ces sortes de cas. (Demi-lavemens émolliens avec addition de huit gouttes de laudanum de Sydenham dans chacun, eau de riz gommée pour boisson.)

Au bout de huit jours, les symptômes d'irritation intestinale avaient cessé, la suppuration était toujours de bonne nature, mais l'inflammation continuait à faire des progrès, et le vingt-neuvième jour on fut encore obligé de pratiquer une ouverture à la face interne et moyenne du bras pour vider un foyer purulent. Plus tard un autre petit abcès fut encore ouvert à la partie antérieure de l'avant-bras. Néanmoins, à partir de cette époque, la santé se rétablit promptement et la guérison était complète moins de deux mois après l'accident.

Ve OBSERVATION. — *Phlegmon diffus de l'extrémité supérieure droite, suite de l'introduction d'une épine dans le doigt médius. — Phlegmon diffus spontané de l'extrémité inférieure. — Mort.* La femme Renout, âgée de 47 ans, journalière, présentant les signes d'une décrépitude prématurée, s'introduit par accident une épine dans le doigt médius. Elle ne put rendre compte avec précision des phénomènes qui se succédèrent. Mais il paraît, d'après son récit, que le doigt se tuméfia, que cette tuméfaction s'étendit bientôt à la main, à l'avant-bras et au bras ; que des symptômes d'irritation gastro-intestinale s'étaient déclarés.

A l'époque de son entrée à l'hopital, trois semaines après l'accident, la main et tout le membre thoracique du côté droit avaient acquis un volume trois fois plus considérable que dans l'état naturel. Les symptômes d'étranglement étaient portés à un très haut degré. Le pouls était rapide, la peau chaude et sèche, la langue aride, les conjonctives rouges, le ventre douloureux à la pression. L'élève de garde pratique aussitôt une saignée au bras et couvre le membre de cataplasmes. Le lendemain on applique quarante sangsues sur le membre et spécialement sur la main. (Bains locaux plusieurs fois dans le jour, cataplasmes, position de l'extrémité dans la demi-flexion.) Ces moyens produisent une très grande amélioration.

Mais le cinquième jour la malade accuse pour la première fois de la douleur au genou; on l'examine et on y trouve un gonflement considérable avec fluctuation, sans changement de couleur à la peau. (Vingt sangsues, émolliens, demi-flexion du membre, que l'on place sur des oreillers.)

Le septième jour, des foyers purulens sont ouverts sur la main et le long de l'extrémité inférieure du cubitus ; les os sont dénudés. L'état de la malade inspire les plus vives inquiétudes. La tuméfaction a beaucoup diminué à l'extrémité supérieure , mais celle du membre inférieur a augmenté et s'est étendue au mollet et à la cuisse. Les symptômes gastriques acquièrent de l'intensité , des symptômes encéphaliques surviennent, et la malade succombe le neuvième jour de son arrivée à l'hôpital, malgré les soins les mieux entendus et les plus actifs.

Les faits dont nous venons de tracer l'histoire, reprend M. Dupuytren, vous donnent déjà une idée des caractères du phlegmon diffus, de sa gravité, de sa marche, de sa terminaison trop souvent fâcheuse, et du traitement qui lui convient. Mais nous devons entrer dans quelques développemens sur ces divers sujets.

Le début du phlegmon diffus, et surtout du phlegmon diffus spontané, s'annonce par un frisson plus ou moins vif ; le frisson est suivi de chaleur, d'un véritable accès de fièvre. Cette fièvre devient continue, seulement elle a des paroxismes et des rémittences jusqu'à deux ou trois fois par jour, lesquels ont souvent donné lieu à de graves méprises, ont été pris pour les symptômes d'une fièvre intermitente, et combattus en conséquence par le quinquina. Nous croyons donc qu'il est véritablement utile d'insister sur la nécessité de distinguer cette fièvre symptomatique d'une fièvre véritablement intermittente, et d'en indiquer les moyens.

Une légère douleur à la peau se déclare fréquemment vingt-quatre, trente-six heures même avant le frisson. Plus d'une fois, dans le cas où cette douleur était le seul symptôme existant, il nous est arrivé de prédire l'apparition du phlegmon. La peau prend ensuite une couleur rouge, analogue à celle des roses ordinaires, plus pâle par conséquent que la rougeur vineuse des roses de Provins. Cette rougeur n'est pas uniforme, elle serpente sur la peau, et on pourrait croire alors tout aussi bien à l'approche d'un érysipèle simple que d'un érysipèle phlegmoneux, si un peu d'œdème n'existait dans le tissu cellulaire sous-cutané, si le doigt ne s'enfonçait et ne laissait une trace, un sillon, qui subsiste jusqu'à ce

que la circulation rétablie ait ramené les parties à l'état primitif. Quel est le médecin qui,
n'étant pas habitué à observer cette affection,
pourrait, d'après ces seuls phénomènes, annoncer le développement d'une aussi terrible maladie?

Cependant les symptômes s'aggravent, la
fièvre redouble, le doigt appliqué fortement
sur la peau ne creuse plus de sillon, et rencontre au contraire une résistance marquée.
La rougeur plus intense devient violacée, la
peau luisante; des phlyctènes s'y manifestent,
le tissu cellulaire acquiert de la densité, de la
dureté; les sécrétions urinaires et autres sont
altérées, diminuées, et quelquefois entièrement supprimées; les selles sont suspendues,
le sommeil fuit le malade, l'agitation est extrême.

Arrivés à ce point les symptômes persistent,
et pendant deux, trois ou quatre jours, le
mal semble devenu stationnaire; la chaleur, la
tension, la douleur ne changent pas; les
phlyctènes conservent le même aspect. Le
médecin qu'une longue habitude de cette affection n'éclaire pas, trompé par la stagnation
de la maladie, croit à la résolution et se flatte
de voir le malade échapper au péril, alors que

le péril est imminent, que la suppuration est déclarée.

Qu'à cette époque on incise la plaie et le tissu cellulaire, une sérosité lactescente s'en échappe ; elle est abondante, le pus rare. Quelques jours plus tard, l'incision amène peu de sérosité, beaucoup de pus. Encore quelques jours, et il sort une matière blanche comme du lait, consistante presque comme du lard ; la pression fait suinter à peine un peu de pus, le tissu cellulaire est alors *frappé de suppuration,* et ces mots équivalent à ceux-ci : *frappé de mort.* L'expérience seule apprend à se méfier de ce stade trompeur ; elle nous a souvent guidé dans notre pratique et fait prononcer, contre l'avis d'autres médecins moins habitués à observer cette maladie, l'existence de la suppuration.

Alors et dans un ou deux jours, la peau se décolle, s'ouvre, les phlyctènes percent ; il s'en écoule une sérosité violacée ; on aperçoit au-dessous de la peau des escarres blanches et quelquefois noires, qui s'étendent avec rapidité, et le médecin, étonné, effrayé de ces ravages, les reconnaît alors seulement qu'ils sont terminés.

L'époque du décollement de la peau est celle

où se détachent des fragmens du tissu cellulaire. Saisis avec les pinces, ils résistent d'a-
bord, et quand on est parvenu à les extraire,
si on les plonge dans l'eau, le pus s'en sépare ;
après cette séparation, si on les retient dans
l'eau, on les voit recouverts d'une matière to-
menteuse, semblable à celle qui revêt les enveloppes d'un fœtus de quatre, six et sept
semaines à deux ou trois mois ; plus long-temps
macérés, ils n'offrent plus qu'une trame cellulaire couverte de fausses membranes ; et enfin
la trame cellulaire seule reste.

La peau est par conséquent décollée, ses adhérences sont détruites, on la soulève sans efforts,
avec un souffle. Au-dessous, çà et là, s'aperçoivent de petites languettes, seuls moyens d'union
qui existent encore entre le derme et les parties sous-jacentes ; ces languettes sont formées
par quelques vaisseaux, par quelques nerfs
que la destruction a épargnés. On doit bien se
garder de détacher ces dernières adhérences,
comme on le faisait il y a quelque cinquante
ans.

A cette période de la maladie on trouve encore de la rougeur, de la sensibilité en quelques
points de la peau ; mais ici c'est également
par l'expérience qu'on apprend à ne pas s'en

rapporter à ces signes trompeurs ; ces portions de peau n'en sont pas moins perdues, frappées de mort. En effet, au bout de quelques jours, elle se flétrit, perd sa couleur et sa sensibilité, devient violette et tombe par défaut de nourriture et sans occasionner de la douleur.

Les ravages, continue M. Dupuytren, sont alors arrivés à leur terme, mais non les dangers du mal. Vous avez pu vous en convaincre dernièrement par l'exemple d'un homme qui avait fait une chute sur le genou. Un phlegmon érysipélateux survint et s'étendit rapidement à la jambe et à la cuisse, malgré les moyens les plus convenables, saignées, sangsues, larges débridemens. L'aponévrose fémorale fut mise à nu ; le tibia, la rotule parurent couverts de leur seul périoste ; la jambe entière demeura privée de tissu cellulaire et de peau. Que peuvent les efforts de la nature contre de pareils désordres ? L'art échoue également. Une suppuration énorme et portée quelquefois jusqu'à une livre et demie ou deux livres de pus par jour, épuise rapidement les forces, et l'individu le mieux constitué, le jeune homme le plus vigoureux y succombent infailliblement. Encore si la suppuration était le seul symptôme fâcheux, peut-être pourrait-on espérer quelque chose des efforts réunis de la nature et de l'art ; mais des sueurs abondantes , un dévoiement de huit, dix, vingt selles et plus dans les vingt-quatre heures, l'accompagnent bientôt. En vain s'efforce-t-on de soutenir les forces , de combattre la diarrhée par tous les moyens, une troisième série de symptômes vient accabler les malades : presque toujours en effet, dans les derniers temps, des suppurations pleurétiques , pneumoniques ou hépatiques achèvent ce douloureux tableau. On dirait que le mal n'a pu s'épuiser sur le lieu primitivement envahi, qu'une faculté délétère d'inflammation et de suppuration s'est déclarée dans toute l'économie et s'accroît incessamment, ou que, comme le disaient les anciens, il existe chez ces malades une véritable *puogénie*. Plus de la moitié d'entre eux succombent à des hépatites, à des pleurésies ou à d'autres inflammations internes. Telle est l'histoire de cette terrible affection , qui fait plus de victimes peut-être qu'aucune autre phlegmasie.

Résumons, dit le professeur, les points divers sur lesquels nous avons insisté jusqu'ici. Nous vous avons surtout fait remarquer cette fièvre concomitante à paroxismes reparaissant deux ou trois fois par jour, et quelquefois si tranchés qu'on a pu les prendre pour des accès de fièvre intermittente ; mais cette fièvre est continue, et souvent dans la plus haute période du mal elle s'accompagne de symptômes adynamiques ou ataxiques qui nécessairement doivent apporter des changemens dans le traitement, et que depuis long-temps, avant l'apparition même de la nouvelle doctrine, nous avons enseigné devoir être négligés pour ne s'occuper que de la maladie qui en est la cause. Nous avons insisté sur cette période de stagnation trompeuse des symptômes, survenant du cinquième au sixième jour, qui retient dans le doute les praticiens même les plus expérimentés, et en impose assez aux médecins peu familiarisés avec ce genre de maladie pour leur faire croire à une résolution prochaine, lorsque déjà la suppuration est déclarée. Nous avons insisté encore sur les caractères tranchés du phlegmon diffus, et montré comment la suppuration, qui dans le phlegmon circonscrit s'amasse dans une ou deux cellules du tissu cellulaire, remplit ici chaque cellule par une véritable exhalation, et quel ordre de phénomènes nouveaux il s'ensuit ; comment alors l'inflammation qui primitivement n'a occupé ni la peau, ni les aponévroses, s'étend à ces parties, traverse ces dernières à la faveur des ouvertures dont elles sont percées par le passage des veines, des artères, des vaisseaux lymphatiques et des nerfs; comment cette inflammation s'empare ensuite des muscles, un étranglement interne se manifeste, étranglement promptement suivi de gangrène, si l'on ne se hâte de débrider en fendant l'aponévrose par de larges incisions; comment encore, que le tissu cellulaire sous-aponévrotique soit ou non enflammé, les accidens de la suppuration, toujours fâcheux pour les adultes, moins à craindre chez les enfans, sont presque constamment mortels chez les vieillards; comment enfin, alors même que le malade échappe à ces dangers, la guérison est d'une longueur désespérante, la cicatrice difficile à se former, facile à se rompre, etc.

Mais l'un des points les plus importans et les plus dignes d'attention, c'est le mauvais état des voies digestives, qui précède souvent, accompagne ou suit le début du phlegmon diffus. Déjà, avant que la doctrine actuelle ne régnât dans nos écoles, nous avions signalé les désordres que l'on observe si fréquemment, après la mort, dans les organes gastro-entériques. Passons donc à cette partie de l'étude du phlegmon diffus, si intéressante surtout pour le traitement.

Cette phlegmasie, continue le professeur, peut tenir à une cause interne ou externe, le plus souvent à une cause externe, mais compliquée ou précédée de symptômes intérieurs. Qu'une plaie contuse ou déchirée survienne chez un individu sain d'ailleurs, qui n'est affecté d'aucune lésion des premières voies, rarement on verra succéder un phlegmon diffus, ou du moins on pourra facilement le prévenir ou le combattre. Que des symptômes gastriques au contraire aient précédé ou suivi l'accident, aussitôt les phénomènes du phlegmon se manifestent, sans qu'on puisse bien souvent les réprimer. Pour qu'une plaie sans complication interne, alors qu'elle est contuse ou déchirée, lui donne naissance, il faut qu'elle ait été irritée par l'exposition au soleil, par des violences extérieures, par le frottement des habits, etc. ; il faut en un mot qu'elle ait été envénimée de quelque manière que ce soit.

On conçoit dès lors que pour prévenir, dans ces cas, l'apparition du phlegmon diffus, on doit écarter avec soin toute espèce de causes irritantes. On fera donc garder le repos ; on éloignera du malade tout corps irritant ; si la

plaie paraît s'enflammer, pour peu que ses
bords offrent de l'engorgement, de la tuméfaction, des sangsues seront appliquées autour
d'elle; si le malade est robuste, une ou deux
saignées générales seront pratiquées. Il est
souvent utile de faire précéder de saignées générales les applications de sangsues. Si on agit
en sens inverse, les sangsues, au lieu de dé-
gorger la plaie, y augmentent souvent l'abord
du sang et accroissent la fluxion.

Les saignées générales et locales, dans le
phlegmon diffus, doivent être accompagnées
de bains généraux ou au moins locaux. Ces
derniers seront de nature émolliente; des cataplasmes, et bien mieux encore des résolutifs
sédatifs, froids, seront appliqués sur la partie
malade. Si l'inflammation cellulaire est commencée, les bains, les sangsues, les cataplasmes, les sédatifs seront de nouveau mis
en usage. Voilà le traitement qui convient
pour le premier degré, c'est-à-dire pour prévenir le mal. On voit que ce premier ordre de
médication est tout entier composé d'antiphlogistiques.

Mais si la plaie est étroite, si l'inflammation
commencée paraît due à un étranglement des
parties, des incisions simples ou cruciales se-

ront pratiquées sans retard ; on décidera de cette manière un dégorgement local ; l'étranglement et l'inflammation qui en est la suite seront souvent combattus efficacement ; on empêchera celle-ci de se propager au loin. La diète, les boissons délayantes se joignent naturellement à ces moyens, que l'on emploie du reste simultanément ou partiellement, suivant les cas, ou que l'on combine entre eux. Il est enfin une troisième méthode que nous avons employée avec quelque succès : c'est un large vésicatoire appliqué sur la plaie et la peau qui l'environne ; l'irritation qu'il occasionne et la suppuration empêchent quelquefois le développement du phlegmon diffus.

Mais si, avant ou après son apparition, on remarque, comme on le disait il y a vingt ans, des *dispositions saburrales*, ou, comme on l'a dit plus tard, un *embarras gastrique*, si la langue, sans être rouge à sa pointe et à ses bords, est couverte à sa base d'un enduit limoneux ; s'il y a inappétence, nausées, peu ou point de sensibilité à l'épigastre, un ou deux vomitifs produiront de bons effets ; et de doux évacuans, si le canal intestinal est lui-même affecté, ou suspendent la marche du phlegmon, ou rendent presque constamment la

maladie moins fâcheuse. C'est là une vérité,
dit M. Dupuytren, dont il faut bien se convaincre : les vomitifs, les purgatifs, trop employés jadis, sont maintenant tombés dans un
trop grand oubli.

Si le phlegmon est décidément développé,
si, à la suite d'une plaie contuse ou déchirée, de
l'enflure survient, si le tissu cellulaire voisin
est déjà pris d'œdème, alors encore une ou
deux petites saignées peuvent être avantageuses ; je dis *petites*, car par de larges évacuations
sanguines on pourrait craindre avec raison de
jeter le malade dans un état fâcheux d'adyna-
mie ou même d'ataxie. On persévérera dans
l'usage des premiers moyens, on débridera avec
soin les organes, cause de l'étranglement, on
tiendra dans une position élevée, très élevée
les parties enflammées, afin que l'engorgement
ne s'accroisse pas ; on continuera à les couvrir
avec des sédatifs froids ; on insistera sur les
boissons délayantes et on s'attachera surtout à
entretenir la liberté du ventre. Quant aux cataplasmes si employés dans d'autres hôpitaux,
nous les considérons, dit le professeur, comme
souvent nuisibles, parce qu'ils entretiennent
et augmentent la fluxion locale. Si les symptômes persistent et s'accroissent, nous n'ose-

rions pas conseiller les vésicatoires; nous en
avons obtenu des effets si différens que nous
craindrions de les appliquer. Quelquefois nous
avons déterminé par ce moyen une heureuse
résolution; mais d'autres fois, quoique très
rarement il est vrai, des escarres en ont été le
résultat évident. Nous sommes bien aise d'insister sur ce point, car on a beaucoup exagéré
dans des thèses et des ouvrages les succès que
nous en avons obtenus. Ce n'est pas dans le
phlegmon, mais bien dans presque tous les cas
d'érysipèle que nous conseillons et que nous
employons avec beaucoup d'avantages le vésicatoire. Mais s'il est quelquefois nuisible dans le
phlegmon, plus souvent encore il paraît n'exercer aucune influence sur son développement.

Vers le quatrième ou cinquième jour, le tissu
cellulaire commence presque toujours à être
frappé de suppuration. Laissera-t-on le pus séjourner dans ses cellules, ou doit-on se hâter de
l'évacuer par des incisions? Ces incisions diminuent quelquefois l'inflammation et la suppuration qui en est la suite, mais souvent aussi
elles les accroissent. Il faut donc encore insister
à cette époque sur les applications de sangsues et sur les réfrigérans. Mais si la suppuration est définitivement établie, n'hésitez plus,

incisez largement les points que leur situation
déclive rend aptes à recevoir le pus ; renou-
velez fréquemment les pansemens ; ayez soin,
chaque fois que vous panserez le malade, d'abs-
terger tout le pus avec des éponges.

Si, quoi qu'on puisse faire, la peau tombe
par défaut de nourriture, c'est alors qu'on doit
s'attacher à soutenir les forces, car c'est alors
aussi que les symptômes adynamiques et ataxiques sont prêts à se déclarer. Si vous ne pou-
vez les prévenir, combattez les premiers par
des toniques non irritans, les seconds par les
antispasmodiques les plus doux. Les préparations alcooliques et vineuses sont nuisibles ;
substituez-y à l'intérieur l'infusion aqueuse de
quinquina ; à l'extérieur, couvrez les plaies
avec la décoction de cette même substance,
couvrez-les même avec le marc de cette écorce ;
si au contraire la gangrène est imminente par
excès d'inflammation, recourez de nouveau
aux antiphlogistiques et aux sédatifs froids.

C'est à cette époque qu'arrive l'altération
du tissu cellulaire, désignée par ces mots :
frappé de suppuration. Des lambeaux quelquefois énormes de peau se détachent. Faci-
litez leur chute, mais gardez-vous d'exercer
des tractions dangereuses, épargnez les brides,

qui unissent encore la peau aux parties sous-jacentes. Ces brides, nous l'avons déjà dit, ne sont autre chose que des vaisseaux ou des nerfs qui la nourrissent ou lui donnent la vie, et leur déchirure entraînerait de la douleur ou des hémorrhagies qu'il est important d'épargner aux malades dans l'épuisement où ils se trouvent, et qui leur deviennent presque constamment funestes.

Dans le même temps aussi une série nouvelle de soins doit commencer. Tant que le mal s'est accru, tant qu'il a été ensuite stationnaire, les antiphlogistiques ont dû être employés presque exclusivement; mais une fois la suppuration achevée, une fois arrivé au moment de la chute de la peau, les saignées générales ou locales ne feraient qu'amener, sans aucune utilité d'ailleurs, une nouvelle perte de forces, et l'on doit s'en abstenir complètement. J'ajoute que quelques onces de sang perdu par la déchirure des brides ou par une saignée intempestive suffiraient pour plonger le malade dans un état incurable de faiblesse et de prostration. C'est ici encore que tout l'art des pansemens doit être mis en usage : partout où le pus s'amasse on lui donnera issue par des incisions, on l'en chassera par des pansemens compressifs. Prévoyant que la peau doit tomber, on s'attachera à la ranimer par des applications stimulantes, par des lotions avec le quinquina, et même avec des spiritueux. Ces moyens serviront aussi à soutenir les forces générales.

Par les efforts réunis de la nature et de l'art, on voit bientôt, dans les cas de succès, la peau se recoller; dès lors on peut être assuré que le danger diminue et l'on s'efforcera de favoriser la reproduction d'une peau factice, ou si l'on veut, de la cicatrice sur les parties dénudées, en y entretenant une inflammation modérée, en déprimant une inflammation trop forte. S'il y avait excès d'inflammation, on reviendrait aux sangsues et à la diète. On dirigera convenablement la cicatrisation en cautérisant les bourgeons charnus trop développés avec le nitrate d'argent. Pour hâter la cicatrice, je me suis souvent bien trouvé, dit M. Dupuytren, de l'emploi d'une solution de nitrate d'argent dans de l'eau distillée. Quatre, cinq ou six grains suffisent, car il faut que cette solution irrite les parties, mais ne les cautérise pas.

Voici comment doivent être faits les pansemens : on recouvre d'abord, avec de petites bandelettes enduites de cérat, les bords et une très faible partie du contour de la surface de la plaie. Par ce moyen on évitera de déchirer la cicatrice commençante, en défaisant le pansement. Le reste de la surface de la plaie sera couvert, comme nous le faisons de temps immémorial dans les brûlures, de compresses de linge fin et à demi-usé, percées de trous nombreux et enduites de cérat. Les trous servent à l'écoulement libre du pus qui, de cette manière, ne reste pas en contact avec la plaie ; on a de plus l'avantage précieux d'enlever avec la plus grande facilité et d'une seule pièce tout l'appareil.

Dans cette période de la maladie, comme dans tout son cours, il est de la plus haute importance de prescrire aux malades un régime sévère, de les surveiller, de les empêcher de porter dans leurs organes digestifs affaiblis une trop grande quantité de nourriture ou des alimens de mauvaise qualité. Le moindre excès de ce genre amène promptement une diarrhée qui, rebelle à tous les moyens, les entraîne inévitablement à leur perte. La suppuration se tarit complètement ou change de nature, et le médecin éclairé n'a pas besoin d'autre indice pour connaître la source de ce nouvel accident.

Pendant toute la durée de la maladie, on

recommandera aux malades d'éviter avec le plus grand soin le contact d'un air froid et humide. Nous avons ouvert, dit M. Dupuytren, une foule de cadavres d'individus ayant succombé à la suite du phlegmon diffus, et nous avons observé que, parmi ceux qui périssaient vers la fin de la maladie, le phlegmon par lui-même était bien moins la cause de la mort qu'une inflammation interne gagnée par quelque imprudence. Des pleurésies, des pneumonies, des abcès hépatiques s'y faisaient remarquer, et ces maladies étaient survenues après que les malades avaient exposé au froid leur face, leur cou, leur poitrine ou leurs membres.

Si le phlegmon avait son siége aux extrémités inférieures, il ne faudrait pas que les malades se levassent et marchassent. Ces mouvemens détermineraient des écoulemens de sang, de l'engorgement et peut-être souvent le retour du phlegmon ou l'apparition d'un érysipèle presque également fâcheux. Lors même que la cicatrice est complètement formée, les mouvemens doivent encore être fort modérés. Les cicatrices larges et étendues sont sujettes à se déchirer et se déchirent d'une manière assez singulière : une petite phlyctène remplie de pus s'ouvre sur un point, perce et laisse sous elle une ulcération à fond grisâtre et ressemblant, pour la couleur, à une ulcération syphilitique. Cette ulcération s'étend rapidement et fait des progrès tels qu'en vingt-quatre heures, plus ou moins, toute la cicatrice est détruite. Il est vrai qu'elle se renouvelle avec bien moins de difficulté et que cet accident n'est pas toujours au désavantage des malades, car la cicatrice primitive est ordinairement très faible et facile à se déchirer; mais cette faiblesse et cette facilité diminuent chaque fois qu'elle se reproduit, et on l'a vue ne prendre une solidité suffisante qu'après s'être ainsi déchirée et reproduite trois ou quatre fois. C'est alors seulement que les malades peuvent être considérés comme tout-à-fait hors de danger, que la récidive n'est plus à craindre. Or, à combien de risques n'ont-ils pas été exposés? Ils ont pu succomber aux accidens de la suppuration, à ceux d'une phlegmasie interne, aux effets consécutifs des sueurs et de la diarrhée colliquatives, et même dès le début, avant l'époque de la suppuration, à une gangrène succédant immédiatement aux premiers accidens inflammatoires.

ARTICLE VI.

DE LA TAILLE.

Principaux symptômes. — Anatomie des régions. — Traitement préliminaire. — Procédés opératoires.

L'opération de la taille, dit M. Dupuytren, est sans contredit celle qui a le plus exercé le génie des chirurgiens. Procédés variés, modifications nombreuses, découvertes importantes, telle est en peu de mots son histoire. Il n'est point de notre sujet de passer en revue tout ce que l'on sait sur cette matière ; les dictionnaires et les ouvrages *ex professo* vous fourniront tous les renseignemens convenables ; aussi ne vous entretiendrons-nous dans ces leçons que des perfectionnemens que nous avons apportés à la cystotomie, et des cas les plus intéressans qui se sont présentés et se présentent journellement dans cet hôpital.

Quatre méthodes principales partagent aujourd'hui le monde savant, les tailles sus-pubienne ou hypogastrique, sous-pubienne ou périnéale, recto-vésicale, et la destruction des pierres dans la vessie sans incision. Toutes ont été expérimentées par nous ; leurs avantages et leurs inconvéniens nous sont connus ; mais avant de vous les exposer, il convient d'entrer dans quelques détails sur les signes qui font reconnaître l'existence de la pierre dans la vessie, sur la disposition anatomique des parties, et sur les précautions qu'il faut prendre avant de faire l'opération.

Les signes principaux qui dénotent la présence d'un calcul, sont un sentiment habituel de pesanteur, des douleurs obtuses, vagues, profondes dans le petit bassin et au fondement; la difficulté et même l'impossibilité d'aller à cheval ou dans une voiture rude, sans que ces douleurs n'augmentent beaucoup; la sortie fréquente d'une urine sanguinolente ou de sang pur fourni par la vessie irritée; l'interruption irrégulière du jet d'urine; une douleur rapportée au gland ou à la fosse naviculaire, et qui oblige les malades à presser incessamment ces parties et à tirailler la verge en l'allongeant; enfin tous les phénomènes locaux et sympathiques de la cystite chronique.

Mais aucun des symptômes indiqués pris séparément, ni même leur réunion complète, ne saurait donner la certitude qu'un calcul est contenu dans la vessie.

Des inflammations chroniques, celles sur-

tout qui attaquent le bas-fond ou le col de cet
organe, et qui sont compliquées de la présence
de fungosités ou du développement variqueux
de veines vésicales, peuvent les simuler au
point de tromper le médecin le plus exercé.

L'exploration de la vessie, continue M. Dupuytren, est alors indispensable, et les notions
que fournit dans ce cas le cathétérisme sont
aussi précieuses que variées. La sonde n'arrive
pas constamment jusque sur le corps étranger ;
elle manque assez souvent de le toucher parce
qu'il est trop petit, logé ou retenu dans quelque
région de la vessie peu accessible à l'instrument.
Dans le plus grand nombre des cas il faut l'aller
chercher dans la partie la plus déclive de l'organe, et si on ne l'y rencontre pas, il faut successivement porter l'extrémité de l'algalie à la
région pubienne, au sommet et sur les côtés
de la vessie. On répétera ces recherches, la
vessie étant remplie d'urine ou dans l'état de
vacuité.

On ferme ordinairement l'ouverture extérieure de l'algalie pour éviter l'écoulement de
l'urine et tenir la vessie distendue ; mais vers
la fin de l'exploration il est souvent utile de
laisser au contraire cet organe se vider pen-

dant que l'instrument est tenu presque immobile, et qu'on cherche à sentir si le flot du liquide n'amène pas le calcul contre son extrémité.

Dans les cas obscurs il est du devoir d'un praticien éclairé et consciencieux de revenir à plusieurs reprises sur l'exercice du cathétérisme, de le pratiquer à des époques variées, et avec des instrumens pleins ou creux, de dimensions et de courbures différentes, et de ne point faire l'opération si l'existence du calcul n'est pas constatée.

Iʳᵉ OBSERVATION. — Un enfant de dix-huit mois fut conduit à l'Hôtel-Dieu dans les premiers jours de janvier 1827. Sa mère assurait qu'il éprouvait par intervalles de vives douleurs dans la région de la vessie, accompagnées d'une grande difficulté d'uriner. M. Dupuytren le sonde, mais sans trouver de pierre; ramené quelque temps après et sondé à plusieurs reprises, tantôt on croit sentir un calcul, tantôt on ne peut le trouver. Enfin sa mère l'apporte une troisième fois en suppliant M. Dupuytren de délivrer son enfant des atroces douleurs qu'il ressent, douleurs si vives, dit-elle, qu'il est souvent pris de convulsions au milieu de ses accès. Il est admis avec sa mère dans l'hôpital. Quelques jours après M. Dupuytren le fait descendre à l'amphithéâtre ; mais avant de se livrer à un nouvel examen il rappelle brièvement l'histoire de la maladie à peu près en ces termes : J'ai cru sentir hier le calcul, et si la pierre existe réellement, c'est le premier exemple qui s'offre à moi d'un enfant aussi jeune affecté de calcul, car il y a plus de six mois qu'il en a éprouvé les atteintes ; la pierre existerait au bas-fond de la vessie et vers le côté droit. Ce n'est pas sans dessein que je fais cette dernière remarque ; beaucoup d'entre vous sans doute ont été les témoins du fait que je vais rappeler ; il y a un an, un enfant âgé de deux ans et demi fut reçu dans nos salles : cet enfant éprouvait depuis quelque temps de vives douleurs. Il avait été sondé et l'on avait cru reconnaître la présence d'un calcul ; je l'examinai à mon tour, je crus sentir la pierre ; je le sondai à diverses reprises, tantôt je la trouvais, tantôt je ne la trouvais pas. Décidé à l'opérer, je le fis amener à l'amphithéâtre ; là, je le sondai de nouveau, et croyant sentir bien distinctement la pierre, je le taillai sur-le-champ ; mais malgré les recherches les plus attentives.

je ne trouvai pas de calcul. La plaie fut entretenue ouverte ; je continuai mes recherches : tantôt la sonde paraissait heurter contre un corps étranger, tantôt elle n'en rencontrait aucun. L'enfant éprouvait encore par intervalles d'affreuses douleurs ; j'imaginai que le calcul que j'avais toujours rencontré vers la droite était engagé dans l'uretère droit, et qu'au moment des souffrances il disparaissait. Je pensai que les contractions de l'uretère en étaient la cause. Dans les instans de calme on sentait ordinairement le calcul ; ceci me confirma dans mon idée. Cependant l'enfant maigrissait et paraissait devoir succomber, quand tout à coup les douleurs cessèrent pour ne plus reparaître. L'enfant reprit ses forces et sa gaîté. Mais quelque temps après il retomba malade et fut transféré à l'hôpital des Enfans, où il périt. A l'ouverture, on a trouvé, dans le bas-fond de la vessie, à droite et vers l'orifice de l'uretère, des tubercules scrofuleux suppurés ; il y en avait aussi dans les poumons. N'est-il pas probable que les tubercules de la vessie en ont imposé pour un calcul, et que le choc de l'instrument contre eux a pu faire croire à la présence d'un corps étranger?

Le cas actuel semble offrir quelques rapports avec celui que je viens de citer. Le calcul paraît aussi exister à droite et disparaît quelquefois. Nous allons sonder l'enfant avec toute l'attention dont nous sommes capable ; nous emploierons à cette opération un stylet boutonné plein. La forte courbure du cathéter s'oppose quelquefois à ce qu'on lui fasse parcourir avec facilité les diverses régions de la vessie ; une sonde creuse a l'inconvénient de recevoir de l'urine dans sa cavité ; de l'air s'y introduit en même temps, et le choc de ces liquides, de densité si différente, en impose souvent pour le choc de l'instrument métallique contre un calcul. Le stylet dont la courbure est graduée à volonté, qui ne contient d'ailleurs aucune cavité, échappe à ces inconvéniens.

Après avoir exposé ces considérations, l'opérateur procède à la recherche du calcul. Il sonde d'abord avec le stylet, puis avec le cathéter, puis avec une sonde creuse ; l'enfant jette des cris que l'on étouffe en lui mettant la main sur la bouche. L'examen le plus attentif ne fait rien découvrir. L'opération est ajournée.

Cinq jours après, on fait une seconde tentative ; des mouvemens sont imprimés en tous sens au cathéter et à la sonde , sans que l'on rencontre le calcul ; enfin, au bas-fond de la vessie à gauche, la sonde, à laquelle M. Dupuytren imprime un mouvement de bas en haut , semble heurter contre un corps dur et être retenu par lui. Ce mouvement de bascule est répété plusieurs fois par MM. Dupuytren et Sanson; la même sensation est chaque fois reproduite. Je soupçonne, dit alors le professeur, que la sensation que nous éprouvons est due à la rencontre d'une colonne charnue de la vessie ; car, sans écarter la sonde de cette place, je viens de lui faire exécuter de légers mouvemens d'avant en arrière, puis de droite à gauche, et je n'ai rien senti; je suis revenu au mouvement de bascule et j'ai retrouvé la même sensation. Cette opinion qui est partagée par les assistans fait arrêter l'opération et l'enfant est renvoyé à sa mère.

Cette observation n'est pas seulement intéressante sous le rapport de l'âge de l'enfant attaqué de la pierre; elle montre encore que le cathétérisme, si certain dans la presque généralité des cas, peut cependant ne donner dans quelques circonstances que des notions confuses;

aussi doit-on ne négliger aucun des moyens qui peuvent faire arriver à la connaissance du calcul. L'exploration par le rectum, le sujet étant couché sur le dos et la main libre du chirurgien déprimant la région hypogastrique, fournit dans certains cas des renseignemens utiles, relativement au volume, à la pesanteur et à la situation du calcul, aussi bien qu'à l'état sain ou morbide de la prostate, et au degré de souplesse ou de racornissement de la vessie.

Le corps étranger reconnu, il faut l'extraire par les voies naturelles, en le saisissant avec des pinces à gaînes, telles que celles dites de Hunter, ou autres, ou le réduire en fragmens et le détruire au sein même de l'organe, ou enfin diviser les parties molles qui le séparent de l'extérieur pour s'ouvrir un chemin jusqu'à lui, afin de s'en emparer et de l'amener en dehors.

Je suppose, dit M. Dupuytren, que les tentatives de broiement aient été infructueuses, ou qu'on n'ait pu y avoir recours par des considérations sur lesquelles nous reviendrons plus tard, la cystotomie reste le moyen le plus sûr et le plus généralement employé; mais ici se présentent deux écueils à éviter, l'étendue insuffisante de la division faite aux parois vésicales, ou son excessive longueur. Dans le premier cas, les parties sont déchirées, contuses, et l'inflammation en est le résultat; dans le deuxième cas, les parties ont été à la vérité largement ouvertes, mais elles sont exposées à des infiltrations urinaires.

L'hémorrhagie n'est pas moins importante à éviter; quant aux affections concomitantes, il est très difficile de les prévoir; mais il ne faut pas perdre de vue que la fièvre traumatique a pour effet d'accroître les dispositions morbides que les viscères peuvent recéler, et de faire éclore des maladies qui sans cela ne se seraient point manifestées. Aussi faut-il explorer avec la plus minutieuse attention le jeu de toutes les fonctions, et s'assurer de l'état de tous les organes.

Il serait inutile d'insister sur la nécessité de bien connaître la structure, les dimensions et les rapports des parties sur lesquelles le chirurgien doit opérer; c'est une chose de toute évidence. Comment en effet pénétrer dans la vessie sans une étude approfondie de ces régions? Notre intention n'est point de faire en entier leur anatomie ; nous nous bornerons à indiquer ce qu'elles offrent de plus saillant. Déjà, il y a quelques années, les planches que nous avons fait dessiner ont dû faire sentir toute l'utilité de ces connaissances.

Trois régions composent cette partie, la sus-pubienne, la sous-pubienne et la posté-rieure (rectale chez l'homme, vaginale chez la femme).

La région sus-pubienne, bornée en haut par une ligne horizontale tirée d'une épine iliaque à l'autre et en bas par le contour presque demi-circulaire que figurent les ligamens de Fallope unis au pubis, est recouverte par la peau au-dessous de laquelle est un tissu cellulaire dont l'épaisseur varie de quelques lignes jusqu'à deux pouces et davantage ; quelques rameaux des artères génitales externes et tégumenteuses viennent se terminer sur la ligne médiane.

Au-dessous de ces premières parties existe le feuillet cellulo - fibreux qui recouvre le muscle grand-oblique, puis l'aponévrose de ce muscle. Les fibres épaisses, serrées de cette aponévrose s'entre-croisent pour former la ligne blanche, sorte de lien ligamenteux qui sert d'appui à la paroi abdominale antérieure et unit le sternum à la symphise du pubis. Derrière le plan aponévrotique et sur les côtés de son entre-croisement existent les muscles droits, dont les bords internes, séparés par la ligne blanche, sont parallèles et logent inférieurement entre eux les petits muscles pyramidaux, qu'on ne rencontre pas chez tous les sujets. Les bords externes des muscles droits, obliquement dirigés de haut en bas et de dehors en dedans, vont gagner les épines des pubis. En dehors d'eux on aperçoit les fibres charnues des muscles obliques interne et transverse dont les feuillets aponévrotiques passent au-devant des muscles droits, et s'unissent à celui de l'oblique externe pour former la ligne blanche.

Après avoir enlevé les muscles abdominaux, on trouve un feuillet celluleux dense auquel on a donné le nom de *fascia-internalis;* vient ensuite le péritoine qui descend de la région ombilicale. Arrivé près du pubis, il se reploie en arrière, gagne la région supérieure de la vessie, et se réfléchit sur la matrice et le rectum.

La vessie, dans son état de vacuité, se trouve presque entièrement cachée derrière la symphise des pubis; mais lorsqu'elle est distendue

elle soulève la région hypogastrique, peut atteindre et même dépasser l'ombilic, en s'appliquant contre les muscles droits et le fascia-internalis. A raison de sa forme globuleuse, elle
est plus immédiatement en contact avec les
pubis et la région abdominale inférieure sur
la ligne médiane que sur les côtés. Lorsque
la vessie est vide, il est assez facile à l'aide d'un
instrument introduit dans l'urètre d'élever
son sommet au-dessus de la symphise du pubis.
On peut encore après avoir incisé la partie inférieure de la ligne blanche, écarter et refouler
en haut le repli du péritoine, de manière à arriver immédiatement à la face antérieure de
son corps.

La *région périnéale ou sous-pubienne* exami-
née à l'extérieur forme un triangle dont le sommet correspond à la partie inférieure de la symphise pubienne, tandis que ses côtés sont bornés par les branches des pubis et des ischions,
et que sa base s'appuie à l'anus.

La peau du périnée est mince, garnie de
poils et douée de la propriété élastique. Au-
dessous de cette enveloppe se trouve une couche de tissu cellulaire qui recouvre lui-même
un feuillet cellulo-fibreux étendu sur les mus-

cles du périnée, le bulbe et la portion spongieuse de l'urètre. Ce feuillet qui constitue l'aponévrose inférieure ou superficielle du périnée, naît au-devant de l'anus entre les tubérosités sciatiques de la face inférieure de l'aponévrose moyenne; sur les côtés, il se fixe très fortement sur la lèvre externe de l'arcade pubienne; en avant il se continue avec le dartos. Cette aponévrose se trouve placée sous la peau comme pour séparer de l'anus les organes génitaux et urinaires.

Ces parties enlevées, on aperçoit, en arrière et sur la ligne médiane, le sphincter externe qui à son extrémité antérieure se divise en deux faisceaux, dont l'un superficiel adhère à l'aponévrose sous-cutanée, et l'autre profond va se confondre avec les muscles bulbo-caverneux et transverses.

Sur la ligne médiane et en avant du sphincter, on trouve le bulbe urétral, placé à huit ou dix lignes de l'anus, et recouvert par les muscles bulbo-caverneux qui lui fournissent une gaîne mobile et très contractile. Après avoir recouvert l'origine de la portion spongieuse de l'urètre, ces muscles s'écartent en avant et vont gagner le corps caverneux correspondant. Leur action est d'élever et de comprimer le bulbe.

Les muscles transverses du périnée sont situés un peu plus profondément, à l'union des bulbo-caverneux et du sphincter externe. Ils constituent deux faisceaux charnus, obliquement étendus de dehors en dedans, et d'arrière en avant, depuis la tubérosité ischiatique jusqu'à la ligne médiane où ils se confondent entre eux et avec les muscles précédens.

Sur les côtés du périnée, et appliquées aux branches ascendantes des ischions et des pubis, existent les racines des corps caverneux, enveloppés à leur origine par les muscles ischio-caverneux comme l'est le bulbe par les muscles bulbo-caverneux.

Des rebords internes des branches ascendantes des ischions, et descendantes des pubis, se détache une lame aponévrotique qui naît en dehors et en arrière de la face externe de l'aponévrose supérieure au niveau du bord supérieur du muscle releveur de l'anus; en avant cette lame aponévrotique qui a reçu le nom d'aponévrose moyenne du périnée, d'aponévrose du releveur de l'anus, de ligament périnéal de Carcassonne, se continue avec le ligament pubien inférieur; elle se dirige de là sur les côtés du bulbe de l'urètre qu'elle fixe sur la ligne médiane, vers le pourtour de la marge de l'anus, se prolongeant entre les organes digestifs, urinaires et génitaux, de manière à former un second plan fibreux, percé seulement, comme celui de l'aponévrose supérieure, pour le passage des organes médians. Sous la symphise pubienne on aperçoit un trou constant traversé en sens inverse par les veines et artères dorsales du corps caverneux. L'aponévrose moyenne est très forte en avant, très faible en arrière; sa face supérieure correspond au muscle releveur de l'anus; l'inférieure et externe donne naissance en dehors à un feuillet fibreux qui descend perpendiculairement sur les côtés du bassin, va se terminer sur le bord interne du grand ligament sacro-sciatique, en retenant ainsi contre la branche de l'ischion le tronc honteux interne renfermé dans son épaisseur.

Sur les côtés du périnée, entre l'urètre revêtu de ses muscles et les corps caverneux, existe un espace celluleux, triangulaire, étendu depuis les tégumens jusqu'à la prostate et à la vessie. Cette sorte de canal se prolonge postérieurement sur les côtés du rectum, n'ayant d'autres limites en ce sens que le muscle releveur de l'anus et l'aponévrose périnéale supérieure ; en avant il est borné par la réunion des corps caverneux. Les muscles transverses du périnée et l'artère du même nom, placés à sa partie antérieure, à huit ou dix lignes au-devant de l'anus, interrompent seuls sa régularité. Le long de son côté externe on aperçoit l'artère périnéale superficielle. En arrière on rencontre les extrémités des artères hémorrhoïdales inférieures et moyennes, ainsi qu'un plexus veineux considérable.

Au-dessus de ces divers plans se trouve la prostate qui s'appuie sur la partie antérieure du rectum. Autour de ces deux organes descendent obliquement les fibres convergentes des releveurs de l'anus, qui les embrassent, les fixent, les soutiennent et forment dans cette région un plan contractile qui s'oppose efficacement à l'action combinée du diaphragme et des parois abdominales. Cette couche charnue est fortifiée encore supérieurement par le prolongement de l'aponévrose pelvienne qui de toutes les parties de l'excavation du bassin descend sur le releveur de l'anus, s'applique au contour de la prostate, enveloppe le rectum et achève de fermer le détroit inférieur. Ce feuillet aponévrotique, appelé aponévrose supérieure du périnée, *fascia pelvia*, aponévrose recto-vésicale, représente assez bien un plancher concave, percé seulement pour laisser passer le rectum, les organes génitaux et urinaires.

La disposition des parties que nous venons d'étudier, dit M. Dupuytren, mérite d'autant plus toute votre attention qu'elle fait de suite concevoir la différence de gravité des infiltrations urineuses. C'est ainsi, par exemple, que les crevasses de la région spongieuse et du bulbe de l'urètre, qui usent et perforent l'aponévrose superficielle, ne déterminent que des épanchemens urineux sous-cutanés, parce que la portion spongieuse de l'urètre, son bulbe, le sphincter externe de l'anus, les muscles ischio-caverneux et les corps caverneux sont placés entre l'aponévrose moyenne et la superficielle. Les perforations de la région membraneuse, celles de la portion du rectum supérieure au sphincter externe, donnent lieu, à la vérité, à des abcès plus profonds, étendus sur les côtés du périnée et de la marge de l'anus, mais sans communication encore avec l'intérieur du bassin, tandis que les ruptures de la vessie, au-dessus du rebord de la prostate et les incisions qui dépassent les limites de ce corps glandiforme, permettent aux épanchemens urineux ou stercoraux de glisser sous le péritoine, de s'étendre dans le tissu cellulaire pelvien, et devenir les causes d'accidens souvent mortels. Ces deux résultats différens tiennent à ce que dans le premier cas la partie membraneuse de l'urètre, la prostate, la région correspondante du rectum et le releveur de l'anus sont compris entre l'aponévrose moyenne et la profonde; et dans le second cas, à ce qu'au-dessus de cette dernière aponévrose existent seulement le tissu cellulaire sous-péritonéal et les replis que forme le péritoine autour de la vessie et du rectum.

En continuant l'examen des parties, on trouve sur la ligne médiane, entre la partie la plus inférieure du rectum et le bulbe de l'urètre, un espace triangulaire sur lequel nous appelons toute votre attention : son sommet correspond à la pointe de la prostate, à l'endroit où ce corps touche au rectum, et par conséquent à neuf lignes environ de profondeur au-dessus de la peau. Sa base, appuyée contre les tégumens, l'aponévrose superficielle et le sphincter externe, a de huit à dix lignes d'étendue d'avant en arrière. Son bord antérieur est convexe, et figuré par la portion membraneuse de l'urètre, qui se dirige obliquement de haut en bas, et d'arrière en avant; son bord postérieur, également convexe et saillant en avant, est représenté par la dernière partie du rectum. Dans le sens transversal, ce triangle s'étend d'une tubérosité ischiatique à l'autre, et présente une largeur de deux pouces et quelques lignes. L'entre-croisement musculeux et aponévrotique, dont nous avons parlé, occupe sa partie moyenne, et sur les côtés il est parcouru par les deux muscles transverses. C'est à travers cet espace triangulaire que doit être pratiquée la taille bilatérale.

On sent de quelle utilité, continue M. Dupuytren, il est, pour une opération aussi grave que celle de la taille, de connaître non-seulement la disposition des parties, mais encore la mesure exacte de leurs principales dimensions. La partie antérieure de l'urètre (spongieuse) a de cinq à six ou sept pouces d'étendue. Sa portion membraneuse a de sept à neuf lignes de longueur; recourbée sous la symphise pubienne, et fortifiée intérieurement par des fibres charnues et aponévrotiques, elle oppose quelquefois de sérieux obstacles au cathétérisme. La prostate, qui lui fait suite, présente du côté du périnée une surface convexe, aplatie en arrière et percée au-dessus de son point central pour le passage de l'urètre. Ses dimensions vers le milieu de la vie sont généralement de treize lignes dans le diamètre antéro-postérieur, et de dix-neuf lignes dans le sens transversal.

On pensait autrefois que le col de la vessie est immédiatement placé contre l'arcade des pubis, mais on sait aujourd'hui que la prostate en est séparée par un intervalle d'environ neuf lignes; cette situation reculée du col vésical a pour effet d'allonger la portion droite de l'urètre, de rendre sa courbure sous-pubienne moins marquée, et de faciliter son redressement complet.

Dans le point correspondant à la partie antérieure de la prostate, l'arcade du pubis a déjà vingt à vingt-deux lignes de largeur au niveau de la partie moyenne de ce corps; les branches des ischions sont séparées par un intervalle de deux pouces environ; enfin la partie postérieure ou rectale correspond à un écartement des tubérosités d'à peu près deux pouces trois lignes. J'ai mesuré, ajoute M. Dupuytren, à l'aide d'un pelvimètre, dont une des branches était placée sur le col de la vessie et l'autre contre les tégumens, l'épaisseur du périnée, et je l'ai généralement trouvée de deux pouces un quart. Je dois dire cependant que ces mesures, prises sur des sujets adultes et bien conformés, sont susceptibles de présenter de grandes variations.

La *région postérieure ou rectale* forme la dernière division des parties que nous venons d'étudier. — Obliquement dirigé de haut en bas et un peu de gauche à droite, le rectum descend depuis la fin du colon jusqu'à la hauteur de la vessie, ou il se place à peu près sur la ligne médiane. Dans ce trajet, il présente une longue courbure appliquée à la concavité du sacrum, et qui embrasse le bas-fond de la vessie jusqu'à la pointe de la prostate. Là le rectum se recourbe de nouveau, change de direction, et se porte en bas et en arrière entre les fibres des sphincters jusqu'à l'anus.

La portion de l'anus qui s'étend du mésorectum jusqu'aux sphincters est fixe, dégagée du péritoine, et correspond constamment en

arrière à la partie inférieure de la face antérieure
du sacrum, au coccyx et aux muscles ischio-
coccygiens ; en avant elle contourne le bas-fond
de la vessie, dont elle est séparée en dehors
par les uretères, les conduits déférens et les
vésicules séminales, et plus bas par la prostate,
qui lui est unie par un tissu cellulaire lamelleux.
Cette portion du rectum est souvent dilatée
chez les vieillards, de manière à loger pour
ainsi dire la prostate, et à former sur ses parties
latérales deux saillies susceptibles d'être facilement entamées pendant l'opération de la taille
latéralisée.

La partie inférieure du rectum s'étend de la
pointe de la prostate à l'anus. Elle est enveloppée par les sphincters et dirigée en bas et en
arrière ; elle forme le côté postérieur du triangle médian du péritoine dont nous avons parlé,
et présente, à raison de son obliquité, depuis
dix lignes jusqu'à un pouce ou un pouce et
demi de hauteur.

La partie de la vessie qui correspond au rectum est parcourue obliquement d'arrière en
avant, et de dehors en dedans, par les uretères
et les conduits déférens, de manière à pouvoir
être divisée en trois régions distinctes. De ces

régions, deux sont latérales, convexes, plus larges en avant qu'en arrière, et placées en dehors des uretères, des canaux déférens et des vésicules séminales. La troisième région est médiane, triangulaire, comprise entre ces parties, et a sa base dirigée en haut et en arrière, tandis que son sommet, appuyé à la prostate, est immédiatement uni au rectum.

Ecartés en arrière, près de la circonférence de la prostate par un intervalle de deux à trois lignes, les canaux éjaculateurs, en traversant l'épaisseur de cette glande, se rapprochent graduellement jusqu'à ce que, arrivés près de leur orifice sur les côtés du vérumontanum, ils se touchent et s'unissent de manière à ce qu'il devient difficile de les séparer.

Si l'on mesure des tégumens vers l'intérieur du bassin, l'espace compris entre la surface externe du périnée et le repli du péritoine, on trouve généralement les dimensions suivantes : pour le triangle compris entre l'anus et la portion membraneuse du canal excréteur de l'urine, l'espace indiqué plus haut de huit à dix lignes; pour la hauteur de la prostate, depuis sa pointe jusqu'à la partie moyenne et postérieure de sa circonférence, entre les uretères, les canaux déférens et les vésicules séminales, de sept à dix lignes; enfin, entre cette portion la plus élevée de la prostate et le repli vésico-rectal du péritoine, quinze à dix-huit lignes. C'est le long de cette ligne, dont la hauteur totale varie entre deux pouces et demi et trois pouces deux lignes que doit être pratiquée la taille recto-vésicale.

Les divers états de réplétion ou de vacuité de la vessie et du rectum font peu changer ces rapports. Le seul cas où le repli séreux recto-vésical descend et se rapproche de la circon-férence de la prostate, est celui où le rectum et la vessie sont à la fois resserrés et réduits à un très petit volume. On a vu alors le péritoine toucher presque à la prostate, de telle sorte qu'il eût été difficile de ne pas l'atteindre en dépas-sant les limites de ce corps.

Nous venons d'exposer les dispositions géné-rales des parties que l'instrument peut intéres-ser dans l'opération de la taille; nous ferons connaître plus bas les conséquences qu'il faut en tirer relativement au choix à faire entre les méthodes et les procédés suivant lesquels on peut opérer la cystotomie.

On a cherché, continue M. Dupuytren, à établir par des calculs les proportions des morts aux guérisons; mais les résultats généraux de statistique diffèrent trop les uns des autres pour qu'on doive attacher à tous une égale confiance : aussi avons-nous voulu par nous-même jeter quelque jour sur cette question. Voici les résultats auxquels nous sommes parvenu après avoir recueilli pendant dix ans 356 cas de cystotomie, tant dans notre pratique que dans celle des hommes les plus distingués de Paris et des environs.

SEXE.	AGES.	NOMBRE des OPÉRÉS.	GUÉRIS.	MORTS.	RAPPORT des MORTS AUX GUÉRIS.	
masculin.	de 3 à 15 ans.	97	88	9	1 sur 11.	9 sur 100.
	15 à 30.	59	51	8	1 sur 7.	13 1/2.
	30 à 50.	45	35	10	1 entre 4 et 5.	23.
	50 à 70.	74	56	18	sur 4.	24.
	70 à 90.	7	26	11	1 entre 3 et 4.	29 1/2.
féminin.	de 3 à 15 ans.	7	7	0	0 0	0 sur 100.
	15 à 50.	11	10	1	1 sur 3 5/9	10.
	50 à 70.	17	15	2	1 entre 8 et 9.	12.
	70 à 90.	9	7	2	1 entre 3 et 4.	22.
TOTAL.	de 3 à 90.	356	295	61	1 sur 6.	17 sur 100.
hommes.	Id.	312	256	56	1 entre 5 et 6.	18 sur 100.
femmes.	Id.	44	39	5	1 sur 9.	11 1/2 sur 100.

Si des proportions indiquées dans ce tableau, dit M. Dupuytren, nous prenons le terme moyen, nous arrivons à ce résultat général que les chances de mort sont à celles des guérisons :: 1 : 5 ou :: 1 : 6. Cette proportion paraît au au premier coup d'œil considérable; mais elle n'a rien qui doive surprendre si l'on fait attention à l'importance des parties, ainsi qu'à la concomittance des lésions locales ou éloignées.

On voit également, d'après ce tableau, que l'enfance est l'époque de la vie où l'opération est le mieux supportée; vient ensuite la jeunesse, l'âge moyen, tandis que les chances favorables diminuent rapidement avec les périodes suivantes.

Nous avons annoncé, ajoute M. Dupuytren, que quatre méthodes principales étaient employées pour extraire les calculs de la vessie; mais avant de nous étendre sur ce sujet, disons quelques mots des préparations auxquelles on doit soumettre les malades.

La saison exerce en général peu d'influence; cependant il convient d'éviter, s'il est possible, les temps où sévissent les épidémies et les inflammations viscérales ou autres. Si les malades ont des douleurs néphrétiques, il faut les combattre par des saignées, des boissons émollientes et des bains. La saignée est encore utile lorsque le pouls est plein; on aura soin de purger les malades une ou deux fois, et de les assujétir à un régime doux et humectant. La veille de l'opération, on fera donner un lavement pour vider les gros intestins; on fera raser le périnée, les bourses et le voisinage de l'anus.

Le pronostic présente des différences suivant les individus; ainsi les femmes et les enfans guérissent en nombre plus considérable que les adultes et les vieillards; les succès sont d'autant plus assurés que l'opération a été plus rapide et moins douloureuse; les sujets dont le système nerveux est très mobile la supportent moins bien que ceux qui sont dans des conditions différentes; les individus qui souffrent depuis long-temps, dont la constitution est détériorée, et qui présentent, soit dans l'appareil urinaire, soit dans les autres organes, des lésions étendues et nombreuses, offrent les conditions les moins avantageuses à l'opération.

Ces dispositions connues, ces précautions prises, il ne reste plus qu'à opérer; c'est ce qui se pratique d'une manière différente chez les hommes et chez les femmes.

L'opération de la *taille hypogastrique,* sur laquelle nous allons d'abord appeler votre attention, ne saurait, dit M. Dupuytren, être employée indistinctement dans tous les cas, et sans exception d'âge, de sexe, de constitution, sans avoir égard au volume de la pierre, etc. On ne doit y avoir recours que lorsque le rapprochement des tubérosités de l'ischion, la présence de tumeurs au détroit inférieur du bassin, et le grand volume du calcul urinaire rendraient difficile ou même impossible son extraction par-dessous le pubis. J'invoque à l'appui de mon opinion l'épreuve que le frère Côme a faite de cette méthode sur quatre-vingt-quatre individus différens d'âge, de sexe, de situation et de santé ; il résulte en effet de ces essais répétés, qu'il a péri un individu sur quatre et demi des malades opérés. Ce résultat est beaucoup moins favorable que celui qu'on obtiendrait d'un pareil nombre d'opérations souspubiennes, pratiquées indistinctement, comme dans les observations de frère Côme, chez des enfans, des femmes, des adultes et des vieillards.

Quant aux instrumens et au procédé mis en usage par cet opérateur, tout en leur reconnaissant, ajoute M. Dupuytren, des avantages réels, je suis cependant loin de les regarder comme devant écarter tous les dangers de l'opération ; aussi, dans une thèse soutenue en 1812, pour la chaire de médecine opératoire vacante par le décès de Sabatier, et qui avait pour titre *de la Lithotomie*, ai-je émis l'opinion que les incisions faites au périnée et au col de la vessie ajoutaient aux dangers de la taille sus-pubienne tous ceux de la taille latéralisée. Plus tard j'ai pensé qu'une sonde placée dans la vessie, soit par le périnée, soit par l'urètre, augmentait les incommodités et les dangers de la taille sus-pubienne, sans qu'elle fût d'une utilité bien marquée pour la réunion des parties divisées.

Ces deux opinions ont été pendant long-temps l'objet de controverses parmi les praticiens ; les uns soutenaient que l'incision faite au périnée, réduite à de petites dimensions, n'ajoutait rien aux dangers de la taille hypogastrique, et qu'elle donnait beaucoup de facilité pour la manœuvre de la sonde à dard qu'ils croyaient indispensable dans la pratique de la taille par le haut appareil ; ils prétendaient que cette incision, aboutissant au point le plus déclive de la vessie, offrait aux

urines un écoulement plus facile et les détour-
nait ainsi de l'ouverture faite au bas-ventre.

Parmi ces objections, celle qui consistait à
dire que l'incision du périnée et du col de la
vessie ne rendait pas l'opération plus dangereuse tombait devant les résultats de la taille
latéralisée, qui, suivant l'âge, la saison et les
circonstances, est mortelle à un individu sur
cinq ou six. Or, qu'est-ce que l'ouverture
faite au périnée dans la taille sus-pubienne,
si ce n'est la taille latéralisée? Vainement on
dirait que cette incision, réduite à de moindres
dimensions, entraîne moins de dangers que la
taille latéralisée; on sait trop bien que les dangers de cette incision ne se mesurent pas sur
son étendue.

L'objection tirée de la facilité que donne
l'incision faite au périnée, pour introduire et
faire manœuvrer la sonde à dard, est un peu
plus spécieuse. En effet, on ne saurait nier, en
admettant que la sonde à dard soit indispensable, qu'il ne soit plus facile de s'en servir en
l'introduisant dans la vessie par une incision
faite au périnée. Mais, continue M. Dupuytren,
on peut se servir de la sonde à dard en l'introduisant par le canal de l'urètre, ainsi que je l'ai

fait plusieurs fois sur le vivant. Il suffit pour cela de donner à l'extrémité de la sonde une courbure plus grande et d'abaisser plus fortement son pavillon, après l'avoir introduite dans la vessie, ce que la flexibilité de l'urètre rend très facile; d'ailleurs la sonde à dard n'est rien moins qu'indispensable pour la pratique de la taille sus-pubienne; c'est ce que nous allons bientôt démontrer de la manière la plus positive.

Quant à la facilité que l'incision faite au périnée doit offrir pour l'écoulement des urines, on conçoit qu'une sonde introduite dans la vessie par l'urètre satisferait à cette indication avec autant d'avantages et moins de danger que l'incision faite au périnée. Mais l'opinion où l'on est qu'une incision faite au périnée et une sonde introduite dans la vessie détournent les urines de la plaie faite au-dessus du pubis est une pure supposition que l'expérience et l'observation démentent tous les jours. En effet, quelle que soit la largeur, quelle que soit l'étendue de la plaie faite au périnée, quel que soit le calibre de la sonde introduite par l'urètre, on ne voit jamais que l'urine soit complètement détournée de l'ouverture faite au corps de la vessie par-dessus le pubis. Elle se partage constamment entre ces deux ouvertures ; ce fait est connu de tous les praticiens. Il semble, dit M. Dupuytren, que toutes les fois que la vessie a été incisée sur un point de son corps, ce point devienne le centre vers lequel se dirigent toutes les contractions de l'organe, et par suite l'urine, que ces contractions doivent expulser au dehors. Aussi regardé-je depuis long-temps comme inutiles toutes les précautions prises pour empêcher l'urine de passer par la plaie faite au corps de la vessie ; je vais plus loin, je crois dangereuses toutes les précautions qui auraient pour résultat de diminuer la facilité du passage de l'urine à travers cette plaie, tels que rapprochement, compression, sutures et autres moyens analogues. Je les crois susceptibles de déterminer des infiltrations urineuses, et par suite des inflammations du péritoine ou du tissu cellulaire du bassin, deux des accidens les plus graves, parmi ceux auxquels l'opération de la pierre peut donner lieu. Je pense donc que ce qu'il y a de mieux à faire, après avoir pratiqué la taille hypogastrique, c'est d'abandonner la plaie à elle-même et d'en tenir seulement les lèvres séparées à l'aide d'une couche de linge effilé et de les mettre dans le relâchement par la position du corps. Au reste l'observation suivante fera connaître notre manière d'opérer, et fournira l'application des considérations générales dans lesquelles nous venons d'entrer.

IIe OBSERVATION. — M. Le R., âgé de soixante-deux ans, architecte du prince de Condé, d'une taille moyenne, d'une forte constitution, d'un tempérament sanguin, d'une activité très grande, accoutumé à des travaux pénibles, à une nourriture succulente et à l'usage de vin généreux, éprouvait depuis long-temps des besoins fréquens d'uriner, des difficultés en rendant ses urines, et de vives douleurs après avoir satisfait ce besoin. A ces symptômes s'étaient jointes depuis dix ans des hématuries, toutes les fois qu'il marchait long-temps, qu'il allait en voiture, ou qu'il faisait quelques excès en travaux, en alimens ou en boisson.

Depuis deux ans, tous ces symptômes s'étaient aggravés; l'écoulement de l'urine était devenu presque continuel et involontaire; des douleurs constantes étaient survenues à l'hypogastre et au périnée. A cette époque un chirurgien sonda le malade et ne trouva pas de pierre; un an après, un autre chirurgien annonça l'existence d'un catarrhe de la vessie, et prescrivit un traitement contre cette dernière affection.

Cependant l'état du malade empira de jour en jour, l'écoulement des urines ne se fit plus que goutte à goutte, au milieu des plus grands efforts et des plus vives douleurs. Accablé de souffrances, le malade fut contraint, malgré son courage, à garder le lit, où il ne tarda pas à être saisi par une fièvre lente, à dépérir et à maigrir à vue d'œil. Ses urines, examinées avec soin à cette époque, répandaient une odeur ammoniacale des plus infectes; elles semblaient formées par un mélange d'urine, de sang, de pus, et de mucosités altérées.

C'est alors (1824) que M. Dupuytren fut appelé auprès du malade à Chantilly. Sur l'exposé des symptômes il augura qu'il devait exister une pierre dans la vessie, et que cette pierre devait être volumineuse ou engagée dans le col de cet organe. Il sonda le malade, et le bec de la sonde heurta contre une pierre, avant qu'il eût pénétré dans la cavité de la vessie. Plusieurs tentatives furent faites par lui

pour faire pénétrer la sonde plus profondément ; il n'y réussit qu'en partie et avec difficulté. La sonde, placée entre le corps étranger
et les parois de la vessie, semblait comme pressée dans un étau ; il la retira, porta le doigt
dans le rectum, et trouva le bas-fond de la
vessie rempli, dilaté, durci par la présence du
corps étranger. Il explora l'hypogastre après
avoir fait fléchir le tronc, et rencontra derrière
les pubis, au bas de la ligne médiane abdominale, un corps dur, résistant, volumineux ; il
put même soulever et déprimer alternativement, avec l'indicateur placé dans le rectum
et la main appuyée sur l'hypogastre, ce corps
qu'il sentait dans chacun de ces points. Les
urines parurent purulentes ; mais l'inflammation dont elles étaient le produit semblait
un effet ou un symptôme de la pierre qui devait disparaître dès que celle-ci serait enlevée.
Le volume du corps étranger ne laissa pas
M. Dupuytren incertain sur le procédé à employer : il fallait pratiquer la taille hypogastrique.

M. Dupuytren annonça au malade qu'il avait
une pierre dans la vessie, que cette pierre
était très volumineuse, et qu'elle était la cause

de tous les accidens qu'il éprouvait depuis si long-temps dans les voies urinaires. Le malade vit avec joie cesser les incertitudes où il avait été laissé sur son état; et, embrassant aussitôt l'espérance de la guérison, il pria, conjura M. Dupuytren de le débarrasser à l'instant même de son ennemi, disant que le moyen lui importait peu, pourvu qu'il en fût délivré. Un bain et un doux minoratif furent prescrits, le premier pour être pris immédiatement, le second à l'issue du bain; et la nuit suivante M. Dupuytren revint accompagné de MM. Sanson, Lemaire, Marx, et assisté par M. le docteur Souze.

Le pubis rasé et le malade couché sur son lit, la vessie, l'hypogastre et le rectum sont explorés de nouveau. Cet examen ayant confirmé le résultat de celui qui avait été fait la veille, M. Dupuytren, placé au côté droit du malade, introduit une sonde ordinaire en argent dans l'urètre; mais arrêtée par la pierre située vis-à-vis du col de la vessie, elle ne peut pas plus que la veille pénétrer dans cet organe. Une injection est poussée par cette sonde, dans l'espérance qu'elle ouvrirait le col de la vessie, qu'elle pénétrerait dans la cavité de son corps et la distendrait; mais cette injection ressort à mesure qu'elle est poussée. Une sonde à dard est substituée à la sonde ordinaire, et ne pénètre pas plus avant qu'elle. Convaincu qu'il ferait d'inutiles efforts soit pour distendre la vessie par une injection, soit pour faire pénétrer la sonde à dard entre la pierre et les parois de la vessie fortement contractés, M. Dupuytren prend sur-le-champ le parti de se passer d'injections et de sonde à dard, comme il s'était depuis long-temps passé d'incision au périnée.

A cet effet, après s'être placé à gauche tandis que M. Sanson occupe la droite, il fait fléchir les jambes du malade sur ses cuisses, et celles-ci sur le ventre. M. Sanson introduit alors l'indicateur dans le rectum, soulève la pierre et la fait saillir au-dessus des pubis, autant qu'il le peut.

Saisissant aussitôt de la main droite un bistouri tranchant sur sa convexité, M. Dupuytren commence, au niveau de la partie supérieure de la symphise des pubis, une incision qu'il prolonge dans la direction de la ligne médiane, en tirant vers l'ombilic, dans une étendue de trois pouces. A l'incision de la peau succède celle du tissu cellulaire graisseux assez abondant qui se trouvait sous elle ; l'aponévrose des muscles du bas-ventre est mise à nu, et incisée à son tour ; les muscles pyramidaux sont séparés des muscles droits, que la force de leur contraction tenait pressés l'un contre l'autre, sont incisés en travers dans une étendue de quelques lignes de chaque côté ; le doigt de l'opérateur, porté dans leur intervalle, sent la pierre ; il la sent encore mieux chaque fois que M. Sanson lui imprime des mouvemens d'ascension. Appuyant alors le côté cubital du doigt indicateur de la main gauche sur la symphise des pubis, et faisant glisser sur l'angle de ce doigt la pointe d'un bistouri droit et aigu conduit par l'autre main, il plonge cet instrument à la partie antérieure du corps de la vessie, immédiatement derrière la symphise des pubis. Au même instant, un flux de pus blanc, épais, consistant et sans odeur, s'élève du fond de la plaie. M. Dupuytren et les assistans ont pensé depuis qu'il provenait d'un foyer purulent développé soit dans le tissu cellulaire ambiant de la vessie, soit dans l'épaisseur des parois de cet organe ; mais la pointe du bistouri avait rencontré la pierre, il était donc parvenu dans la vessie, l'ouverture de celle-ci est agrandie de bas en haut dans une étendue de cinq à six lignes ; l'indicateur qui avait servi à diriger l'instrument tranchant prend alors la direction de celui-ci, pénètre avec lui dans la vessie, fait reconnaître que les parois de cet organe ont un demi-pouce d'épaisseur, que sa cavité est remplie par un calcul énorme ; et ce n'est pas sans une grande satisfaction qu'après avoir dirigé le doigt sur le sommet de la vessie, M. Dupuytren reconnaît qu'il existe deux pouces d'intervalle entre le point le plus élevé de son incision et la partie supérieure de la vessie, que le péritoine ne recouvre pas ordinairement. Il prolonge donc l'incision en haut à l'aide d'un bistouri boutonné.

Cela fait, il dut procéder à l'extraction de la pierre. Celle-ci semblait fixée au centre du bassin par sa masse, par sa forme et par les contractions de la vessie. Dans cette position, M. Dupuytren prend une tenette à forceps, il en démonte les branches, il les place l'une après l'autre sur les côtés de la pierre, et, après les avoir réunies, il ébranle ce corps étranger par des mouvemens de droite à gauche et de bas en haut ; puis, le faisant soulever avec force par M. Sanson, il l'amène enfin au dehors. Sa forme était exactement celle de la vessie qu'elle avait remplie tout entière ; large et évasée à sa partie inférieure, elle offrait là comme trois lobes, dont deux, situés sur les côtés, répondaient au bas-fond de la vessie, et un troisième à la partie postérieure du bas-fond de cet organe. Au-dessus de ses lobes existait un rétrécissement dont les côtés étaient creusés par deux sillons obliques qu'avait produits l'urine en sortant des uretères pour se porter vers le col de la vessie. Au-dessus de ce rétrécissement, la pierre se prolongeait et se terminait en un cône mousse qui répondait au sommet de la vessie.

Sa hauteur était de trois pouces et demi ;

Sa largeur de trois pouces ;

Son épaisseur de deux pouces et demi.

Cette pierre pesée immédiatement par M. Lemaire a été trouvée du poids de six onces et demie ; elle était composée de phosphate ammoniaco-magnésien.

La pierre extraite, M. Dupuytren ne se crut pas dispensé d'explorer la vessie, qu'il trouva libre ; il y poussa une injection émolliente, qui ressortit avec facilité par la plaie.

Le pansement fut des plus simples ; le ma-

lade resta couché sur le dos, les jambes légèrement fléchies à l'aide d'une espèce de traversin placé sous les jarrets, une large mèche de
linge effilé fut introduite entre les lèvres de
la plaie et jusque dans la vessie ; on plaça par-
dessus un linge troué enduit de cérat, et par-
dessus encore de la charpie fine et molle. Il
ne fut d'ailleurs introduit aucune sonde dans
l'urètre, aucune dans la plaie résultant de l'o-
pération ; il ne fut employé ni agglutinatifs, ni
suture ; le corps fut environné de draps en
alèze pour recevoir l'urine, et il ne fut prescrit qu'une simple décoction de racine de
chiendent édulcorée avec du sirop de gomme.
Le ventre fut couvert de flanelles imbibées de
décoction émolliente.

Le malade se sentit immédiatement soulagé;
aussi disait-il qu'on lui avait retiré son mal
comme avec la main. Cette absence de douleurs, ce calme qu'il n'avait pas goûté depuis
long-temps, lui procurèrent deux heures de
sommeil.

Dans la nuit le ventre devint douloureux ; le
malade eut des frissons qui furent suivis de
fièvre, de chaleur, sans hoquets ni envie de
vomir. Une large saignée du bras est pra-

tiquée, les urines s'écoulent librement par la plaie.

Le lendemain, le malade est assez bien ; cependant la force et la largeur du pouls, et un peu de sensibilité qui restait au ventre, engagent le docteur Souze à faire pratiquer une nouvelle saignée de trois palettes ; la charpie qui recouvre la plaie, imbibée par l'urine, est renouvelée fréquemment.

Le troisième jour, un peu d'urine s'écoule par le canal ; cet écoulement tenait au gonflement inflammatoire des lèvres de la plaie ; du reste, ni douleur, ni rougeur autour d'elle. (Diète.)

Du quatrième au cinquième jours, la suppuration s'établit ; elle est abondante et de bonne nature ; on change la mèche, et on renouvelle le pansement matin et soir ; les urines passent toujours par la plaie. (Quelques bouillons coupés.)

Bientôt les urines se partagèrent entre la plaie et le canal ; l'ouverture diminua d'étendue, la suppuration de quantité. Chaque jour le malade voyait son appétit, ses forces et sa gaîté revenir. Enfin, au bout d'un mois, la guérison fut complète.

Le malade a joui, depuis cette époque, d'une santé parfaite, qui n'a été troublée que de temps en temps par le retour d'une affection catarrhale de la vessie que des adoucissans ont constamment calmée.

Le procédé mis en usage par M. Dupuytren dans l'observation que nous venons de rapporter pourrait facilement être érigé en méthode générale. Du reste, voici les deux préceptes établis depuis long-temps par ce célèbre chirurgien : 1° Si l'on veut faire la taille hypogastrique, on doit la pratiquer de prime abord, et ne pas la considérer comme le pis-aller d'aucune méthode ; 2° en la pratiquant, il faut renoncer à inciser le périnée, et introduire la sonde à dard directement par l'urètre (quand on juge nécessaire de s'en servir). Dans quelques cas, il convient de placer ensuite dans ce canal une sonde de gomme élastique.

Taille latéralisée. Tout a été dit, reprend le professeur, sur la taille latéralisée; et quelque succès qu'on ait pu retirer de son emploi, elle n'en reste pas moins une opération dangereuse. Les travaux de tant d'hommes de mérite qui se sont occupés des moyens de la remplacer par d'autres procédés attestent suffisamment le grand nombre d'inconvéniens qu'elle présente.

Convaincu par ma propre expérience qu'elle pouvait être avantageusement modifiée, j'imaginai d'inciser le col de la vessie dans la direction de la symphise pubienne. Dans cette opération que je pratiquai pour la première fois en 1816, l'appareil instrumental ne différait de celui qu'on emploie dans la taille latéralisée que par l'emploi du bistouri boutonné qu'on pouvait substituer au lithotome de frère Côme.

Le malade étant attaché et placé comme pour l'opération ordinaire de la taille, un cathéter cannelé sur sa convexité était introduit dans la vessie, et confié à un aide qui était en même temps chargé du soin de relever les bourses ; le cathéter était maintenu dans une direction parfaitement verticale. L'opérateur tenant alors de la main droite, et comme une plume à écrire, un bistouri ordinaire, tandis que de la main gauche il tendait la peau du périnée, faisait à celui-ci, et dans la direction du raphé, une incision longue d'environ dix-huit lignes. Elle commençait à deux pou-

ces et demi environ au-devant de l'anus, et se
terminait à peu près à un pouce de cette ouverture. Une seconde incision, faite parallèlement
à la première, et dans son fond, divisait les
muscles bulbo-caverneux, et le tissu cellulaire
graisseux qui remplit l'intervalle placé entre le
bulbe de l'urètre en avant, et le rectum en arrière : elle mettait à découvert la portion membraneuse de l'urètre. Dans un troisième temps
de l'opération, on divisait cette portion membraneuse dans toute son étendue, depuis le
bulbe de l'urètre en avant, jusqu'au niveau du
vérumontanum en arrière, c'est-à-dire dans une
longueur d'un pouce à peu près. Le lithotome
était alors introduit sur le cathéter, qu'on retirait ; puis le tranchant du premier était tourné
en haut et en avant vers la symphise du pubis,
l'opérateur appuyant sur la bascule de l'instrument, le retirait dans cette direction et faisait
ainsi une dernière incision qui intéressait,
1° le col de la vessie et la partie inférieure de
la paroi antérieure de son corps, dans une
étendue variable pour ainsi dire à volonté ;
2° la partie la plus reculée de la paroi supérieure
de l'urètre, la partie supérieure de la prostate,
le tissu cellulaire placé entre les ligamens an-

térieurs de la vessie et les rameaux artériels ou veineux qui se trouvent dans ce trajet.

Il résultait de cette opération une plaie dont la forme générale était celle d'un triangle disposé de la manière suivante : le sommet correspondait à la partie antérieure et inférieure du corps de la vessie ; la base à la peau du périnée ou à l'incision extérieure. Le côté antérieur s'étendait obliquement de l'angle antérieur de la première incision, ou de l'incision externe, à la partie antérieure et inférieure de la vessie, en traversant l'espace qui sépare ce dernier organe de la symphise du pubis, et en passant entre les ligamens antérieurs de la première.

On trouve dans le trajet qu'il mesure, en procédant de bas en haut, la peau du périnée et les muscles bulbo-caverneux, le bulbe de l'urètre, le ligament sous-pubien, la symphise du pubis, les ligamens antérieurs de la vessie, le tissu cellulaire et le réseau vasculaire, qui correspond à ces diverses parties. Le côté postérieur mesure l'espace compris entre l'angle postérieur de l'incision externe et la partie antérieure et inférieure de la vessie. De l'un à l'autre de ces deux points, les objets que

l'anatomie indique sont, en procédant encore
de bas en haut, la peau du tissu cellulaire graisseux, le plan musculeux qui résulte de la réunion et de l'entrelacement des fibres du sphincter externe, des bulbo-caverneux et des transverses, la partie inférieure de la prostate avec
celle de la portion de l'urètre que cette glande
embrasse, la partie postérieure du méat urinaire, la partie supérieure du col de la vessie
et de la prostate, la partie inférieure de la paroi
antérieure de cet organe; tous points intéressés par le bistouri ou le lithotome, à l'exception de la partie inférieure de la prostate
avec la paroi de l'urètre qui lui correspond.
À peu près au centre de la plaie se trouve la
portion membraneuse de l'urètre, dont les parois supérieures et inférieures sont en même
temps divisées. Les calculs pour être extraits
ont donc à traverser une première ouverture
dont la direction est à peu près verticale, et
répond à la partie du col de la vessie, à la partie antérieure et inférieure de son corps; une
seconde, un peu oblique en haut et en arrière
comme la portion membraneuse de l'urètre à
laquelle elle appartient; une troisième, horizontale, correspondant à la peau du périnée.

Après avoir obtenu, par les incisions pratiquées comme on l'a dit plus haut, une plaie de la forme indiquée, il ne reste, si la pierre est peu volumineuse, qu'à la charger et à l'extraire, ce que l'on fait à la manière ordinaire.

Tel est le procédé, continue M. Dupuytren, que j'imaginai de substituer à la taille latéralisée. Cette opération fut tentée pour la première fois en 1816 sur un malade âgé de 18 ans, placé dans la maison de santé de M. Cartier; elle fut suivie du plus prompt et du plus heureux succès. Cependant je crus devoir en 1824 substituer au lithotome simple le lithotome double. Dans ce nouveau procédé, l'incision pratiquée à l'aide de cet instrument se dirigeait à droite et à gauche, et transversalement. Ce fut à l'Hôtel-Dieu, le 24 avril de la même année, qu'il fut mis en usage.

IIIe OBSERVATION. Alexandre Patrix, jeune enfant de cinq ans et demi, d'une bonne constitution, était affecté de la pierre depuis l'âge de trois ans. L'opération qui vient d'être décrite fut pratiquée avec la plus grande facilité, et le calcul qu'on retira par ce moyen avait à peu près la forme et le volume d'une petite amande; il ne s'écoula que très peu de sang.

Durant les premiers jours le malade éprouva dans la région épigastrique quelques douleurs que l'on fit disparaître au moyen de sangsues, de bains, de cataplasmes émolliens et de boissons adoucissantes. Cependant les douleurs reparurent bientôt et eurent particulièrement leur siége dans l'abdomen : la langue était légèrement rouge sur ses bords ; M. Dupuytren prescrivit alors l'application sur le ventre d'un linge enduit d'onguent mercuriel. Deux bains furent administrés ainsi que des lavemens faits avec la décoction de têtes de pavots. Enfin douze sangsues furent appliquées sur l'hypogastre, et dès lors on n'observa plus aucun symptôme d'irritation gastro-intestinale. L'urine avait commencé à s'écouler goutte à goutte le troisième jour qui suivit l'opération ; le cinquième jour, le prépuce parut un peu tuméfié ; le dixième, on s'aperçut que l'œdème avait gagné le pénis tout entier et le scrotum ; on appliqua des résolutifs sur les parties ; le gonflement persista jusqu'au dix-huitième jour ; dès ce moment il se dissipa très promptement, et l'urine s'écoula en totalité par la verge. Enfin le 19 mai, vingtième jour après l'opération, l'enfant sortit de l'hôpital complètement guéri.

IVe O*BSERVATION*. Le 21 octobre de la même
année, cette opération fut pratiquée pour la
troisième fois sur le nommé Denis Cintrat,
âgé de 11 ans, et jouissant d'ailleurs d'une parfaite santé. Deux calculs furent extraits; l'un
d'eux, plus faible, s'écrasa entre les cuillers de
la tenette, des injections furent faites pour en
expulser les débris. Deux heures après l'opération, le malade éprouva des envies de vomir
et eut même quelques vomissemens; toutefois
ces symptômes disparurent bientôt, et le malade se trouva dans un état satisfaisant. Point
de douleurs de ventre; point de frisson; la
langue est bonne et le pouls parfaitement régulier. Le deuxième jour, l'inflammation de la
plaie commença, et l'urine s'écoula par la verge;
mais le quatrième jour elles reprirent le chemin de l'ouverture artificielle; le 27 juin, six
jours après l'opération, on trouva entre les
lèvres de la plaie deux petits graviers, et le 3
juillet on y aperçut encore un petit calcul du
volume d'une lentille. Le 9 juillet, presque
toute l'urine s'écoulait par la verge; le malade
avait de l'appétit et du sommeil; la plaie était
presque entièrement cicatrisée, et peu de
temps après Cintrat sortit de l'hôpital n'é-
prouvant plus aucune incommodité.

Ainsi, comme on le voit par ces deux faits dont nous devons l'histoire à l'obligeance de M. le docteur Marx, l'emploi du nouveau procédé avait d'abord été couronné de succès.

Cependant je ne me dissimulai pas long-temps, dit M. Dupuytren, les inconvéniens qui pouvaient en résulter. A la vérité, il semblait qu'on évitait par ce moyen les deux accidens les plus terribles produits ordinairement par la taille latéralisée, c'est-à-dire l'ouverture du rectum et la division des troncs artériels. L'incision, pratiquée par le lithotome, se portant dans une direction parallèle à celle du rectum, ne pouvait l'atteindre que très difficilement, et seulement dans les cas extrêmement rares où cet intestin boursoufflé, ainsi qu'il l'est souvent chez les vieillards, aurait dépassé de ses bords latéraux le siége qu'il occupe ordinairement, et serait venu chercher, en quelque sorte, l'instrument qui devait le frapper ; mais d'un autre côté, s'il n'était point exposé à ce danger, ne pouvait-il pas être lésé souvent par la première incision, qui, dirigée d'avant en arrière, venait tomber perpendiculairement à très peu de distance de l'anus, et par conséquent atteignait le rectum avec la plus grande facilité ; de même,

il était évident que cette première incision,
pratiquée sur la ligne médiane, devait garantir
à coup sûr de l'hémorrhagie; mais dans la seconde, combien était exposé le tronc de la
honteuse interne, qui, n'étant point protégé
par les branches ascendantes de l'ischion,
tend à se porter vers la ligne médiane, et qui,
dans le moment de l'opération, rapproché de
la vessie par la distension de cet organe au
moyen de l'instrument, est appuyé sur la branche de l'os, et ne peut fuir le coup qui le menace! Enfin, par ce procédé, les parties latérales de l'urètre, divisées, pouvaient être déchirées par les calculs rugueux ou simplement
volumineux; le tissu cellulaire qui entoure le
col de la vessie pouvait être contus, et par suite
devenir le siége de l'inflammation la plus dangereuse; la plaie même se cicatrisait difficilement, et l'inflammation, l'ecchymose du scrotum, pouvaient compliquer encore l'affection
essentielle, ainsi qu'il arrive après les incisions
semblables à celle que pratiquait Marianus.

— *Taille bilatérale.* Conduit bientôt par mes
méditations et ma pratique à reconnaître toute
la gravité de ces inconvéniens, je cherchai les
moyens de les éviter. Les plus grands dangers

résultant de la direction longitudinale de la première incision sur le raphé, j'imaginai de pratiquer cette incision transversalement, certain du moins que, de cette manière, je ne m'exposais point à la lésion du rectum, à l'inflammation du scrotum et du prépuce. J'évitais même par ce procédé les hémorrhagies les plus ordinaires, celles des rameaux de l'artère transverse et de la honteuse. Restait pourtant une autre difficulté. On n'arrivait qu'avec peine jusqu'à la vessie, et, de plus, l'ouverture pratiquée ne permettait point l'extraction d'un calcul volumineux. Ce fut alors que, sentant la nécessité de donner une autre forme à l'incision et voulant néanmoins conserver les avantages de la direction transversale, je pris le parti d'abaisser les deux extrémités de la première section, et de lui donner ainsi une courbure semi-elliptique, dont la concavité regardait en arrière. Cette incision pouvant être prolongée sur les côtés de l'anus autant que l'exige le volume du calcul, la difficulté principale était évitée par ce moyen.

Telle est l'histoire abrégée des divers procédés et modifications par lesquels je suis arrivé à pratiquer la taille bilatérale, et ce simple récit suffit pour montrer comment par mes réflexions et mes expériences j'ai été amené à l'imaginer. Qu'importe que d'autres personnes aient eu avant moi la même idée, et qu'elles aient pratiqué cette opération sur le cadavre? Le véritable inventeur est celui qui fait l'application heureuse de ses procédés, et en rend la connaissance vulgaire.

L'appareil instrumental pour la taille latéralisée devait être modifié. Ce fut dans ce but qu'au cathéter ordinaire, dont le volume est uniforme et la rainure égale dans toute son étendue, je substituai un cathéter plus léger, évidé aux extrémités de la cannelure, et renflé à sa partie moyenne, c'est-à-dire à l'endroit de sa plus grande courbure, sur une longueur d'environ deux pouces. De cette manière, il présente dans le point où l'urètre doit être incisé une gouttière profonde, à bords arrondis, écartés, en quelque sorte renversés, qui par sa largeur et par sa forme rend plus facile la section du canal, dont il distend les parois. L'extrémité de ce cathéter est débarrassée du cul-de-sac, qui rend souvent le lithotome difficile à dégager de sa rainure. Enfin le bec de cet instrument est pourvu d'un renflement olivaire,

qui lui permet de parcourir l'urètre sans difficulté, sans dangers, en écartant doucement
et en déplissant en quelque sorte ses parois.
Ces conditions diverses sont parfaitement rem-
plies dans les cathéters de M. Charrière,
pour lesquels il emploie une tôle d'acier très
solide, qui permet de conserver à la rainure
toute la capacité qu'elle doit avoir.

La première incision des parties molles extérieures pourrait à la rigueur être faite avec le
bistouri ordinaire, ou le couteau convexe de
Cheselden ; je crois cependant plus commode
d'employer un bistouri à lame fixe sur le manche, et tranchante sur ses deux bords, dans
une étendue de quelques lignes à partir de la
pointe. L'instrument ainsi disposé offre plus de
solidité, agit plus sûrement, divise mieux les
tissus, et présente surtout cet avantage que,
parvenu dans la rainure du cathéter, il permet
d'inciser l'urètre d'arrière en avant, sans qu'il
soit besoin de retourner sa lame, comme on
serait obligé de le faire avec les instrumens à
un seul tranchant.

On peut, sans aucun doute, ajoute M. Dupuytren, diviser les parties profondes avec un
couteau ou un bistouri boutonné droit, qu'on

porte dans le col de la vessie, et dont on dirige ensuite le tranchant à droite et à gauche successivement. Entraîné par l'idée de rendre la taille bilatérale aussi simple que possible, j'incisais d'abord les deux côtés de la prostate et du col de la vessie; mais la simplicité nuisait ici à la régularité des incisions, en même temps qu'elle ralentissait l'opération et augmentait les douleurs du malade. Je crus donc préférable de recourir non au gorgeret à double tranchant ou à la plaque de Louis, instrumens susceptibles de refouler devant eux les tissus, ou bien de les entamer trop profondément, mais à un lithotome caché à deux lames, lesquelles se déployant à la fois dans la vessie devaient faire en sortant, au col de cet organe, à l'urètre et à la prostate, une double incision parfaitement symétrique.

Ce lithotome fut construit sur le même modèle que celui de frère Côme, mais à deux lames légèrement recourbées, ainsi que sa gaîne, sur une de leurs faces. Au lieu d'être taillé à facettes, le manche de cet instrument est arrondi, conoïde, et tourne sur une vis centrale ; de telle sorte que, selon qu'on l'avance ou qu'on le recule, le cône qu'il constitue présente aux bascules des plans plus élevés ou plus abaissés. Des rainures circulaires, qui correspondent aux divisions du mètre, et sont surmontées de chiffres, indiquent au premier aspect de combien seront étendues ces incisions faites avec l'instrument.

Vingt-six malades, opérés coup sur coup, et dans des circonstances très différentes, ont été tous guéris avec promptitude et sans accidens.

Un tel succès a droit d'étonner, surtout en se rappelant que je me servais d'un instrument imparfait. Le lithotome double conservait, en s'ouvrant, une direction transversale par laquelle les parties étaient incisées de dedans en dehors, en se rapprochant beaucoup des tubérosités ischiatiques, et menaçait par conséquent le tronc même des artères honteuses internes. En vain avait-on donné aux lames une courbure sur leur plat, en vain je prenais le soin d'abaisser fortement la main en retirant l'instrument, les incisions ne devenaient pas plus obliques, et le même inconvénient subsistait toujours. Je m'étais adressé à des artistes recommandables pour obtenir cette modification importante; de nombreuses tentatives étaient restées infructueuses.

Enfin M. Charrière, dont l'habileté est généralement connue , y est parvenu , et il a présenté à la clinique de l'Hôtel-Dieu un lithotome double dont les lames, en s'écartant, prennent une direction oblique qui ne laisse rien à désirer pour la forme et la sûreté de l'incision. Voici des détails exacts sur la construction de cet instrument.

Comme tous les lithotomes doubles, confectionnés précédemment par le même coutelier, celui-ci s'ouvre par l'action d'une seule bascule. Cette bascule, placée en dessus , porte à sa face inférieure une fourche d'acier dont les deux branches arrondies s'écartent en **V**. Chacune de ses branches s'engage dans un trou pratiqué à l'extrémité du talon des lames, et ne peut s'élever ou s'abaisser sans écarter ou rapprocher les lames elles-mêmes. Pour produire le mouvement oblique, il a fallu leur donner une inclinaison convenable , et voici comment on y est arrivé :

La lame, dans sa totalité, est divisée en deux parts de longueur inégale , formant entre elles un angle très ouvert. Cet angle est le point d'articulation de la lame avec le corps de l'instrument. Les deux petites mortaises qui reçoivent la partie correspondante de la lame sont dirigées obliquement de haut en bas, et de de-dans en dehors, de telle sorte que la lame, en s'écartant de la gaîne destinée à la renfermer, suit une ligne oblique, et divise les parties en décrivant une courbe. Du reste, on gradue l'écartement des lames au moyen d'un méca-nisme très simple et fort ingénieux. La tige de la bascule est fendue, et cette fente loge un petit curseur d'acier retenu par un bouton à vis. En le faisant glisser dans la rainure de la bascule, on agrandit ou on diminue le degré d'écartement des lames avec une facilité et une précision extrêmes.

Tous les praticiens savent combien les an-ciens lithotomes étaient difficiles à démonter. Pour nettoyer et repasser cet instrument, il fallait avoir recours à des ouvriers d'une grande habileté. Le lithotome dont il est ici question peut être démonté en deux minutes, et tout le monde peut se charger de ce soin. Chaque articulation des lames a lieu au moyen d'une vis à bouton et n'exige l'emploi d'aucun instru-ment.

On doit également au même artiste des te-nettes perfectionnées, le cathéter à cannelure profonde, et par conséquent incapable de laisser échapper le bout du lithotome une fois qu'il y est engagé. Chacun sait combien les tenettes ordinaires sont incommodes. La pierre placée dans les cuillers donne lieu à un tel écartement de leurs extrémités qu'elles ne peuvent plus sortir de la vessie. M. Charrière a eu l'heureuse idée de rendre mobile le point de réunion des deux branches de l'instrument, sans nuire en rien à sa solidité. Cette modification conserve les cuillers parallèles, lors même que le calcul est très volumineux; il en résulte une extrême facilité dans son extraction.

Les avantages du double lithotome sont faciles à saisir. On peut, en effet, d'un seul coup, pratiquer sur les côtés du col de la vessie des ouvertures qui varient depuis six lignes, terme de départ, jusqu'à vingt lignes, limite qu'il ne serait ni nécessaire ni prudent de dépasser. Il est à remarquer qu'ouvert au n° 20, cet instrument fait aux parties qu'il divise une incision de cinq lignes plus étendue que le cystotome de frère Côme, ouvert au n° 15, et que pourtant cette incision reste, de chaque côté, de cinq lignes moins longue que celle que pratiquait sur le seul côté gauche notre religieux, de telle sorte qu'ainsi partagée elle est loin de s'approcher autant que la sienne des artères latérales du périnée, et de la périphérie de la prostate.

Ceci posé, continue M. Dupuytren, le malade doit être situé et maintenu comme dans la taille latéralisée. Le cathéter est introduit dans la vessie, et confié à un aide qui le maintient dans une situation parfaitement verticale. La main droite armée du couteau à double tranchant, tandis que la main gauche tend avec exactitude les tégumens du périnée, le chirurgien fait une incision semi-circulaire qui, commençant à droite, entre l'anus et l'ischion, se termine, à gauche, au point correspondant, en passant à cinq lignes au-devant de l'anus, dont elle circonscrit la partie antérieure. L'instrument divise successivement le tissu cellulaire sous-cutané, l'aponévrose périnéale superficielle, et la pointe antérieure du sphincter anal externe. L'origine de la portion membraneuse de l'urètre étant mise à découvert, l'ongle du doigt indicateur gauche découvre à travers la paroi inférieure la rainure du cathéter, et guide jusqu'à elle la pointe du couteau. Pendant toute cette première partie de l'opération, il faut avoir soin que le doigt abaisse la lèvre inférieure de la plaie, la protége et éloigne l'instrument tranchant du rectum.

Après avoir incisé l'urètre dans l'étendue de quelques millimètres, l'ongle du doigt indicateur gauche, placé dans la partie supérieure de la plaie, sert de guide au lithotome, qui, tenu de la main droite, le pouce en dessous et les deux doigts suivans en dessus, est présenté au cathéter, la convexité de la courbure correspondant en bas à l'anus. Le contact des deux corps métalliques ayant été bien reconnu, le chirurgien saisit de la main gauche la plaque du cathéter, et l'élevant sous la symphise des pubis, glisse le long de la canelure du lithotome jusque dans la vessie.

On retire ensuite le cathéter; puis le cystotome doit être retourné de telle sorte qu'il présente sa concavité à l'anus. Enfin le chirurgien, le saisissant à la manière ordinaire, embrasse avec la main droite les deux bascules, les applique au manche et le retire, non pas horizontalement, mais en l'inclinant successivement en bas, jusqu'à ce que les lames soient entièrement sorties.

Aussitôt après ce dernier temps de l'incision des parties molles, le doigt indicateur gauche, introduit dans la plaie, pénètre aisément dans le col de la vessie, mesure l'étendue des incisions faites, et guide jusque sur la pierre les tenettes destinées à la saisir.

Vᵉ Observation. Le nommé C.... âgé de huit ans, garçon, fut conduit à l'Hôtel-Dieu, le 17 mai 1830, pour y être traité d'une maladie de la vessie. D'après le récit de ses parens on dut penser qu'il était atteint de la pierre. En effet il souffrait depuis long-temps, et éprouvait sans cesse le besoin d'uriner sans pouvoir l'arrêter; l'émission de l'urine était douloureuse, subitement interrompue et plusieurs fois reprise; elle ne coulait jamais que goutte à goutte; le rectum se contractait involontairement, et cette contraction était aussitôt suivie de déjections alvines; la verge était tiraillée. Ainsi, dans les symptômes offerts par ce jeune malade, il ne manquait aucun des signes dits rationnels. La certitude de l'existence d'un calcul fut bientôt acquise. En effet, le jour même de son entrée à l'hôpital, C... est sondé, et immédiatement l'instrument rencontre un corps dur, sonore, résistant. Les assistans peuvent facilement entendre le bruit causé par le contact de la pierre avec la sonde

métallique. L'âge, la constitution du malade
ne contre-indiquant point l'opération, M. Dupuytren annonce qu'il lui pratiquera la taille
bilatérale. C'était le vingt-troisième sujet, depuis deux ans et demi, qu'on allait opérer par
cette méthode ; un seul avait succombé ; encore
mourut-il d'une inflammation du tissu cellulaire du petit bassin. Pendant plusieurs jours,
le jeune malade est examiné et préparé par les
bains, la diète et les tisanes émollientes.

Le 23, après avoir rendu un lavement qu'il
avait pris le matin, il est conduit à l'amphithéâtre et placé sur le lit. M. Dupuytren l'ayant de
nouveau sondé reconnaît la pierre ; et la
juge volumineuse. Le cathéter étant fixé et
les bourses relevées, le chirurgien fait à un
demi-pouce au-dessus du rectum une incision
semi-circulaire de douze lignes d'étendue,
incise le canal de l'urètre en portant la pointe
du bistouri sur l'ongle de l'indicateur de la
main gauche, et place l'extrémité du lithotome
double, ouvert à dix lignes, dans la cannelure
du cathéter ; saisissant ce dernier d'une main,
et le portant en avant, en suivant la courbure,
il arrive dans la vessie ; un jet d'urine l'en aver-
tit. Pendant toute l'opération le malade ne cesse

de rendre des selles, ce qu'il faut attribuer à un dévoiement dont il était atteint depuis quatre ans. Le lithotome introduit dans la vessie est ouvert et retiré; il ne s'écoule point de sang; en portant le doigt dans la plaie , elle semble étroite et plus large à gauche qu'à droite, ce que nous expliquerons tout à l'heure. On dirige sur un conducteur de petites tenettes qui parviennent sans difficulté dans la vessie, mais on ne rencontre point la pierre ; cependant elle avait été sentie. On retire et replace plusieurs fois les tenettes; enfin l'on peut saisir le calcul et l'amener au dehors sans le briser. Bien que cette seconde partie de l'opération fut douloureuse à cause de la petitesse du calcul qui échappait aux recherches, le petit malade ne se plaignit point trop fortement.

L'irrégularité de l'incision dont nous avons parlé plus haut tenait à ce que la lame du côté gauche avait seule agi, tandis que celle du côté droit était restée engagée dans la gaîne, ce qu'on put facilement vérifier lorsqu'on retira l'instrument ; on ne saurait se rendre compte de cet accident, car on n'a pu parvenir à le reproduire. Quoi qu'il en soit, il aurait pu en résulter des inconvéniens si la pierre eût été volumineuse.

Le malade n'eut point d'hémorrhagie, de frisson, de fièvre et dormit presque toute la nuit suivante. Le ventre ne devint point douloureux à la pression. Mais M. Dupuytren crut apercevoir les indices d'une inflammation du tissu cellulaire du bassin ; on sait qu'elle se montre souvent d'une manière insidieuse. (On applique huit sangsues au périnée.)

Le 25, amélioration. Le 26, état satisfaisant. Le 28, toutes les fonctions s'exécutent comme en bonne santé ; la plaie est réduite à un pertuis très étroit. Le 30 les urines passent par la verge ; en moins de deux jours la plaie se cicatrise et le malade sort complètement guéri, dix jours après l'opération. (Communiqué par M. le docteur Fournier d'Arras.)

VIe Observation — C..., âgé de quarante-huit ans, boulanger, avait éprouvé à plusieurs reprises, dans son enfance, de la difficulté à uriner. Cette dysurie, après quelques mois d'existence, avait cessé subitement, sans que des calculs eussent été rendus, du moins à sa connaissance. Vers la fin de l'année 1822, il fut de nouveau affecté du même mal ; toutefois, il n'avait préalablement ressenti aucune douleurs néphrétique. L'excrétion de l'urine devint en quelques mois extrêmement fréquente et douloureuse, souvent même incomplète; plus d'une fois elle fut suspendue pendant l'espace de 24 heures. L'urine ne tarda pas à devenir catarrheuse, et à déposer un sédiment puriforme. Lorsque le malade entra à l'Hôtel-Dieu, le 25 février 1826, les symptômes précités étaient portés au plus haut degré d'intensité; les envies d'uriner se répétaient tous les quarts-d'heure; de longs et douloureux efforts précédaient l'écoulement de quelques gouttes d'urine mêlées de sang; ce n'était que lorsque le malade suspendait ces efforts que l'excrétion avait lieu. Pendant et surtout après cette excrétion, une vive cuisson se faisait ressentir à l'extrémité du canal et au-devant de l'anus, au col de la vessie, comme le disait le malade lui-même : il n'était pas rare qu'il eût des selles involontaires, et que pour alléger ses souffrances il exerçât des tractions sur sa verge, et une pression forte sur le périnée au-devant de l'anus.

Le soir même de son entrée, C... fut sondé : la vessie contenait une assez grande quantité d'urine qui fut évacuée : alors, en promenant la sonde d'arrière en avant et latéralement, par un mouvement de rotation, on sentit distinctement le choc d'un corps solide qui se déplaçait aussitôt, mais qu'on ne tardait pas à rencontrer de nouveau au même endroit. Le cathétérisme fut renouvelé le lendemain matin par M. Dupuytren, et la pierre fut jugée d'un volume et d'une consistance médiocres. La vessie contenait une assez grande quantité d'urine : la pierre fut rencontrée par la convexité de la sonde, presque immédiatement en arrivant dans l'organe vers son bas-fond. (Bain tiède, émulsion, quart de lavement émollient.)

Le 4 mars, l'état général est fort bon. (Bain tiède, quart de lavement le soir ; le périnée est rasé.)

Le 5 au matin, le malade est descendu à l'amphithéâtre, placé sur le lit, et sondé de nouveau par le professeur, qui retrouva aussitôt la pierre. La vessie était presque pleine, le malade ayant retenu son urine. L'opération fut immédiatement pratiquée. Il s'écoula une assez grande quantité de sang noir, venant du plexus veineux qui entoure le col vésical et la prostate ; mais cet écoulement de sang s'arrêta presque aussitôt. La pierre est sentie et saisie; mais défavorablement chargée, elle ne peut être extraite d'abord. M. Dupuytren l'abandonne, la saisit de nouveau, et son extraction se fait alors sans difficulté. Elle avait été prise par son plus petit diamètre qui était de dix lignes environ; son plus grand diamètre en avait plus de quinze, et sa forme était ronde. Aucune autre pierre ne fut trouvée dans la vessie; cependant une injection fut pratiquée. Le malade fut reporté dans son lit et couché, les cuisses demi-fléchies sur le bassin, un peu écartées, et soutenues par des oreillers : tout écoulement de sang avait cessé.

Quelques heures après l'opération, le malade éprouva un frisson léger qui dura un quart-d'heure, et des douleurs assez vives dans le testicule droit et dans le trajet du cordon correspondant; mais cette douleur ne tarda point à se dissiper, et le malade n'en ressentit pas d'autre que celle que déterminait le passage de l'urine à travers la plaie. A huit heures du soir, réaction fébrile légère. (Décoction d'orge émulsionnée, deux pots, diète absolue, potion calmante.)

Le 6 au matin, le malade a dormi une partie de la nuit; il n'éprouve aucune douleur :

l'hypogastre est à peine sensible à la pression. L'urine coule en totalité par la plaie ; elle est un peu sanguinolente, et a entraîné à l'extérieur un caillot de sang veineux. Pouls presque naturel. Le soir à huit heures, le pouls offre un peu de fréquence ; chaleur à la peau, soif, douleur dans la région hypogastrique. (Cataplasmes, fomentations émollientes, potion calmante, diète absolue.) Le 7 au matin, pouls un peu accéléré et dur, langue enduite à son centre d'une couche jaunâtre, bouche un peu pâteuse ; quelques douleurs encore dans la région hypogastrique et vers l'ombilic. (Vingt sangsues au périnée, continuation des topiques émolliens.) Le 8 au matin, le malade a dormi quelques heures pendant la nuit ; son pouls conserve encore un peu de fréquence. La douleur de l'hypogastre a diminué, mais le malade en ressent d'autres dans le testicule et dans le trajet du cordon testiculaire droit jusqu'à l'anneau : ces douleurs, qui ne sont accompagnées ni de gonflement, ni de rougeur, augmentent cependant par la pression : elles sont assez fortes pour troubler le sommeil. (Cataplasmes, fomentations.) Le soir à six heures, le malade éprouve dans le canal une assez vive cuisson, et rend par cette voie quelques gouttes d'urine. (Cataplasmes autour des bourses ; suspensoire ; syrop de diacode 1 gros.) Le 9, le malade se plaint de douleurs à l'épigastre, d'un peu de tendance à la nausée ; sa langue est très chargée, sans offrir de rougeur ni à sa pointe, ni à ses bords : céphalalgie sus-orbitaire. Depuis l'opération il n'a pas eu de selle. Le pouls est un peu fréquent sans être développé : quelques gouttes d'urine continuent à s'écouler par la verge. (Un quart de lavement, boissons légèrement acidulées.)

Le 10, le malade a eu pendant la nuit une excrétion alvine ; son mal de tête s'est dissipé ; la bouche est moins pâteuse, la langue se nettoie : douleurs nulles. (Continuation des boissons acidulées très légères, fécule au lait.) Les urines s'écoulent en entier par la plaie. Le 12, le malade éprouve de nouveau des symptômes d'embarras gastro-intestinal, mais d'ailleurs aucun signe d'inflammation. (Une cuillerée à café d'huile de ricin.) Le 13, le malade a eu plusieurs selles ; il a un peu d'agitation fébrile, quelques coliques ; mais ces légers accidens se dissipent rapidement. (Décoction d'orge émulsionnée.)

Le 15, il est dans un état parfaitement bon, la langue s'est nettoyée, le pouls est naturel, le ventre sansdouleurs. L'urine se partage entre le canal et la plaie; celle-ci suppure à peine, et commence à se rétrécir. (Deux soupes.) Le 20, les deux tiers de l'urine au moins passent par le canal; état général parfait. (On augmente la dose des alimens.) Du 20 au 25, la plaie se rétrécit considérablement, et ne laisse plus passer que quelques gouttes d'urine. Le 30 mars, toute l'urine s'écoule par la verge.

Le 15 avril, jour de la sortie du malade, la plaie était presque entièrement cicatrisée.

VIIIe Observation. Le nommé S...., âgé de quarante-six ans, d'un tempérament sanguin, d'une bonne constitution, entra à l'Hôtel-Dieu le 5 septembre 1829, pour se faire guérir de la pierre.

Dès l'âge de sept ans, il avait ressenti des douleurs en urinant.

Vers douze ans, il devint sujet aux hématuries : cette disposition continua pendant plusieurs années; toutefois, il ne s'écoulait ordinairement du sang que lorsque le malade avait pris de l'exercice.

A trente ans, les douleurs reparaissent; elles

sont vives et continues; bientôt un calcul s'engage dans le canal de l'urètre, et on l'extrait en pratiquant une incision d'un pouce sur la ligne médiane du gland. Les douleurs cessent, et jusqu'à quarante et un an elles sont tout-à-fait nulles. Alors, nouvelles souffrances, dysurie; jet souvent interrompu d'une manière brusque; urine catarrheuse. De temps en temps de petits calculs sont rendus, avec exacerbation de douleurs; le malade en expulse environ cinquante à soixante, dans l'espace de quatre ans.

Deux mois avant d'entrer à l'hôpital, il en rejette un nouveau, formé probablement dans l'uretère, et dont la longueur est de vingt-deux lignes sur quatre de tour.

A cette même époque, des gaz fétides s'échappent de l'urètre avec bruit et redressement de la verge. Ces bruits sont quelquefois assez forts pour réveiller sa femme endormie auprès de lui.

Enfin, un mois seulement avant son entrée, il rend par le même canal un ver lombric blanc, et de onze pouces et demi de long, circonstance qui donne lieu de penser qu'une communication existe entre l'urètre et le rectum.

Le 5 septembre, il entre à l'Hôtel-Dieu. Les douleurs persistent, malgré l'expulsion du dernier calcul; point d'hématurie; toutefois, l'urine est purulente et fétide. Besoins fréquens d'uriner; existence de tous les signes rationnels de la pierre. Le malade est sondé par M. Dupuytren qui s'assure de la présence d'un calcul. Les organes génitaux sont médiocrement développés; l'état général est assez bon.

Le 12, bouillon de veau aux herbes. Le 13, une once d'huile de ricin; le soir, un quart de lavement.

Le 14, nouveau lavement; on rase le périnée, et, vers neuf heures du matin, on descend le malade à l'amphithéâtre. On s'assure de nouveau de l'existence d'un calcul. Le cathéter, introduit dans la vessie, est tenu verticalement. L'opérateur tend la peau avec sa main gauche, et pratique une première incision semi-elliptique, à huit ou dix lignes de l'anus.

Le lithotome est ouvert au n° 12. L'urine s'écoule, la pierre peu volumineuse et saisie à la seconde tentative s'écrase et est extraite à plusieurs reprises. Aucune hémorrhagie. Deux injections sont pratiquées, et l'introduction du doigt ne fait plus rien découvrir dans la vessie.

Le malade est reconduit dans son lit. Légères douleurs dans la région hypogastrique. Une heure et demie après l'opération, frisson qui dure environ trois quarts d'heure. Quelques heures plus tard, nouveau frisson ; douleur non interrompue ; suintement sanguinolent peu abondant par la verge et par la plaie. A six heures du soir, céphalalgie peu intense. (Saignée.)

Le 15 au matin, pouls régulier, peu fréquent ; peau souple et chaude ; cessation complète des douleurs de l'hypogastre. Le soir, quelques coliques. (Nouvelle saignée d'environ deux palettes ; cataplasme émollient sur le bas-ventre.) Nuit bonne.

Le 16, l'urine qui s'écoule par la plaie est à peine colorée ; peau moite ; pouls régulier, naturel, sans fréquence ; bon sommeil.

Le 17, l'urine commence à couler en plus grande quantité par l'urètre ; son odeur est encore très fétide et ressemble à celle des matières fécales ; sa couleur est jaunâtre, et elle est mêlée de mucosités purulentes.

Le malade prend six pilules par jour, composées de la manière suivante :

Térébenthine molle de Venise. . . gr. 40.

Acétate de plomb. . . . . gr. 4.

Extrait de jusquiame blanche. . . gr. 6.
Huit jours après l'usage de ces pilules, l'urine a moins de fétidité et dépose moins de mucosités ; mais bientôt des coliques surviennent et sont suivies de dévoiement ; on suspend les pilules.

Cependant la plaie se rétrécit de plus en plus et donne issue à quelques gouttes seulement de liquide. Les pilules sont administrées de nouveau jusqu'à la sortie du malade de l'hôpital, qui a lieu vers la fin d'octobre. La plaie est complètement cicatrisée, mais les urines sont encore légèrement catarrheuses.

IXᵉ Observation. — Le nommé B....., âgé de soixante-trois ans, marié, exerçant la profession de serrurier, d'une assez bonne constitution, d'un tempérament lymphatico-sanguin, avait toujours joui d'une bonne santé, quoique se livrant habituellement à des travaux pénibles, lorsqu'il y a quelques années, il commença à rendre des graviers sans cependant éprouver de douleurs. Au commencement de 1827, il ressentit pour la première fois des douleurs dans la vessie et un peu de difficulté à uriner. Lorsqu'il se fatiguait trop, il était pris d'hématurie. Le besoin d'uriner devint de plus en plus fréquent, il ne pouvait plus le retenir. Les douleurs continuaient après l'émission, et se faisaient sentir au bout de la verge. Sa santé s'altérant, B.... vint à ¦Paris pour y consulter M. Dupuytren. Il fut reçu à l'Hôtel-Dieu le 22 août 1829, dans la salle Ste-Agnès.

Ce malade présentait tous les signes rationnels de l'existence de calculs; la sonde introduite dans la vessie fit reconnaître la présence d'un corps dur, sonore, résistant; il ne pouvait plus rester de doute sur la nature de l'affection. B.... assurait que ses urines étaient claires, limpides; M. Dupuytren ayant donné l'ordre de les conserver, on reconnut au bout de vingt-quatre heures qu'elles avaient fourni un dépôt abondant de matières purulentes. Cette circonstance est défavorable, mais elle ne contre-indique cependant pas l'opération. L'état général du malade paraissant bon, on le prépara par des bains, la diète et un doux purgatif.

Le 27, B.... est descendu à l'amphithéâtre; on pratique le cathétérisme et les élèves distinguent parfaitement le bruit produit par

le choc de l'instrument contre la pierre. Tout
étant disposé, M. Dupuytren pratique à un
pouce environ au-dessus de l'anus une incision semi-elliptique entre les deux tubérosités
ischiatiques; elle comprend la peau et le tissu
cellulaire; une seconde incision divise les parties molles situées plus profondément; alors
l'opérateur place l'indicateur de la main gauche dans la plaie, de telle sorte que la face palmaire regarde la cuisse droite; avec l'ongle il
suit la cannelure du cathéter, et y conduit la
pointe du bistouri. Il divise ainsi en haut et en
bas une partie du canal de l'urètre, et il ne retire l'instrument tranchant qu'après avoir senti
par le frottement qu'il est réellement dans la
cannelure du cathéter. L'extrémité du doigt
étant toujours en place, M. Dupuytren porte
le lithotome double dans la cannelure; puis
saisissant la plaque du cathéter de la main
gauche, il l'abaisse vers le pubis, porte en haut
et en arrière le lithotome et parvient dans la
vessie; aussitôt l'urine s'écoule par la plaie. Il
retire le cathéter et retourne le lithotome qu'il
ramène à lui; il est ouvert à 13 lignes; le col
de la vessie est donc incisé de chaque côté dans
une étendue de six lignes et demie. Il ne s'é-

coule point de sang ; M. Dupuytren porte le doigt indicateur dans le fond de la plaie , s'assure que l'incision est régulière , et dirige un conducteur dont la gouttière regarde en haut. Les tenettes sont alors introduites et ouvertes de manière à ce que l'une des cuillers soit en bas et l'autre en haut ; on les ferme ; elles ramènent un petit calcul en forme de rondelle ; deux autres calculs du même volume sont encore retirés. On s'assure avec le doigt qu'il n"en existe point d'autre ; on pousse deux injections , elles sont sans résultat ; le malade est reconduit à son lit ; l'opération a été rapide.

Vers les deux heures de l'après-midi , M. Dupuytren vient voir le malade ; il le trouve dans un grand état de souffrance. Il a des frissons et fait des efforts pour aller à la garderobe ; l'hypogastre est tendu , douloureux ; le périnée est violacé et également tendu et douloureux ; il s'écoule quelques filets de sang par le canal de l'urètre. On pense qu'une hémorrhagie interne s'est faite , et cette idée acquiert d'autant plus de probabilités que le malade a constamment rapproché ses cuisses. On examine la plaie , elle est fermée par un caillot ; on l'enlève avec le doigt , ainsi que quelques autres situés plus profondément. On introduit par la plaie une sonde dans la vessie et l'on injecte de l'eau tiède. Pendant cette opération les douleurs deviennent plus vives; l'évacuation procure un notable soulagement. Les injections sont répétées, et l'on parvient par ce moyen à débarrasser la vessie de tout le sang qu'elle contient. A peine le malade est-il changé de linge qu'il s'endort profondément. M. Dupuytren ne regarde pas cette hémorrhagie comme dangereuse; le malade n'a perdu environ que douze onces de sang. Si l'hémorrhagie avait eu lieu au-dehors, elle aurait été utile ; elle peut être considérée dans ce cas comme une saignée déplétive, mais surtout comme une émission sanguine locale qui prévient les inflammations. Ses effets seraient même avantageux si l'on pouvait n'obtenir que la quantité voulue.

Le 28, le malade est dans un assez bon état; il a dormi une partie de la nuit. L'hémorrhagie ne s'est point renouvelée, elle s'est arrêtée sans qu'on ait été obligé de recourir à la compression. Le ventre est tendu et un peu douloureux, on applique vingt sangsues aux aines. (Chiendent édulcoré nitré , cataplasme sur l'abdomen.)

Le 29, toutes les fonctions s'exécutent bien ; le ventre n'est point sensible ; pas de symptômes fébriles. Le corps est couvert d'une assez bonne sueur ; le pouls est faible et imperceptible. (On accorde quelques cuillerées de bouillon dans la tisane. La plaie est belle.)

Le 30, le pouls s'est relevé ; B... est sans douleurs, sans frisson ; mais il a une tendance au sommeil ; la langue est un peu sèche. Au milieu de la nuit les facultés intellectuelles paraissent se troubler. On ordonne de la limonade vineuse et des demi-bains émolliens de vingt-cinq minutes ; si l'état le permet, aussitôt après le bain on appliquera deux vésicatoires aux jambes. (Bouillon coupé, à cause de la faiblesse du malade.)

Le 31, on n'a pas appliqué les vésicatoires, parce qu'il s'est manifesté un peu d'amélioration ; la faiblesse est toujours grande, les réponses lentes, la tendance au sommeil moins prononcée.

Le 3 septembre, le malade assure toujours qu'il ne souffre pas. Cependant il est accablé, abattu ; il a une fièvre lente continue ; il maigrit ; les urines commencent à couler par l'urètre. La plaie est en bon état. Le ventre reste dur et tendu. (On applique des sangsues à l'épigastre et l'on continue les demi-bains.) M. Dupuytren diagnostique une inflammation du tissu cellulaire de la vessie.

Le 5, neuf jours après l'opération, B..., quoique faible, paraît assez bien. Il n'a pas encore été à la selle, on lui fait prendre un lavement rendu purgatif par l'addition d'une once de miel mercuriel. On lui fait avaler quelques cuillerées de vieux vin et de bouillon.

Pendant deux ou trois jours le malade va assez bien, mais bientôt il perd le sommeil, l'amaigrissement fait des progrès sensibles. Le dévoiement se manifeste, il devient très abondant; une escarre se forme au sacrum. C'est en vain qu'on administre du quinquina et que l'on cherche à ranimer les forces par les toniques; le pouls se montre de plus en plus misérable, le délire survient, dure vingt-quatre heures, et le malade expire le 17 au matin, vingt et un jours après l'opération.

Autopsie cadavérique, trente-deux heures après la mort. — Cadavre sans raideur, chairs molles; escarre au sacrum, peu large et peu profonde; amaigrissement considérable.

Crâne. — Les membranes sont saines. La

substance cérébrale est dure, sablée et injectée. Il n'y a qu'une petite quantité de sérosité.

Poitrine. — Adhérences celluleuses anciennes au sommet du poumon gauche. Les bronches sont un peu rouges.

Abdomen. — La membrane muqueuse de l'estomac offre au grand cul-de-sac une large plaque d'un rouge pâle ; en cet endroit elle est très ramollie, et s'enlève au moindre effort. Ce ramollissement présente au moins une surface de trois pouces carrés. Dans le duodenum on distingue quelques petites rougeurs ou membranes qui deviennent de plus en plus nombreuses à mesure que l'on descend dans l'intestin. Bientôt on commence à rencontrer çà et là quelques ulcérations peu larges, superficielles ; elles sont très multipliées vers la fin de l'intestin grêle ; le cœcum lui-même est rempli d'ulcérations. Le péritoine est enflammé ; dans plusieurs endroits il est épaissi, dans d'autres il est couvert de flocons albumineux. La cavité du petit bassin contient environ une livre et demie de sérosité purulente.

Appareil génito-urinaire. — La plaie qui va du périnée à la vessie ne présente aucune trace de cicatrisation ; elle est aussi large que le pre-

mier jour. Tout le périnée est infiltré de sang.
Le tissu cellulaire qui entoure le rectum est
infiltré de pus. La putréfaction, qui est déjà
fort avancée, ne permet point de reconnaître le
vaisseau lésé. Du pus mêlé à du sang existe
tout autour de la plaie. La prostate n'est point
entièrement divisée; l'ouverture du col.de la
vessie paraît être de quatorze lignes; la muqueuse qui tapisse cette poche est rouge,
épaissie, injectée, très notablement phlogosée;
elle est presque en tous ses points recouverte
par une fausse membrane qui lui adhère inti-
mement. Les uretères sont sains. Point de
calculs.

En résumant ce qui vient d'être dit sur la
taille bilatérale, on voit que ce procédé présente les avantages suivans :

1° Son exécution est plus facile, plus
prompte et plus sûre que celle de la plupart
des autres méthodes; elle l'emporte même sur
ce point sur la taille latéralisée.

2° L'incision est faite sur la partie la plus
large du détroit périnéal du bassin, et par conséquent sur le point le plus favorable à l'extraction des calculs, si volumineux qu'ils soient.

3° Elle ouvre jusque dans l'intérieur de la

vessie une voie plus courte et plus directe que
les incisions latérales ou verticales, et à travers
laquelle il est plus facile de faire manœuvrer
les instrumens. L'urine peut s'écouler librement par cette voie, sans qu'aucun obstacle
puisse favoriser son extravasation dans le tissu
cellulaire.

4° Elle a l'avantage, sur les incisions dirigées
d'un seul côté, de faire au col de la vessie et à
la prostate une ouverture suffisante pour l'extraction des calculs très volumineux, sans dépasser la circonférence de cette glande et sans
atteindre jusqu'aux limites où ses divisions deviennent dangereuses.

5° Elle ménage plus sûrement que la taille
latérale les canaux éjaculateurs dont la lésion
ne doit pas être considérée comme entièrement indifférente.

6° Enfin, ce procédé peut être pratiqué sur
les deux sexes et à tous les âges de la vie.

La taille bilatérale a été pratiquée environ
soixante-dix fois à l'Hôtel-Dieu ou en ville ; et,
sur ce nombre, six malades seulement succombèrent. On remarque à l'Hôtel-Dieu surtout une série de vingt-six individus opérés
de suite avec succès. Les morts, en général,

ont été dans la proportion de un sur douze environ. Une semblable expérience est encore bien restreinte ; mais, sans prétendre que la taille bilatérale doive mettre certainement à l'abri des hémorrhagies, des infiltrations urineuses et des inflammations que toutes les opérations de ce genre sont si susceptibles de déterminer, il est évident que, ne fît-elle qu'augmenter de trois, ou seulement de deux, les chances favorables aux sujets, elle devrait être préférée aux autres procédés périnéaux, et spécialement à la taille latéralisée, jusqu'à présent mise presque exclusivement en usage.

Dans une autre leçon, nous traiterons de la taille recto-vésicale et des diverses méthodes employées pour briser la pierre dans la vessie.

ARTICLE VII.

DES BLESSURES PAR ARMES A FEU.

Il n'est peut-être pas dans le vaste domaine de la chirurgie un sujet aussi complexe, qui embrasse un aussi grand nombre de questions pratiques, dont le diagnostic et le traitement exigent de l'homme de l'art des connaissances plus étendues, plus de rectitude dans le jugement, plus d'habileté dans l'exécution, que les blessures par les armes de guerre en général, et en particulier par les armes à feu. Aussi, malgré les exemples assez nombreux que les accidens de la chasse, des fêtes publiques, les duels, les suicides, etc., ont soumis à l'observation de M. Dupuytren pendant de longues années, il lui eût été difficile d'établir une théorie pratique sur ces cas isolés, occasionnés, pour la plupart, par les mêmes armes, les mêmes projectiles, présentant les mêmes caractères ou occupant les mêmes régions. Mais trois époques mémorables à des titres divers, les malheurs de la patrie en 1814 et 1815, les glorieux et sanglans combats de 1830 et la déplorable lutte

de juin 1832 ont été pour ce célèbre chirurgien une occasion d'exercer son génie sur
cette importante spécialité. Les brillantes et
nombreuses leçons dont elles lui ont fourni le
sujet attestent qu'il ne lui a point été nécessaire de vieillir sur les champs de bataille
pour l'embrasser dans tout son ensemble et
dans ses détails les plus minutieux, avec cette
haute portée de vues qu'on lui connaît, et
pour la mettre au niveau des autres branches de la science. Nous sommes heureux de
pouvoir aujourd'hui présenter un résumé sub-
stantiel de ses principes et de ses doctrines sur
l'une des parties les plus intéressantes de la
chirurgie militaire, les Blessures par armes à
feu, dans un moment surtout où la France,
de nouveau menacée au dedans et au dehors
dans son indépendance et ses libertés, doit
pouvoir compter sur le courage et sur l'instruction de tous ceux qui se destinent ou qui déjà
se consacrent à l'art de guérir.

Avant de parler des blessures, dit M. Dupuytren, nous entrerons dans quelques détails sur les effets des coups de feu en général. Il sera bien plus facile d'appliquer ensuite
les règles établies aux désordres qu'ils occa-

sionnent sur les corps vivans. Ces effets dé-
pendent de deux circonstances principales :
la manière dont l'arme a été chargée et la distance à laquelle on la tire. Si un fusil quelconque est chargé à poudre seulement sans
être bourré, l'explosion qui a lieu est peu
bruyante, mais assez forte pour contondre violemment la peau lorsque la décharge est reçue à
courte distance. Si l'arme n'est chargée qu'à
poudre, mais bourrée avec plus ou moins
de force, les effets varieront suivant le degré
de résistance et l'éloignement du corps qui
est frappé. Voici un fait, dit le professeur,
que nous avons observé. Deux individus se
prennent de querelle ; l'un d'eux, poussé par
la colère, lâche un coup de fusil chargé à
poudre seulement dans le ventre de son ad-
versaire qui tombe mort à l'instant même.
Le coup avait été tiré à la distance d'un ou
deux pieds. Appelé à constater juridique-
ment la cause du décès, nous trouvâmes les
vêtemens dilacérés, la paroi de l'abdomen
percée d'un trou qui offrait plus d'un pouce
de diamètre, l'intestin ouvert ; la bourre du
fusil était au milieu du ventre, et aucune autre

ouverture n'existait; il fut avéré que l'arme ne contenait que de la poudre. On connaît bien d'autres faits du même genre. Il arrive très souvent que les suicides, dans le trouble et l'agitation où ils sont, oublient de mettre la balle ou le plomb dans le pistolet. Les diverses parois de la bouche sont violemment distendues par la raréfaction de l'air. Quelquefois la bourre traverse la voute palatine. Si le coup porte en arrière, assurément la colonne vertébrale n'est pas endommagée, mais le voile du palais est déchiré; quelquefois aussi l'os maxillaire inférieur est lui-même brisé. Chacun sait qu'une certaine quantité d'eau mise dans le canon d'un fusil et projetée avec force suffit pour étourdir et même pour tuer les oiseaux. Un coup de fusil chargé avec une chandelle de suif peut, à une petite distance, perforer une planche même assez épaisse. L'extrême vitesse imprimée au corps mou, supplée ici la densité qui lui manque et surmonte la force de cohésion du bois. Une poignée de gros sel de cuisine tirée à distance convenable ne produira pas de grands inconvéniens si le fusil n'en est chargé que depuis quelques instans; mais si le sel a eu le temps de se concréter et que le coup parte d'assez près, la charge peut faire balle et causer de graves désordres.

Le petit plomb de différens calibres agit de deux manières : ou il frappe en masse et, comme on le dit, il fait balle, ce qui dépend de la bonté du fusil et de la petite distance où se trouve le but, ou bien il se disperse et tombe isolément. Dans le premier cas son action est très énergique et produit sur les corps vivans des effets plus redoutables qu'une balle seule. C'est ainsi qu'a péri par accident le fils du maréchal Moncey, et chaque année la saison de la chasse compte quelques nouvelles victimes de l'imprudence ou de la maladresse. Très souvent une balle seule traverse le poumon sans entraîner la mort, tandis qu'une charge de plomb dilacère ces organes, et emporte infailliblement le blessé. Dans le second cas, c'est-à-dire si le coup est reçu à distance, il est rare qu'il en résulte d'accidens, à moins que la partie atteinte ne jouisse d'une grande importance. Un œil blessé par un grain de plomb est presque toujours perdu sans ressource. Si le cœur, l'estomac ou les intestins en étaient atteints, il pourrait déterminer de graves désordres; mais cette espèce de projectiles pénètre rarement plus loin que le tissu cellulaire sous-cutané.

Les chevrotines et les balles d'un petit calibre se rapprochent des balles ordinaires, et ne produisent pas moins de ravages quand elles sont reçues à une portée convenable. Seulement, comme elles sont presque toujours multiples, le même coup de fusil fait un plus grand nombre de blessures et augmente d'autant le danger. Il est à remarquer que beaucoup de fusils de chasse portent mal la balle; elle est promptement déviée et perd bientôt de sa vitesse, de sorte qu'il n'y a ni sûreté pour celui qui tire, ni beaucoup de danger pour celui qui sert de but. Cette observation s'appliquera plus tard à un grand nombre de faits.

Quant aux coups de fusil de munition comme ce sont leurs effets que nous aurons surtout à examiner dans l'étude des plaies par armes à feu, il est nécessaire que nous jetions d'abord un coup d'œil sur les modifications que subissent les projectiles dans leur marche suivant le degré de leur vitesse, leur direction et les différens points de la distance qu'ils parcourent. La vitesse d'une balle diminue graduellement depuis l'instant où elle sort du fusil jusqu'à celui où elle va toucher le sol. L'air lui oppose d'abord une certaine résistance qui tend à la faire dévier de la ligne droite et affaiblir sa rapidité. Tout corps contre lequel elle se heurte lui fait perdre une partie de cette vitesse et même l'arrête tout à coup, si sa pesanteur et sa solidité surpassent la force en vertu de laquelle elle se meut. Mais cet arrêt n'a lieu, bien entendu, que lorsque le projectile arrive perpendiculairement au plan de la surface qu'il rencontre. Si le choc a lieu obliquement, la balle est réfléchie suivant un angle plus ou moins ouvert. Ces principes d'une physique vulgaire ne doivent pas être perdus de vue, parce qu'ils expliquent une foule de circonstances très remarquables dans les plaies par armes à feu, et nous aurons l'occasion d'en faire souvent l'application. Il serait inutile de nous étendre sur les divers degrés de résistance que présentent les différens corps à raison de leur nature, de leur densité et de leur forme. Il est cependant une remarque que nous croyons devoir faire : c'est que la cuirasse n'est pas toujours à l'épreuve de la balle, comme on le croit commu-

némant. Dans les journées de juillet un soldat
portant cette armure a été tué d'un coup de
fusil; la balle avait traversé la cuirasse de part
en part, précisément sur l'arète saillante qui
se remarque à sa partie antérieure.

L'action de la mitraille, des biscaïens et des
boulets ne diffère de celle des balles dont nous
venons de parler, que par leur masse plus
considérable, leur forme irrégulière, et surtout
l'impulsion immense qu'ils reçoivent. Nous reviendrons plus tard sur ces différens points.

La seconde circonstance principale qui influe, avons-nous dit, sur les effets des coups
de feu, c'est la distance à laquelle ils sont reçus;
et cela se conçoit facilement. A une très petite
portée, le corps frappé reçoit non-seulement
le projectile au moment de sa plus grande impulsion, mais encore toute la force de l'explosion elle-même avec la bourre. Il y a à la fois,
si le corps en est susceptible, brûlure, déchirure, attrition énorme. A une distance assez
grande pour que la balle seule atteigne le but,
l'action de celle-ci sera encore d'autant plus
grande qu'elle est plus éloignée du terme de
sa course. Elle causera un ébranlement proportionné à cet excédant de puissance, et don-

nera lieu à des accidens plus ou moins graves suivant la nature des parties. Enfin le projectile arrivé au terme de son impulsion ne produira plus qu'une impression légère ; les organes vivans sont contus.

L'action des balles présente encore des particularités remarquables par suite de la déviation que leur imprime la forme des corps frappés par elles. Si elles frappent obliquement un corps cylindrique, elles sont réfléchies de la même manière que par une surface plane. Si au contraire elles rencontrent l'extrémité du diamètre d'un demi-cylindre creux, elles suivent très exactement la courbe qu'il décrit et continuent leur marche jusqu'à l'autre extrémité du diamètre. On conçoit très bien dès lors qu'une balle puisse revenir vers son point de départ et blesser en retour celui qui a tiré le coup de fusil, s'il est à peu de distance, ou toute autre personne placée dans la nouvelle direction du projectile. La tête et la poitrine de l'homme offrant une forme cylindrique très marquée, il arrive souvent qu'une balle qui frappe sur un des côtés du front ou de la poitrine chemine entre les os et la peau et va sortir au point opposé sans rien léser à l'intérieur. On croirait que ces régions ont été traversées de part en part, lorsqu'au contraire le projectile a décrit une courbe en suivant la face extérieure des côtes ou des os du crâne. Ce phénomène est dû sans contredit à la résistance de la peau qui, très élastique et en même temps très solide, s'oppose à ce que la balle soit réfléchie au dehors.

Tous les corps jouissant de beaucoup d'élasticité résistent plus ou moins à l'action des balles. Les vêtemens, et surtout ceux de laine, protégent jusqu'à un certain point les parties qu'ils recouvrent. Il est à ce sujet plusieurs remarques à faire.

On observe que le trou fait par une balle aux vêtemens est toujours beaucoup plus étroit que celui qui existe à la peau correspondante. Souvent même la balle pénètre à une grande profondeur dans un membre sans perforer les vêtemens. En 1814, un soldat français, blessé sous les murs de Paris, fut reçu à l'Hôtel-Dieu. En examinant la partie supérieure de la jambe nous trouvâmes des fragmens de toile enfoncés dans l'os du membre. De fortes tractions amenèrent au dehors une sorte de bourre contenant une balle entièrement enveloppée par une

partie de la guêtre du malade. La pièce est conservée à l'Hôtel-Dieu. Parmi les blessés reçus
à la Pitié en juillet 1830, l'un d'eux a offert un
cas analogue : une balle avait pénétré dans le
ventre, en poussant au-devant d'elle la che-
mise qui ne s'est pas déchirée et qui a servi
très utilement à l'extraction du projectile. Ce
malade est parfaitement guéri. Cette différence
de largeur entre l'ouverture des vêtemens et
celle de la peau dépend, comme nous l'avons
dit, de l'élasticité des parties. C'est pour avoir
méconnu ce principe que la mort de Char-
les XII, roi de Suède, tué d'un coup de fusil
qu'il reçut à la tête, fut attribuée à un assassi-
nat par la raison que la balle ayant percé le
bord de son chapeau et pénétré dans le crâne
par sa partie antérieure, il y avait une grande
différence entre l'ouverture du chapeau et celle
de la tête.

La différence d'élasticité des organes donne
encore l'explication de plusieurs autres phénomènes remarquables. Un projectile dont la
vitesse a beaucoup diminué frappe obliquement une surface ronde, comme la cuisse,
par exemple, et poursuit sa route sans laisser
de traces de son passage sur le pantalon de la

personne blessée : cependant le membre o
frappé de stupeur, d'engourdissement, l'indi
vidu est tombé, et quand on examine la cuisse
on trouve qu'elle est fracturée, que toutes les
parties molles sont réduites en bouillie, quoi
que la peau ne paraisse pas altérée. C'est que
les muscles, au moment où ils sont atteints
sont presque toujours dans un état de tension
qui les rend plus friables ; la peau qui les revêt
ne se brise pas aussi facilement, et souvent
même elle résiste tout-à-fait, tandis que les
parties sous-jacentes sont meurtries, dilacé-
rées. Si, au lieu d'un membre, c'est la poitrine
qui est atteinte par cette énorme contusion,
la mort peut être instantanée, et un examen
attentif seul peut conduire le chirurgien à en
trouver la cause. C'est dans des cas de ce genre
qu'on a attribué la blessure au *vent du boulet,*
c'est-à-dire à l'action de l'air violemment chassé
par le projectile. Cette opinion, fortement ac-
créditée parmi les militaires, est, comme on
vient de le voir, complètement erronée.

La balle, en frappant sur des corps plus ou
moins durs, peut subir diverses modifications
dans sa forme, s'aplatir, se briser en fragmens
et produire de cette manière des blessures

dont on a de la peine à se rendre compte. Un homme reçoit un coup de feu ; la balle qui atteint le bas de la jambe droite se divise en deux portions sur la crête saillante du tibia. Chacune de ses moitiés traverse le mollet en divergeant un peu et va se loger dans l'épaisseur de l'autre jambe qui était placée derrière la première. Ainsi cinq ouvertures ont été faites par une seule balle. Les cas de ce genre ne sont pas rares. Nous avons vu, dit M. Dupuytren, plusieurs citoyens blessés en juillet par les éclats d'une balle qui avait frappé un barreau de fer situé auprès d'eux. Ces fragmens irréguliers s'étaient logés dans la peau, ou avaient pénétré plus avant en causant des désordres proportionnés à leur irrégularité : c'est en petit ce qui arrive par l'effet de la mitraille. Quelquefois aussi des biscaïens en fer fondu rencontrent des corps d'une grande dureté et les font voler ou volent eux-mêmes en éclats ; ils causent alors des blessures extrêmement graves.

Tels sont les effets ordinaires des coups de feu considérés d'une manière générale. Voyons maintenant, dit le professeur, s'il est quelques circonstances capables d'ajouter à leur gravité. Dans le public et parmi les militaires on est persuadé que souvent l'ennemi, pour rendre les blessures plus dangereuses, se sert de *balles mâchées*. Cette opinion est dénuée de toute espèce de fondement, et il est facile de s'assurer qu'il ne peut pas exister de balles de cette espèce. Chacun peut en faire l'expérience en mordant aussi vigoureusement qu'il le pourra une balle de calibre. Qu'en résultera-t-il? Les impressions des dents seront marquées dans le métal en creux ou petits cônes ayant tout au plus une ligne de profondeur, et dont la base ne dépassera point la surface de la balle. Cette pression exercée par les mâchoires, tant robustes soient-elles, ne change donc rien à sa forme ronde, et il est par conséquent physiquement impossible que son introduction dans le tissu de nos organes y détermine rien de plus qu'une balle ordinaire. Il n'y a pas de doute que l'on aura attribué à l'action des mâchoires les inégalités, les angles, les déformations variées, en un mot, que subissent les projectiles par leur choc contre un corps dur quelconque et même contre les os de nos parties.

Les balles à rainures, lancées par les carabines rayées, ne sont plus dangereuses que les balles ordinaires qu'à raison de leur immense vitesse, d'une force d'impulsion telle que le coup est mortel à 12 ou 1500 pas, plus du double de la portée ordinaire. Mais il arrive souvent dans les guerres civiles que des citoyens armés de fusils de chasse n'ont pour les charger que des cartouches de fusil de munition. Les balles ne pouvant pénétrer dans le canon trop étroit, ils sont obligés de les réduire en cylindres en les martelant. Les projectiles de cette nature, connus sous le nom de *lingots*, font de larges et dangereuses blessures parce qu'ils se placent en travers et déchirent horriblement tout ce qu'ils rencontrent. La même remarque s'applique à tous les projectiles, quelle qu'en soit la nature, qui présentent des angles et des irrégularités considérables. Leur présence est supportée avec bien plus de difficulté ; l'extraction en est bien plus pénible, douloureuse et moins inoffensive que celle d'un projectile à surface égale et polie.

Les symptômes graves qui dans beaucoup de cas se développent à la suite d'une plaie par arme à feu, ont fait croire, de temps immémorial, à l'existence de *balles empoisonnées*, et cette erreur trouve encore de nos jours quelques partisans.

Ces corps étrangers n'agissent point comme corps vénéneux ; leur présence provoque seulement et entretient une inflammation qui ne s'éteint que lorsque la suppuration l'a entraîné au dehors, ou que l'extraction en a été pratiquée ; tels sont les morceaux de vêtemens, la bourre, les fragmens aigus des balles. Mais les tissus s'habituent quelquefois à la présence de ceux dont la forme est régulière, la surface polie, le volume peu considérable. On a vu des balles séjourner ainsi dans le cerveau, dans le cœur et dans la plupart des autres organes. Alors il s'établit autour du corps étranger un travail fort remarquable. Une production couenneuse, d'abord répandue autour de lui, s'organise en une membrane villeuse, exsudant du pus, mais qui s'amincit graduellement, devient lisse et ne fournit plus par sa face interne qu'un peu de sérosité. Le corps étranger, ainsi isolé de l'organisme, peut séjourner indéfiniment dans son sein. Quelquefois cependant il arrive que ce kyste séreux s'enflamme accidentellement ; du pus s'y forme et se fait jour au dehors. Il s'établit alors des trajets fistuleux qui persistent autant que la cause du mal. Reprenons ce sujet intéressant.

Il m'a été donné l'occasion, dit M. Dupuytren, d'étudier un grand nombre de fois l'état dans lequel se trouvent ces corps au milieu de nos parties. Toutes les fois qu'ils excitent de l'inflammation et de la suppuration, ils sont enveloppés d'un kyste purulent de nature muqueuse, et au bout d'un certain temps un trajet fistuleux vient établir une communication entre eux et quelque point de la surface ou de l'intérieur du corps. Toutes les fois, au contraire, qu'ils n'excitent ni inflammation ni suppuration, on les trouve entourés d'un kyste dont la forme est en rapport avec la leur, mais dont l'organisation est tout-à-fait semblable à celles des membranes séreuses. Ces kystes adhèrent par une de leurs faces aux parties molles aux dépens desquelles ils ont été formés ; par l'autre face ils regardent le corps étranger avec lequel ils sont en contact. Dans leur cavité on trouve constamment d'abord de la sérosité limpide et analogue à celle qui lubrifie les membranes séreuses, ensuite le corps étranger lui-même. Cette remarque n'est pas seulement curieuse, elle importe encore à la pratique.

En effet, si dans les opérations qui ont pour but l'extraction de ces corps étrangers, on se borne à ôter ceux-ci après la simple incision des kystes, et qu'on ferme ensuite la plaie de manière à obtenir une réunion par première intention, on voit presque toujours une nouvelle tumeur se reproduire par suite d'un amas de la sérosité que produit leur surface interne. Il faut donc, quand on extrait ces corps étrangers, ou enlever avec eux le kyste qui les entoure, ou bien le remplir avec de la charpie, afin de l'enflammer, le faire suppurer et obtenir l'adhésion de ses parois.

Mais ces corps étrangers, avons-nous dit, ne restent pas toujours immobiles au milieu des tissus qui les ont reçus : en effet, chose singulière ! ils deviennent voyageurs. Leur déplacement peut être lent ou rapide : est-il rapide? ils ne laissent aucune trace de leur passage dans les parties qu'ils traversent. Est-il lent? ils s'entourent de l'appareil séreux dont nous avons parlé. Cette mobilité n'appartient pas seulement aux corps piquans, lisses et allongés, mais aussi à des corps de forme différente, aux corps sphériques, par exemple; mais en général elle est d'autant moindre que ces corps se rapprochent davantage du sphéroïde. Cette faculté qu'ont les corps de voyager ne doit pas être perdue de vue par le chirurgien. Comme il arrive souvent qu'ils se déplacent du jour au lendemain, et qu'un corps qu'on a senti la veille dans un point peut au bout de vingt-quatre heures se trouver fort loin de là, on ne doit jamais pratiquer d'incisions, pour son extraction, sur le souvenir d'une perquisition faite la veille, mais toujours sur la sensation que l'on éprouve au moment même de l'opération. Ces déplacemens ont lieu en général de l'intérieur vers l'extérieur du corps, du canal intestinal vers la peau, de la profondeur des membres vers leur superficie; quelquefois cependant, mais bien rarement, ils s'avancent de la périphérie vers le centre.

On a cru aussi que la balle chassée par un corps en combustion conservait un degré de chaleur qui ne pouvait que s'accroître en raison de la rapidité de sa course. Il en résultait que la plaie offrait, outre les caractères qui lui sont propres, tous ceux d'une *brûlure* très grave. Il y a bien long-temps que le célèbre Ambroise Paré a démontré l'absurdité de cette croyance, en faisant voir que les balles passent au travers d'un monceau de poudre sans y mettre le feu.

Faisons maintenant, continue M. Dupuytren, l'application des idées que nous venons d'émettre aux plaies proprement dites. Nous aurons à examiner leurs caractères généraux et distinctifs, leurs degrés de gravité, les accidens divers qui les accompagnent, les causes spéciales qui peuvent influer sur leur terminaison, et le traitement qui convient dans chaque cas individuel à raison de toutes les circonstances que nous venons d'énumérer.

Si le point frappé par la balle est soutenu par des os comme au-devant de la jambe ou à la circonférence du crâne, la peau peut être détruite et l'est en effet le plus ordinairement. Dans ce cas, son tissu écrasé s'enflamme, s'ulcère et est remplacé par une cicatrice. Nous avons parlé précédemment de l'action bien plus redoutable du boulet, qui écrase un membre sans en altérer la peau. Il n'est pas rare alors de voir celle-ci intacte, lors même que les muscles, les viscères, etc., sont réduits en bouillie, et que les os sont fracassés. C'est là la contusion portée à son maximum. Chez une femme blessée en juillet 1830, l'humérus fut fracturé, la peau étant restée parfaitement saine. En 1814, nous reçûmes dans cet hôpital un militaire qui avait eu les reins froissés par un boulet. On ne voyait rien dans cette région qu'un gonflement assez considérable sans lésion des tégumens. Une vaste inflammation s'y développa bientôt, toutes les parties molles furent frappées de gangrène, et à l'examen du cadavre on vit que la partie postérieure des os qui composent la colonne vertébrale était broyée en petits fragmens. Nous en rapporterons plus loin l'observation détaillée. On conçoit que l'art ne peut rien dans des cas de ce genre.

Si le projectile, mu par une grande force, frappe obliquement la surface du corps, il y fait une plaie déchirée plus ou moins longue et creusée en forme de gouttière; moins oblique ou direct, il pénètre dans son épaisseur, et s'il manque d'impulsion, il y reste engagé. La plaie ne présente alors qu'un orifice, et suivant la remarque de Percy, le fond en est plus large que l'entrée, à cause de la persistance du mouvement de rotation. On sait en effet que de même que tous les corps sphériques lancés dans l'espace, les projectiles des armes à feu sont animés d'un double mouvement, l'un de projection, qui suit une courbe parabolique, l'autre de rotation sur leur axe qui survit quelque temps au premier. La combinaison de ces deux forces explique divers phénomènes remarquables. Lorsqu'un boulet est presque parvenu au terme de sa course, il roule avec lenteur sur le sol; mais s'il rencontre un obstacle, il le renverse violemment ou s'élève lui-même à plusieurs pieds de hauteur. C'est ainsi qu'il est quelquefois arrivé que de jeunes soldats, voulant les arrêter avec le pied ou les saisir, ont eu les membres dilacérés ou emportés.

Si la balle est pourvue d'une force assez grande pour traverser le corps, son trajet est limité par deux ouvertures. Celle de l'entrée, souvent assez régulière, offre des dimensions en rapport avec le volume de l'objet vulnérant. Ses bords sont renfoncés en dedans et plus fortement contus que ceux de l'ouverture de sortie. Cette dernière est communément moins régulière, plus large, ses bords font saillie au dehors, sont moins contus et plus inégalement déchirés. La peau, dans le lieu de l'entrée de la balle, trouve un point d'appui sur les parties sous-jacentes, qui rend plus facile la solution de continuité et prévient ainsi le déchirement de ses bords. D'un autre côté, il faut tenir compte aussi, pour expliquer ce phénomène.

de la perte de mouvement que subit le projectile en traversant les tissus ; car il résulte
de l'observation que les balles, lorsqu'elles
pénètrent à travers des milieux solides, les divisent d'autant plus nettement qu'elles sont
douées d'une impulsion plus considérable.
Cette différence de diamètre entre les ouvertures d'entrée et de sortie ne fait point exception pour les plaies du crâne, comme on l'avait
pensé d'après une observation incomplète rapportée par Ledran. Voici, dit le professeur,
une pièce anatomique fort intéressante qui
démontre la vérité de notre assertion jusqu'à
l'évidence. C'est le crâne d'un jeune homme
qui s'était tiré à bout portant un coup de pistolet. Entrée par la partie moyenne et inférieure du coronal, la balle a traversé la masse
cérébrale, est venue frapper l'occipital au point
opposé, a été repoussée par l'élasticité de cet
os, qui, quoique éclaté, n'a pas été emporté,
et a été retrouvée au-devant de la tente du cervelet. Vous voyez que l'ouverture d'entrée faite
à la table extérieure du coronal est nette et
n'a que le diamètre du projectile ; que celle
au contraire faite à la table interne est bien
plus grande et très irrégulière. En arrière, la

partie écaillée de l'occipital présente une étendue bien plus grande encore, surtout en dehors. Une circonstance fort extraordinaire a accompagné ce fait : bien que la balle ait pour ainsi dire labouré et percé le cerveau de part en part, le jeune homme, déposé d'abord pendant une heure dans un corps de garde, puis apporté à l'Hôtel-Dieu, n'a succombé que trois heures après sa blessure.

Le trajet creusé par les balles est ordinairement plus ou moins sinueux, à cause de l'inégale rétractilité des tissus divisés, des changemens d'attitude du blessé, et surtout des déviations qu'a subies le projectile. Levacher a vu une balle frapper la partie antérieure de la cuisse et sortir par le point diamétralement opposé sans fracturer le fémur ; plusieurs fois on a vu des balles percer les tégumens du front et sortir par les tégumens de l'occiput sans avoir pénétré dans la cavité du crâne, frapper le sternum et sortir vers le dos, sans avoir traversé l'intérieur du thorax. Le docteur Hennen, cité par Sam. Cooper, a vu, chose plus extraordinaire encore ! une plaie faite par une balle qui était entrée près du cartilage thyroïde et avait parcouru toute la circonférence du cou. Il

est facile d'expliquer tous ces faits en leur appliquant les lois connues du mouvement. Lorsqu'un projectile pénètre à travers des milieux
de densité différente, il est réfracté, c'est-à-dire
qu'il est plus ou moins dévié de sa direction
et qu'il se rapproche ou s'éloigne alternativement de la perpendiculaire suivant la densité
comparative de ces milieux, et suivant le degré
d'obliquité avec lequel chacun d'eux est frappé :
de telle sorte que le projectile peut décrire
une série alternative et plus ou moins longue
d'angles d'incidence et d'angles de réflexion,
jusqu'à ce que son mouvement soit épuisé ou
qu'il se soit frayé une issue au dehors.

Une balle qui rencontre un os agit sur lui de
diverses manières. Quelquefois elle n'y produit qu'une contusion, mais cet accident, quoique léger en apparence, amène souvent des
résultats fâcheux. Le périoste, s'il n'a pas été
détruit, s'enflamme et se décolle, l'os est
frappé de nécrose dans une plus ou moins
grande étendue ; s'il offre une structure spongieuse, l'inflammation se propage au tissu vasculaire intérieur et peut s'étendre au loin.
Aux os du crâne, les deux lames sont presque toujours nécrosées à la fois ; la dure-mère
s'enflamme consécutivement, etc.

Lorsque les projectiles sont animés d'une force assez grande pour vaincre la résistance des os, ils y produisent des désordres très variés. Ils les brisent avec d'autant plus de facilité qu'ils sont plus durs et par conséquent moins élastiques. Les os plats, tels que ceux de la voûte du crâne ou l'omoplate, sont quelquefois traversés aussi nettement que s'ils l'étaient par un emporte-pièce ; d'autres fois ils le sont plus largement et avec éclats, de la même manière qu'une balle frappant un corps fragile et mince, tel qu'un carreau de vitre, y fait une ouverture régulière ou le brise au loin, suivant qu'elle agit directement ou en ligne oblique, suivant qu'elle est au commencement ou près du terme de sa course. Si elle ne rencontre qu'un des points de la surface d'un os long et dur, ou si elle frappe sur un os prismatique, le tibia, par exemple, elle l'écorne comme l'on dit, et cela peut arriver sans le casser dans toute sa circonférence. Mais la partie moyenne des os longs où abonde le tissu compact, est ordinairement réduite en fragmens nombreux de formes et de dimensions diverses. Si le projectile conserve peu d'impulsion ou s'il frappe l'os fort obliquement, celui-ci peut se fracturer sans esquilles. On en a vu un exemple sur le général Rapp, dont l'humérus gauche fut cassé en travers à sa partie moyenne par une balle qui resta dans l'épaisseur des chairs. Un maçon, blessé le 28 juillet 1830 à l'attaque de l'Hôtel-de-Ville, eut le fémur droit fracturé à peu près de la même manière par une balle qui avait traversé la partie moyenne et interne de la cuisse. Le tissu spongieux qui forme les os courts et les extrémités des os longs, moins propre à résister aux chocs, est moins capable aussi de les répartir sur une large surface. Les fragmens en sont ordinairement plus nombreux et moins considérables, mais le fracas s'étend presque toujours jusqu'aux parties articulaires et aux cartilages diarthrodiaux. Toutefois on a vu ce tissu spongieux traversé, sans offrir d'éclats, présentant une ouverture presque aussi régulière qu'on eût pu l'obtenir à l'aide du trépan. Enfin si la force de résistance de l'os surpasse la puissance active du projectile, celui-ci se déforme de plusieurs manières: tantôt il s'aplatit ou devient anguleux, tantôt il se creuse en sillons ou se hérisse de pointes saillantes, et enfin il achève son cours au lieu qui lui fait obstacle, ou se devie et va léser des organes voisins.

S'il rencontre le bord saillant d'un os, il peut s'y diviser. On a vu des balles ainsi coupées par la crête du tibia en deux fragmens qui étaient sortis isolément par les faces opposées de la jambe. Bien plus, lorsqu'elles fracturent des os plats qu'elles ont obliquement frappés, elles peuvent se diviser contre les fragmens eux-mêmes. Un soldat suisse fut reçu à l'Hôtel-Dieu le 28 juillet 1830, blessé par une balle qui avait fracturé le pariétal droit et s'y était divisée en deux portions, dont l'une s'était échappée par les tégumens, tandis que l'autre pénétrant dans le cerveau, dont elle avait traversé le lobe postérieur, s'était arrêtée sur la tente du cervelet. Nous avons eu aussi dans cet hôpital à la même époque un blessé chez lequel une balle, en fracturant l'occipital, s'était coupée en deux fragmens qui tenaient encore l'un à l'autre et s'étaient arrêtés comme à cheval sur l'os.

Lorsque par suite de la résistance des parties ou du peu de force que conserve la balle, celle-ci est restée dans la plaie, elle influe beaucoup sur les suites de la blessure et réclame toute l'attention du chirurgien. Ce corps étranger doit toujours être enlevé, et dans beaucoup de cas ce n'est pas chose facile. Mais comment pourra-t-on juger de sa présence dans la profondeur des parties? L'existence des deux ouvertures d'entrée et de sortie n'en est pas toujours une preuve, car ces sortes de plaies recèlent souvent des corps étrangers de nature diverse : tantôt c'est le projectile lui-même, seul ou accompagné d'une portion de la bourre, de petits morceaux de drap ou de toile provenant des vêtemens, ainsi que nous en avons cité des exemples ; tantôt ce sont des fragmens de boutons, ou d'autres corps qu'il a entraînés avec lui. Il a pu sortir de la plaie et y avoir laissé ces corps qui, plus légers et mus par une impulsion beaucoup moins considérables, n'ont pu suivre son mouvement. On doit le craindre dans les cas où les vêtemens du blessé, au lieu de ne présenter qu'une déchirure simple, sont troués avec perte de substance. Quant au projectile lui-même, il ne peut être resté dans la plaie, lorsque celle-ci présente deux ouvertures, à moins toutefois que l'arme n'ait été chargée de plus d'une balle, ou que la balle, en frappant un os, n'ait été divisée. Voici un fait fort curieux, qui prouve jusqu'à quel point le diagnostic de ces cas est quelquefois difficile.

Au mois de juillet 1830, un citoyen fut blessé par une balle qui pénétra au-dessus de la clavicule et sortit en arrière près de l'angle inférieur du scapulum. Il la recueillit à quelques pas de lui ; elle paraissait avoir le volume des balles ordinaires, et était seulement un peu aplatie sur une face. Traité dans nos salles, il en sortit guéri au bout de quelques mois. S'étant présenté à la commission des récompenses nationales, on l'examina et on sentit un corps étranger très dur, placé au voisinage de la plaie postérieure ; une incision apprit bientôt que c'était un fragment de balle. Il était difficile de croire qu'il pût appartenir à celle qu'on avait recueillie et que conservait le malade. Cependant telle était notre opinion qui ne fut point partagée par ceux de nos collègues présens à cet examen ; pour en démontrer la justesse, nous fîmes réunir et peser ces deux fragmens, et ils se trouvèrent égaler très exactement le poids d'une balle ordinaire.

Lorsque la plaie n'a qu'une ouverture, on doit penser que le projectile y est renfermé. Il peut arriver cependant que le corps, poussant devant lui une portion de vêtemens, s'y soit logé comme dans une espèce de sac et en ait été ensuite retiré quand on a déshabillé le malade. Nous en avons cité précédemment des exemples.

Les projectiles les moins volumineux sont ceux qui restent le plus fréquemment engagés dans la profondeur des parties ; et on le conçoit aisément, car la quantité de mouvemens, pour des vitesses égales, est toujours proportionnelle aux masses. Les plombs de chasse s'y trouvent fort souvent, mais il est bien rare d'y rencontrer des projectiles plus volumineux que les balles ordinaires. Cependant nous pouvons en citer un exemple : le 29 juillet un enfant de 14 ans fut blessé par un biscaïen qui, après avoir traversé d'avant en arrière le côté gauche de la poitrine, vint s'arrêter sous les tégumens du dos. Il fut transporté à l'Hôtel-Dieu, et nous fîmes l'extraction du corps étranger, qui était comme coiffé d'une quantité considérable de bourre. Du reste, on doit encore considérer comme corps étrangers les esquilles osseuses qui sont entièrement séparées des parties molles ou qui ne leur sont plus que faiblement unies. Elles sont d'autant plus nuisibles que leur forme irrégulière les rend très propres à dilacérer, à irriter les tissus.

Rien de plus varié et de plus extraordinaire

que le trajet des projectiles au milieu de nos organes. Nous avons déjà parlé des balles qui décrivent toute la circonférence de la tête, du cou, de la poitrine, et nous en avons expliqué le mécanisme ; voici des exemples bien plus étonnans. En 1830, un homme combattant sur le pont d'Arcole reçut une balle qui entra vis-à-vis de l'angle interne de l'œil gauche ; la plaie, dirigée en arrière et un peu du côté droit, semblait devoir traverser la tête de part en part. Cependant cette même balle, après avoir passé au-dessous du crâne, est venue sortir au-dessus de l'épaule droite. La guérison a été prompte et exempte de tout accident. Un autre ouvrier, ancien soldat, placé en embuscade derrière le parapet du pont Notre-Dame, reçut une balle à la tête dans le temps où il était incliné pour ajuster son coup de fusil. Cette balle traversa le bord de son chapeau, laboura le côté droit du nez, perça la lèvre supérieure, brisa quatre dents d'en-haut, fractura la mâchoire inférieure, sortit en arrière du menton, pénétra dans la base du cou derrière la clavicule, et vint se perdre dans le moignon de l'épaule gauche. Ce malheureux a succombé à une inflammation de poitrine.

Il est des organes, continue M. Dupuytren, qui sembleraient, d'après leur importance, ne pouvoir être lésés sans qu'il s'ensuivît une mort soudaine. Cependant les fastes de l'art prouvent que partout la nature crée des exceptions. L'immortel Harvey, en faisant des recherches sur des animaux vivans pour constater le mouvement circulatoire du sang, trouva sur un cerf une balle qui avait pénétré dans le tissu du cœur. La blessure était ancienne, et l'animal offrait tous les attributs d'une bonne santé quand on le tua. A la prise du Louvre (1830), le jeune Duvin, âgé de 17 ans, reçut un biscaïen qui traversa le côté gauche de la poitrine, immédiatement au-dessus de la base du cœur. Une énorme plaie avait été produite par le projectile, qui avait le volume d'un œuf de pigeon; une côte avait été brisée, le poumon perforé, ainsi que l'omoplate. Cependant, après trois ou quatre jours d'agonie, le jeune homme reprit un peu de vigueur, et deux mois après la blessure nous conservions l'espoir de le sauver.

Mais la blessure la plus extraordinaire que la révolution de juillet nous ait offerte est celle-ci. Un fourrier de l'ex-garde royale reçut à la porte Saint-Denis une balle qui pénétra de haut en bas à la partie antérieure du bas-ventre. Le col de la vessie, de même que l'intestin rectum, furent ouverts largement ; la balle sortit en arrière au-dessus et un peu en dehors de l'anus. Les deux plaies fournissaient à la fois de l'urine et des matières fécales; la balle avait fracturé l'os pubis sans entrer dans la cavité de l'abdomen. Il survint une série d'accidens redoutables, mais heureusement on s'en rendit maître par un traitement énergique. Le malade, arrivé au 35ᵉ jour de sa blessure, semblait devoir échapper à tous les dangers, lorsque de graves symptômes inflammatoires vinrent dissiper toutes nos espérances; il succomba le 10 septembre suivant.

Une circonstance fort remarquable que l'on observe dans les plaies par armes à feu, c'est que toutes les parties molles situées sur le trajet du projectile sont frappées de gangrène par l'effet immédiat de ce dernier. Une escarre, épaisse de quelques lignes, est formée, et il faut qu'elle soit éliminée par un travail inflammatoire suivi de suppuration. Ce résultat est inévitable et sa connaissance en est d'une utilité toute pratique : il en résulte en effet que dans ces sortes de plaies la réunion par première intention est impossible et que souvent on ne chercherait pas à l'obtenir sans danger pour le blessé. Cette vérité a été mise hors de doute par des tentatives que firent en 1830 de jeunes docteurs auxquels nous avions confié un service à l'Hôtel-Dieu. C'est sans doute ce caractère particulier des plaies par armes à feu qui avait faire croire à l'action comburante des projectiles.

Examinons maintenant, dit M. Dupuytren, la marche des plaies par armes à feu, et passons successivement en revue leurs degrés et leurs complications. Lorsqu'il n'y a que *contusion* sans plaie et que les tissus n'ont point été désorganisés, l'art est assez heureux quelquefois pour prévenir l'inflammation ou la maintenir dans de justes limites. La guérison s'opère alors sans qu'il s'établisse à la peau de solution de continuité. Mais le plus communément une inflammation vive s'empare du foyer des désordres ; les parties dont l'organisation a déjà subi une atteinte grave passent rapidement à l'état de gangrène ; la suppuration, qui est abondante et sanieuse, s'altère promptement par son contact avec l'air.

Si le mal offre une grande étendue, la mort est presque inévitable. Les tissus dont la structure a été trop altérée par la contusion ne peuvent résister au travail inflammatoire. La gangrène s'étend quelquefois plus loin que n'aurait pu le faire prévoir leur état apparent, et c'est alors seulement qu'on reconnaît toute l'étendue et la gravité des désordres. Les *plaies*, soit qu'elles n'intéressent que les parties molles ou qu'elles s'étendent aux os, sont du nombre de celles qui doivent nécessairement suppurer; mais leur guérison se fait d'autant moins attendre qu'elles sont moins profondes, qu'elles ne renferment aucun corps étranger, que l'état général du malade est plus satisfaisant.

L'inflammation traumatique offre ordinairement dans le début une marche plus lente que celle des plaies contuses ordinaires, circonstance déjà notée par A. Paré, et qui donne à ces plaies dans leur première période une apparence trompeuse de bénignité. Cette inflammation, souvent plus considérable à l'ouverture d'entrée qu'à celle de sortie, acquiert une très grande intensité. Si les parties divisées abondent en tissus fibreux, il survient un gonflement qui peut avoir les suites les plus fâcheuses. Ainsi tuméfiées, ces parties trouvent une résistance invincible dans les enveloppes ligamenteuses qui les environnent; elles s'étranglent et meurent, c'est-à-dire sont frappées de gangrène par compression. De là la nécessité de débrider promptement ces sortes de plaies, ainsi que l'expérience l'a déjà prouvé depuis plusieurs siècles, afin d'éviter les suites fâcheuses de l'*Etranglement*.

Une complication des plus fréquentes est cette espèce de gangrène connue sous le nom de *Pourriture d'hôpital,* désignation impropre, car elle ne se manifeste pas exclusivement dans les établissemens publics. L'encombrement, l'insalubrité naturelle des lieux, la malpropreté, l'humidité paraissent surtout en favoriser le développement. En 1814, époque où l'Hôtel-Dieu fut surchargé d'un nombre de blessés trop considérable, cette maladie fit de nombreuses victimes. En 1830, les mêmes circonstances n'existaient pas; un très grand nombre de lits est resté vacant; ceux qui étaient occupés étaient assez éloignés les uns des autres pour que l'air ne pût être vicié; le service intérieur était arrivé à un nouveau degré de perfection : aussi il ne s'en présenta presque pas d'exemples. Mais, puisque cette gangrène peut se développer indépendamment des causes que nous venons d'énumérer, il faut bien reconnaître une influence particulière résultant de la nature de la plaie elle-même, du mode d'action de la cause vulnérante. Les plaies contuses (et celles par armes à feu le sont éminemment) en sont le plus souvent affectées. C'est en effet le caractère que nous offrent les blessures de tous ceux qui ont été atteints de pourriture d'hôpital en 1830. Lorsque le travail de la cicatrisation commence, les parties malades sont dans un état d'affaiblissement en rapport avec la violence de la contusion, et qui les dispose singulièrement à l'action des causes générales. S'il s'y développe une inflammation, elle est bientôt trop forte, et la gangrène s'empare de la couche la plus superficielle de la plaie ; il y a beaucoup de douleur, de gonflement ; la surface de la plaie prend une couleur grisâtre ; une matière inorganique s'y dépose, espèce de bouillie avec suppuration séreuse et fétide. La dégénérescence est accompagnée d'un sentiment d'ardeur insupportable qui porte les malades à exposer leurs plaies à un air frais. La fièvre est forte, la chaleur de la peau âcre, l'insomnie complète. Le petit nombre d'affections de ce genre que nous avons observées en 1830 a eu lieu principalement sur les plaies occupant les mains, les pieds et les autres régions dont les tissus très serrés et abondamment pourvus de nerfs avaient dû être plus altérés par les causes contondantes.

Les plaies par armes à feu, surtout celles des membres, sont fréquemment compliquées de *Fractures,* et c'est là une des circonstances qui présentent le plus de gravité. Il est rare en effet qu'un os soit fracturé simplement ; presque toujours il est brisé en esquilles nombreuses, irrégulières, que la violence du choc a souvent séparées et enfoncées dans les chairs. Si l'on ajoute à ces désordres ceux que les parties molles ont éprouvés directement du passage des projectiles, la déchirure des muscles, des tendons, des aponévroses, des nerfs, des vaisseaux, on aura la réunion de tout ce que peut offrir de plus grave une fracture compliquée. Nulle part le danger est plus grand qu'à la jambe et à la cuisse : ici, à cause de l'épaisseur des muscles et des aponévroses, là à cause du nombre et du volume des os. Suivons les effets immédiats et secondaires de la fracture et de la présence des esquilles.

Une violente inflammation se développe dans le foyer de la fracture et se propage à tout le membre. Les parties qui ont le plus souffert de la contusion sont souvent frappées de mort, et il en résulte, après la chute des escarres, que des portions plus ou moins considérables d'os sont mises à découvert : il n'est pas rare de l'observer dans les fractures de la jambe. La suppuration devient très abondante, le pus baigne les fragmens, qui se dénudent et se nécrosent ; il fuse au loin sous les plans fibreux, dans l'intervalle des muscles, à la surface des os. Un accident bien grave vient encore s'ajouter quelquefois aux dangers que court déjà le malade. Si un fragment d'os se trouve placé au voisinage d'une artère, la pression plus ou moins lente qu'il exerce contre ses parois en détermine l'érosion, l'ulcération, et devient ainsi la cause d'une hémorrhagie secondaire. C'est à la cuisse et à la jambe que cet accident a été le plus observé, et on le conçoit au volume des os, à la difficulté que l'on éprouve de les maintenir dans l'immobilité. Ces hémorrhagies sont communément plus tardives

que celles qui résultent de la chute des escarres. M. Pelletan a observé un cas où l'écoulement du sang n'eut lieu qu'au 70ᵉ jour.

Les *esquilles primitives*, c'est-à-dire entièrement détachées par la cause vulnérante,
abandonnées à elles-mêmes, perdent et ne
sauraient recouvrer la vie ; elles deviennent à
tout jamais des corps étrangers enclavés dans
les chairs ou dans les os. Dans les chairs, elles
occasionnent d'abondantes suppurations, de
moindres dans les os ; mais alors elles donnent
lieu à des fistules dangereuses si elles ne sont
ni chassées, ce qui est rare, ni absorbées, ce
qui est plus rare encore, ni enfin extraites par
les secours de l'art. Quarrive-t-il dans les cas
d'esquilles secondaires ou qui conservent encore des adhérences? Les unes perdent ces
adhérences, deviennent libres dans le foyer
de la plaie et rentrent ainsi dans les conditions
des esquilles primitives. D'autres continuent
à recevoir une vie suffisante des vaisseaux et
des nerfs. Presque toujours alors englobées
dans la masse du cal, elles concourent utilement à sa formation. Les *esquilles tertiaires*
ou par *suite de nécrose* restent en place jusqu'à
ce que le travail d'élimination les sépare. Aussi

long-temps que ce travail n'est pas terminé, les extrémités de l'os fracturé ne sauraient s'unir. Cependant la consolidation va s'opérer : le périoste, le tissu cellulaire, toutes les parties molles se gonflent, s'enflamment, durcissent, prennent une consistance fibreuse, puis cartilagineuse, puis osseuse dans quelques points. Ces noyaux osseux s'étendent, et une *virole* unit les deux bouts par la circonférence, sinon par leurs extrémités. Si les fragmens nécrosés sont trop volumineux pour être expulsés, ils sont enclavés comme les nécroses enveloppées d'os nouveaux, et, comme dans les nécroses, il y a séquestre, os de nouvelle formation et cal. Ce séquestre forme et entretient des fistules, résultats que nous avons observés si souvent depuis la fin des longues guerres de l'empire, et qui depuis 15 ans ont amené à l'Hôtel-Dieu tant de malades.

Dans ce cas, les membres sont ordinairement raccourcis ou déformés; le cal est volumineux et inégal; sur deux ou trois points de sa circonférence sont des ouvertures fistuleuses à trajet direct, oblique ou sinueux; le stylet introduit rencontre les séquestres, et le son qu'il produit est celui résultant du choc d'un corps métallique contre un os privé de sens ou de vie. Agrandir l'ouverture , appliquer le trépan au cal, extraire les parties d'os frappées de mort, telles sont les indications.

En général, dans les plaies par armes à feu, la *suppuration* est fort abondante et le pus s'écoule difficilement au dehors, soit parce que le trajet creusé par la balle est long et sinueux , soit parce que le gonflement considérable en retient les surfaces trop immédiatement rapprochées. Il s'accumule alors dans la profondeur des parties, il y forme des clapiers, il fuse au loin et produit de graves ravages. Les malades succombent en grand nombre pendant cette période de suppuration, soit à l'épuisement qu'elle amène, soit à l'invasion de quelque phlegmasie viscérale, soit enfin à l'effet de la résorption du pus ou de l'inflammation des veines. C'est à ces deux dernières causes qu'il faut rapporter ces foyers purulens que l'on trouve en grand nombre dans les poumons, dans le foie, dans les muscles , etc. , ces collections purulentes qui remplissent souvent la cavité des membranes séreuses et les synoviales des articulations. Divers observateurs avaient depuis long-temps signalé ces altérations comme fréquentes à la suite des plaies par armes à feu; mais on doit aux travaux modernes d'anatomie pathologique d'en avoir fait connaître la nature et les causes.

Enfin, au nombre des complications redoutables il faut placer les hémorrhagies, et surtout les hémorrhagies consécutives, le tétanos, la stupeur, l'érysipèle, le phlegmon diffus, les phlegmasies des organes internes, etc.

Lorsqu'une balle se loge au milieu de l'épaisseur des parties vivantes, la première impression que reçoit le blessé n'est pas de la douleur, mais une sorte d'engourdissement subit, accompagné d'une pesanteur dans la partie lésée, d'une sorte de commotion comme celle qui résulterait d'un coup de bâton. La plupart des blessés ne s'aperçoivent qu'ils le sont qu'en voyant couler leur sang. D'autres fois, et surtout dans les cas de blessures très graves déterminées par des boulets ou des biscaïens, ou lorsque de grandes articulations sont largement désorganisées, cet état de *Stupeur* ne se borne pas à la partie blessée; mais il s'empare tout à coup de l'individu qui n'a plus la conscience de ce qui se passe, et tombe dans une apathie, une indifférence et une insensibilité complètes. Tel était le cas de ce chevau-léger dont parle Quesnay : son état d'hébétation était tel que l'amputation de sa jambe fracassée par un coup de feu lui ayant été proposée comme unique moyen de salut, il répondit que *ce n'était pas son affaire.* Les incisions et les opérations les plus graves n'arrachent aux blessés aucun signe de douleur. La peau devient pâle et froide; quelquefois elle prend une teinte ictérique et plombée; il survient des horripilations, des faiblesses, des syncopes; le pouls est petit, concentré, irrégulier et souvent intermittent; la respiration est lente, l'air étonné, la bouche béante, les yeux sont fixes, les traits affaissés. Cette atteinte profonde au principe de la vie doit être considérée comme l'indice d'une terminaison funeste si elle ne se dissipe au bout de quelques heures.

Mais une réaction survient-elle? Le malade sort de cet état de stupeur générale : la plaie, jusque-là pâle, blafarde ou violette, s'enflamme, exhale des liquides sanguinolens, fétides, et bientôt est atteinte d'une tuméfaction emphysémateuse, rénittente, qui s'étend plus ou moins loin et gagne incessamment le tronc. Il y a une fièvre désordonnée, entremêlée de frissons et de chaleur, un délire tantôt fugace, tantôt furieux, des vomissemens, un ictère général, suppression des urines. Les malades ne tardent pas alors à succomber dans un état d'ataxie porté au plus haut degré.

La stupeur ne borne pas ses effets à la vie, on dirait qu'elle continue même après la mort. La partie blessée et celles qui l'environnent passent quelquefois rapidement à une couleur livide et répandent une odeur de gangrène et de putréfaction tout à la fois. La lividité cadavérique s'empare promptement du corps tout entier qui paraît frappé d'une putréfaction générale très avancée à une époque où le corps d'un individu mort d'une maladie ordinaire n'en présenterait encore aucun indice.

On pense généralement que ce trouble est le résultat de l'ébranlement ressenti par le système nerveux, et d'après cette manière de voir, on rapprocherait cette stupeur de la commotion cérébrale dont elle ne serait pour ainsi dire qu'une nuance, un degré; mais il n'en est point ainsi : de même que la commotion a ses caractères propres, la stupeur a les siens. Dans la première il y a lésion des fonctions d'un organe; dans la seconde il y a atteinte portée au principe même de la vie. On ne peut voir dans celle-ci qu'un état analogue à celui qui se développe sous l'influence d'une phlegmasie viscérale grave, d'une fièvre typhoïde, d'un travail gangréneux, d'une large brûlure, et peut-être en général de toutes les lésions très profondes et très étendues. Ce qui prouve combien cette stupeur du centre nerveux est indépendante de tout ébranlement mécanique, c'est que chez les individus qui ont reçu les mêmes blessures, dans les mêmes circonstances, elle peut exister ou n'exister pas, et qu'elle paraît beaucoup plus en rapport avec l'état moral du blessé qu'avec les circonstances de la blessure. Aussi s'observe-t-elle, toutes choses égales d'ailleurs, chez les sujets doués de peu d'énergie morale ; aux armées elle affecte surtout les jeunes soldats.

Les plaies par armes à feu *saignent* en général moins que les plaies contuses ordinaires. Lors même qu'une artère d'un certain calibre a été ouverte, le sang ne s'en échappe pas toujours. Ses parois, partageant la contusion ou la désorganisation des tissus ambians, forment des lambeaux déchirés ou des escarres qui en obstruent et en oblitèrent le calibre ; de plus, si le

tube vasculaire est coupé dans toute sa circonférence, il se rétracte comme dans les plaies
par arrachement. Un membre peut être fracassé ou emporté très près du tronc sans qu'il
y ait effusion de sang, et quelquefois l'oblitération des vaisseaux s'étend tellement loin
qu'on peut pratiquer l'amputation sans lier les
artères. Mais les circonstances qui s'opposent
à l'hémorrhagie lorsque les vaisseaux sanguins
sont d'un petit ou moyen diamètre, sont incapables de résister à l'impulsion du sang dans
les vaisseaux de premier ordre. Un jeune
homme reçut à l'attaque de l'Hôtel-de-Ville,
en 1830, une balle qui, traversant la cuisse
droite à sa partie supérieure et interne, ouvrit
l'artère fémorale. Il perdit une si grande quantité de sang pendant qu'on le transportait à
l'Hôtel-Dieu qu'il y arriva mourant. Nous fîmes
aussitôt, dit M. Dupuytren, comprimer l'artère
sur la branche horizontale du pubis, et nous
pratiquâmes au-dessus de la plaie une incision
à l'aide de laquelle nous pûmes passer sous le
vaisseau une aiguille courbe, armée d'un fil.
L'hémorrhagie fut arrêtée ; deux minutes
avaient suffi pour obtenir ce résultat ; mais le
malade, tombé dans une syncope profonde, ne

put trouver assez de force pour en sortir, et il expira. D'après ce que nous venons de dire sur les *hémorrhagies primitives,* on doit reconnaître que M. le baron Larrey, en créant les ambulances légères qui parcourant les champs de bataille y portent rapidement des secours aux blessés, a fait faire un grand pas à la chirurgie militaire.

A moins que le projectile n'ait atteint un vaisseau de premier ordre, les circonstances dont nous venons de parler font que l'hémorrhagie primitive est en général fort rare dans ces sortes de plaies. Mais l'accident le plus fréquemment à redouter pour les blessés, c'est l'*hémorrhagie consécutive.* Cet accident fâcheux a lieu dans deux circonstances différentes, soit que l'artère ait été divisée dans la totalité ou dans une partie seulement de sa circonférence. Dans le premier cas, l'escarre, avons-nous dit, immédiatement produite par le coup de feu, et le caillot de sang qui se forme dans sa cavité, jusqu'à la première branche collatérale, l'oblitèrent et suspendent la circulation dans toute cette étendue. Mais il arrive souvent que sous l'influence de causes quelconques la circulation reprenant bientôt une grande activité, le caillot est repoussé, l'escarre vaincue, et l'hémorrhagie a lieu. C'est encore dans ces circonstances que les ambulances légères, créées par M. Larrey, sont d'une bien grande utilité. Dans d'autres cas, les obstacles qui s'opposent à l'hémorrhagie résistent jusqu'au moment où toute la surface interne de la plaie, et par conséquent les portions déchirées et désorganisées de l'artère, se détachent et sont éliminées par le travail de la suppuration. Mais à cette époque, si le bout de l'artère oblitéré est trop court, si son adhérence n'est point encore assez solide, si des mouve- mens imprudens du malade détruisent cette union, etc., l'artère est ouverte et le malade exposé à un danger plus ou moins imminent.

C'est ordinairement vers le dixième, quin- zième et même vingtième jour que surviennent ces hémorrhagies secondaires, sans signes pré- curseurs, si l'on excepte un suintement séro- sanguinolent que la plaie fournit quelquefois. Aussi, dit M. Dupuytren, on doit exercer une surveillance très active sur les plaies des ar- tères à l'époque où l'on craint un accident aussi dangereux, afin de pouvoir lui opposer dès son début un traitement efficace. On ne

doit pas oublier que les hémorrhagies secondaires sont beaucoup plus graves que les hémorrhagies primitives, soit à cause de l'état
de faiblesse où le blessé se trouve déjà réduit
par la maladie elle-même et par son traitement,
soit à cause de l'état local où l'inflammation a
placé les artères et les tissus qui les environnent.

En effet, l'hémorrhagie primitive ayant
lieu à la surface, on peut aisément distinguer,
saisir et lier le vaisseau qui fournit le sang;
l'extensibilité d'un tissu cellulaire sain permet
une locomotion suffisante pour l'attirer au dehors; le tissu cellulaire et les parois de l'artère
n'ayant point encore subi d'altération, la ligature ne tombe qu'au bout de cinq, six ou huit
jours, alors que le caillot est organisé et que
ses effets sont assurés. Il n'en est pas de même
dans les hémorrhagies consécutives. Les tissus
se sont rétractés et resserrés, et l'on a de la
peine à découvrir le vaisseau; celui-ci, ainsi
que le tissu cellulaire, est frappé d'une inflammation qui lui a fait perdre son extensibilité naturelle; le fil de la ligature le coupe facilement, et celle-ci tombe avant que l'oblitération n'ait acquis un degré de force suffisant;

souvent l'hémorrhagie se renouvelle une ou plusieurs heures après l'opération.

Il n'y a pas d'autre parti à prendre dans ces sortes de cas que de lier le tronc de l'artère à une plus ou moins grande distance entre son ouverture accidentelle et le cœur. C'est la conduite que nous avons tenue, dit le professeur, il y a dix-huit ans environ, dans cet hôpital, dans un cas d'amputation. Il était survenu successivement plusieurs hémorrhagies consécutives, et l'artère se trouvant à un pouce et demi de profondeur, la ligature de son extrémité n'était plus possible. Nous fîmes la ligature de l'artère fémorale et le malade guérit. C'est encore d'après ce principe qu'en 1814 nous avons fait plusieurs ligatures de la carotide pour des lésions des branches de ce vaisseau. Dans un cas le sang revint par le bout supérieur. Les communications sont si larges entre les deux artères opposées, que la ligature de la carotide primitive, qui offre moins de difficultés que celle de la carotide externe, n'est pas suivie de plus de danger.

L'hémorrhagie consécutive survient non-seulement par les vaisseaux de gros calibre, mais aussi par les petites artères. En 1830 nous eûmes dans nos salles un officier qui éprouva cet accident à la suite d'une lésion d'une branche de l'artère temporale ; la compression renouvelée deux ou trois fois n'avait fait que suspendre l'hémorrhagie. Imitant Ambroise Paré, qui dans un cas semblable plaça une ligature sur le tronc de l'artère, nous fîmes de plus porter cette ligature sur un cylindre de diachylon. Après sa chute l'hémorrhagie ne s'est pas renouvelée. Plusieurs autres blessés apportés dans cet hôpital avaient reçu des balles au travers du cou, et l'on s'étonnait que le projectile eût pu passer au milieu de tant d'artères, de veines et de nerfs, sans léser les uns ou les autres. L'un d'eux, jeune homme de vingt ans, tout joyeux d'être arrivé au douzième jour de sa blessure sans éprouver aucun accident, se promenait, mangeait et jasait avec tout le monde, bien qu'on l'eut prévenu que la moindre imprudence de ce genre pouvait lui coûter la vie. Au milieu d'un accès de gaîté, il éprouva tout à coup une hémorrhagie si abondante qu'il fut impossible de songer à l'arrêter. La mort survint au bout de quelques heures.

Il arrive quelquefois qu'une artère et sa

veine satellite sont divisées en même temps et dans des points contigus de leur circonférence ; une communication s'établit alors entre les ouvertures de ces deux ordres de vaisseaux, et le sang passe directement de l'artère dans la veine. De là un *anévrisme variqueux* ou *artérioso-veineux*. Un exemple de ce genre de lésion a été constaté par nous chez un neveu de M. Ternaux qui avait reçu un coup de feu à l'épaule. Dans un autre cas, la même cause avait produit les mêmes résultats dans la veine et l'artère sous-clavières. Une charge de plomb reçue à bout portant ou même d'assez loin peut occasionner le même accident. Il y a quelques années, M. Husson nous fit appeler auprès d'un commissaire-priseur qui avait eu le ventre, les cuisses et les parties génitales criblées de petit plomb de chasse. Pendant un mois ou cinq semaines, rien de particulier ne fut observé. Mais au bout de ce temps le blessé prétendit ressentir comme un sifflement dans la cuisse ; l'oreille percevait distinctement un sifflement analogue à celui qui a lieu lorsque le sang passe d'une artère dans une veine ; avec un cornet acoustique le bruit devint plus distinct encore. Il cessait lorsqu'on comprimait au-dessus avec le doigt; il augmentait au contraire si l'on comprimait audessous. Le malade a toujours vécu depuis en bonne santé; seulement il est assujéti à porter un appareil compressif. — Les nerfs divisés dans les plaies d'armes à feu partagent la désorganisation des autres tissus. C'est à cette cause sans doute qu'il faut attribuer le peu de douleur que ressentent les blessés dans les premiers momens, et ce sentiment de pesanteur et d'engourdissement justement comparé par Ambroise Paré à celui que produirait la chute d'une poutre, ou un coup de bâton, ainsi que nous l'avons dit ailleurs.

L'une des complications les plus redoutables et le plus généralement funestes, c'est le *Tétanos*, dont il n'est pas inutile de rappeler ici les principaux caractères. Toutes les blessures sans distinction peuvent y donner lieu; mais celles qui sont faites par des armes piquantes, déchirantes, écrasantes, etc., qui sont compliquées de la présence de corps étrangers dans les tissus fibreux, celles surtout qui affectent les nerfs sans les détruire complètement, déterminent plus souvent que les autres cette fâcheuse maladie. Il n'y a pas de doute que les dispositions morales dans lesquelles se trouvent les personnes blessées n'influent beaucoup sur son développement; que l'exaltation de leurs sentimens, les émotions vives et profondes ressenties avant ou après les blessures, n'aient une grande part à sa production. Nul doute encore qu'un régime échauffant et irritant, la présence de vers dans le canal intestinal, etc., ne doivent être considérés comme causes du tétanos. Mais ces causes ne sont que prédisposantes et accessoires; les causes véritablement actives et déterminantes se trouvent surtout dans la succession d'une température froide à une température élevée. Cette impression est d'autant plus marquée que le passage du chaud au froid est plus brusque, que la différence entre les températures est plus grande. Cette cause acquiert une influence d'autant plus prononcée que les plaies fournissent une suppuration plus abondante et le corps une plus forte transpiration. Aussi dans les pays chauds, aux Antilles, par exemple, où il y a une si grande variation entre la température du jour et celle de la nuit, cette maladie exerce de fréquens ravages et enlève chaque année un grand nombre de négrillons.

Cette influence se remarque encore sur les champs de batailles, dans les bivouacs, lorsqu'après avoir subi la chaleur du jour les blessés restent exposés à la fraîcheur des nuits ou à l'effet des vents du nord ou du nord-est, surtout lorsqu'ils sont froids et humides en même temps. On l'observe jusque dans les salles d'hôpitaux civils ou militaires et dans les chambres des malades, lorsque, par suite d'un mauvais système d'aération, des courans d'air froid ont été dirigés sur leurs lits. On le voit rarement se développer pendant des températures uniformes, constamment froides, chaudes ou tempérées. Mais ce ne sont pas là les seules causes physiques du tétanos chez les blessés ; un bruit soudain, aigu, importun ou excitant ; un appel subit aux armes, des coups de fusils et surtout des coups de canon, le son des cloches pendant la nuit, occasionnent un ébranlement qui plus d'une fois en a déterminé l'invasion.

Cette maladie consiste en des contractions involontaires, permanentes, douloureuses, alternativement plus fortes et plus faibles, ce qui constitue des exacerbations et des rémissions principalement caractérisées par des secousses et par des relâchemens plus ou moins marqués des muscles des parties affectées. Elle est presque toujours précédée d'impatiences, d'horripilations, de mouvemens brusques, saccadés, de spasmes, de raideurs, de contractions passagères. Elle n'affecte pas tout à coup et simultanément toutes les parties du corps; mais elle s'empare de quelques-unes d'entre elles avant de s'étendre à leur totalité. Elle débute ou par la partie blessée, ou bien par une partie éloignée de celle-ci : dans le premier cas, elle s'annonce par un sentiment de raideur qui augmente de momens en momens et rend de plus en plus difficiles les mouvemens de cette partie. A cette rigidité se joignent de loin en loin des contractions et des secousses douloureuses, et la maladie envahit de proche en proche tout le système musculaire. Dans le second cas, et c'est le plus ordinaire, ce sont les muscles du pharynx que le tétanos affecte en premier lieu; de là résulte une *dysphagie* plus ou moins forte. Il s'étend ensuite aux muscles élévateurs de la mâchoire inférieure, et il y a alors resserrement des mâchoires, ou *trismus,* etc. L'explosion du tétanos traumatique après la cicatrisation des plaies est assez rare; néanmoins nous en avons vu quelques exemples.

L'*Étranglement* est une des complications les

plus fréquentes des plaies et surtout de celles qui sont faites par des armes piquantes. On conçoit que le degré de l'étranglement sera proportionné à l'augmentation de volume des parties, c'est-à-dire à l'intensité de l'inflammation qui en est la cause, et que cet accident est d'autant plus à redouter que les parties blessées sont organisées de manière à pouvoir se développer plus rapidement, et que les parties ambiantes sont plus résistantes. Aussi n'y a-t-il pas de structure organique plus propre à lui donner naissance et à le porter à un haut degré de gravité que la superposition alternative de tissus fibreux, résistans, inextensibles, et de tissus celluleux et vasculaires, susceptibles de prendre un grand accroissement de volume par suite d'inflammation ; c'est ce que l'on observe surtout dans la composition des membres, depuis l'épaule jusqu'aux doigts, depuis la hanche jusqu'aux orteils. Deux ordres de parties sont donc en souffrance dans les étranglemens. Les parties enflammées, par compression ; les parties placées dans le voisinage, par distension. Si la compression et la distension sont portées très loin, les unes et les autres sont frappées de gangrène par suite des obstacles apportés à la circulation et à l'innervation, obstacles résultant de la compression exercée sur les vaisseaux et sur les nerfs.

La terminaison par gangrène est annoncée par la cessation des douleurs, la rémission de la fièvre, l'apparition de phlyctènes contenant une sérosité violette et fétide, l'insensibilité des parties, le froid qui s'en empare, la prostration générale des forces, etc., etc. Quelquefois cependant, et alors même qu'on rencontre la plupart de ces symptômes, la mortification n'est qu'apparente ; il n'y a que suspension de la vie, et en quelque sorte asphyxie locale et momentanée. Dans ces cas il suffit de rendre la liberté à la circulation et à l'innervation pour que la vie reprenne tous ses droits, et c'est ce qu'on obtient souvent par des débridemens.

L'inflammation qui accompagne l'étranglement est heureusement loin de se terminer toujours par gangrène. Quelquefois, mais rarement, elle se termine aussi par résolution, plus souvent par suppuration, et plus fréquemment encore par induration. Le deuxième mode de terminaison s'annonce par des pulsations dans la tumeur, par la rémission des douleurs et de la fièvre locale et générale. Mais cette rémission n'est que de courte durée ; bientôt le pus, en s'amassant, renouvelle l'étranglement, et les symptômes de ce nouvel étranglement peuvent acquérir une intensité aussi grande que celle du premier. Quant à l'induration, elle laisse toujours après elle un engorgement dur et plus ou moins douloureux qui, soit à cause de sa nature ou à cause de la nature des tissus qu'il affecte, conduit souvent à des tumeurs blanches.

Mais lorsque les malades ont échappé à cette foule d'accidens que nous avons énumérés, il leur reste encore à parcourir bien des dangers. Nous avons déjà vu avec quelle difficulté les extrémités des os fracturés se réunissent, quelles causes s'opposent à cette réunion, comment se forment et s'entretiennent des trajets fistuleux et des abcès profonds des membres, par suite desquels le périoste et les os eux-mêmes sont dénudés et consécutivement nécrosés ; ce n'est pas tout : les fractures des os où abonde le tissu spongieux présentent des phénomènes qu'on n'observe pas dans celles du tissu compact. Ces phénomènes sont dûs à l'inflammation de la membrane cellulo-vasculaire qui tapisse les aréoles de ce tissu et des veines nombreuses qui le parcourent. Cette inflammation, toujours suivie de la nécrose de l'os, se prolonge quelquefois à de grandes distances, et d'autant plus sûrement dans les plaies d'armes à feu que le corps contondant, en brisant l'os, lui communique toujours un ébranlement considérable. Aussi doit-on regarder comme graves toutes les lésions de cette partie des os, alors même que primitivement les désordres n'y paraissent que très limités.

Les grandes articulations des membres réunissent toutes les conditions de structure les plus propres à donner aux plaies qui nous occupent un degré de gravité qu'on ne retrouve nulle autre part. Celles du poignet et du pied sont de plus entourées de nombreux tendons et de gaînes synoviales; celle du genou est remarquable par l'étendue des os, le trajet compliqué de la synoviale, le nombre et la force de ses moyens d'union; celles de l'épaule et de la hanche sont environnées de muscles épais et nombreux. Aussi doit-on s'attendre, alors même qu'à l'extérieur et dans les parties molles rien n'indique que le délabrement soit considérable, à trouver les extrémités articulaires des os brisées en un grand nombre de fragmens, les ligamens et les membranes synoviales déchirés et détruits dans une grande étendue.

Tels sont les divers degrés, les complications, les accidens consécutifs et les causes principales de la gravité des plaies par armes à feu, causes inhérentes à leur nature même et à leurs caractères particuliers. Mais en dehors de ces causes il en existe d'autres qui, pour être étrangères à la nature des blessures, n'ont pas moins une influence très grande sur leur marche et leur issue. Tels sont la température, le régime, la situation morale du blessé et les impressions morales accidentelles.

Les *grandes chaleurs* sont-elles, comme on le croit communément, nuisibles aux plaies et surtout aux plaies par armes à feu? C'est une opinion généralement répandue qu'une haute température favorise le développement de la gangrène, que sous son influence la fièvre s'allume, les malades se consument et périssent promptement. L'expérience cependant a donné le démenti le plus formel à ces idées purement spéculatives et démontré à tous les chirurgiens militaires que ces plaies se guérissent bien plus promptement en été qu'en hiver, dans les pays chauds que dans les pays froids, dans un appartement bien clos qu'en plein air. Les campagnes d'Egypte et de Moscou présentent sous ce rapport une différence énorme, et toutes les campagnes faites sous l'empire, dans les divers climats d'Europe et dans toutes les saisons, ne peuvent laisser aucun doute à cet égard. Le froid enflamme les plaies, s'oppose au travail de la cicatrisation, entretient leurs bords rouges, tuméfiés, douloureux, nuit au développement d'une bonne suppuration et retarde indéfiniment la guérison. La chaleur au contraire assouplit les tissus, y appelle les fluides réparateurs, favorise l'exhalation de ceux qui doivent composer la cicatrice et rend la guérison très prompte. Du reste la gangrène, que l'ont craint si généralement dans le monde, n'est pas aussi commune qu'on le suppose. La plupart d'entre vous ont pu s'en convaincre par les observations que leur ont fournies les événemens de 1830 et 1832.

Vous concevez aisément, continue le pro-

fesseur, qu'une cause qui doit avoir une puis-
sante influence sur le sort des blessés, c'est la
disposition d'esprit dans laquelle ils se trouvent.
Chez un jeune soldat, le souvenir de ses parens, des objets de ses affections dont il se
croit séparé pour toujours; chez le guerrier
consommé, la perte d'une bataille et ses conséquences inspireront à l'un et à l'autre
une mélancolie profonde, un décourage-
ment qui peut aller jusqu'au désespoir. Joi-
gnez à cela les privations de tous genres,
le manque de secours chirurgicaux, les in-
tempéries de l'atmosphère, les effets de déplacemens longs et rapides, toutes les causes
en un mot qui dans les désastres d'une guerre
peuvent accabler les malheureux blessés. Dans
les guerres civiles, d'une part une exaltation
extrême, un enthousiasme porté au dernier
degré; de l'autre un morne abattement, de
tristes réflexions sur le présent, de vives inquiétudes pour l'avenir sont également funestes aux blessés des deux partis vaincus et vainqueurs. Ainsi en 1830 la mortalité a été comparativement beaucoup moins considérable
parmi les citoyens que parmi les militaires;
en 1832, elle a été comparativement beaucoup

plus forte parmi les citoyens blessés les 5 et 6
juin que parmi ceux de juillet 1830. Cette remarque n'a pas été faite seulement à l'Hôtel-
Dieu, mais encore dans tous les hôpitaux de
Paris. Quelle est la cause de cette différence?
La situation morale des blessés; car à très peu
de variations près, la saison était la même; les
soins et le mode de traitement n'ont pas varié,
le choléra était à son déclin, et son influence
n'a pas été sensible parmi eux. C'est ainsi encore que dans les guerres de nation à nation,
on a observé une différence énorme dans la
mortalité des vainqueurs comparée à celle des
vaincus. Enfin une dernière remarque vient
compléter la preuve de l'influence dont nous
parlons : les blessés de juin, dans quelque rang
qu'ils soient tombés, tous soumis plus ou
moins à des causes d'abattement moral, ont
tous essuyé plus de dangers dans leurs blessures et rencontré plus d'entraves pour arriver à
la guérison. C'est que la joie du triomphe vient
expirer devant la douleur d'avoir répandu le
sang de ses concitoyens.

Les *impressions morales accidentelles* ne sont
pas moins dangereuses. Un sentiment de joie,
de crainte, une émotion spontanée, etc., dé-

terminent souvent des accidens promptement funestes. Les exemples n'ont pas manqué en 1830 et 1832. Un jeune homme atteint d'une fracture à la jambe allait très bien, lorsque tout à coup nous le trouvâmes en proie à une fièvre forte, à de l'agitation et autres symptômes de nature inquiétante. Son propriétaire était venu la veille le menacer de vendre ses meubles s'il ne payait son loyer. Un autre ouvrier légèrement blessé à la main succomba rapidement à des symptômes nerveux qui avaient pour cause l'abandon dans lequel le laissait une jeune femme qu'il devait bientôt épouser. Plusieurs des blessés des 5 et 6 juin ont succombé en peu d'heures par l'imprudence de personnes qui étaient venues leur annoncer qu'ils passeraient, après guérison, devant les conseils de guerre. Enfin une mesure barbare, inconnue jusqu'à nos jours, dont la pensée même n'était jamais venue sous les divers régimes de la terreur, du consulat, de l'empire et de la restauration, a fait plusieurs victimes parmi les blessés des 5 et 6 juin : nous voulons parler de l'appareil militaire déployé à l'égard des hôpitaux où ces malheureux sont renfermés. — Une dernière cause d'un grand nombre d'accidens, qui paralyse trop souvent, dans les hôpitaux civils, les efforts de la science, vous la connaissez, ce sont les *écarts de régime*. Il serait superflu de nous étendre ici sur des abus contre lesquels nous nous élevons chaque jour et que tous nos efforts n'ont pu jusqu'à présent complètement déraciner.

Nous devons maintenant, continue M. Dupuytren, examiner les blessures par armes à feu *sous le rapport de leur siége :* elles nous offriront un grand nombre de phénomènes particuliers et d'indications spéciales à raison des régions et des organes qu'elles affectent.

Les *Plaies de la tête* affectent les différentes régions du crâne ou de la face : au crâne, les parties molles, les parties dures et le cerveau, ensemble ou isolément ; à la face, la base du crâne, le sinus frontal, l'orbite et l'œil, les mâchoires supérieure et inférieure. Lorsqu'elles n'intéressent que les parties molles, elles sont en général peu graves par elles-mêmes ; mais d'abord elles sont très longues et très difficiles à se cicatriser, et ensuite elles se compliquent fréquemment d'érysipèle ou de phlegmon diffus, de tétanos, d'hémorrhagies, et de divers accidens résultant de la lésion des nerfs, des plans aponévrotiques et celluleux qui s'enflamment aisément.

L'érysipèle est très fréquent *à la tête* à la suite de plaies par armes à feu. On est prévenu de son invasion par des frissons, de la fièvre, quelquefois du délire; la peau devient ensuite légèrement rosée, quelquefois plutôt œdémateuse que rouge; il y a tuméfaction du tissu cellulaire, chaleur, tension, et ordinairement nausées, envies de vomir, vomissemens. Comment prévenir cet accident ou y remédier? Si l'ouverture de la plaie est étroite, il faut aussitôt pratiquer une incision cruciale sur la plaie elle-même, lors même que la maladie serait déjà déclarée. S'il existe un embarras gastrique, n'hésitez pas à prescrire les vomitifs. Si le sujet est jeune et vigoureux, l'inflammation intense, faites précéder ce moyen d'une ou plusieurs saignées générales, suivant l'indication. De doux purgatifs seront très utiles si le canal intestinal est surchargé. On appliquera ensuite des vésicatoires volans sur le siége même du mal; ils nous ont souvent réussi pour en arrêter les progrès, mais souvent aussi ils ont été insuffisans, et il a fallu établir une suppuration permanente.

Le *phlegmon diffus,* fréquent après les blessures de tous genres (voy. 2ᵉ vol. pag. 289), n'a pas, à la tête, son siége dans le tissu cellulaire sous-cutané, comme aux membres, mais bien dans le tissu cellulaire sous-aponévrotique, et cette distinction est d'une haute importance. Des frissons, des céphalalgies, des envies de vomir, des vomissemens, etc., en sont les prodrômes ordinaires. On observe une vive sensibilité des cheveux, une tuméfaction de la périphérie du crâne, qui est soufflée, œdémateuse, et dans laquelle reste l'empreinte des doigts. La fièvre est continue, avec redoublement et délire; les oreilles et le front se prennent; au bout de deux ou trois jours, la suppuration s'infiltre dans le tissu cellulaire sous-cutané; au bout de sept à huit jours les parties molles sont séparées du crâne, il y a une fluctuation très manifeste. On pratique des ouvertures ou elles se font spontanément et il s'écoule une grande quantité de pus fétide. Alors le volume du crâne diminue, le malade est soulagé, il paraît dans un bon état, mais deux, trois ou quatre jours après, d'énormes lambeaux de tissu cellulaire frappé de gangrène se présentent aux ouvertures, on les attire au dehors, la suppuration devient très abondante et les malades périssent d'épuisement ou par suite d'hémorrhagies répétées ou d'une inflammation aiguë de l'encéphale. A l'autopsie, on trouve du pus répandu dans la cavité de l'arachnoïde sur la surface du cerveau, la dure-mère décollée de la face interne du crâne; à l'extérieur, le péricrâne détruit, les os mis à nu, nécrosés, mais le tissu cellulaire sous-cutané, les vaisseaux qui y rampent et la peau parfaitement intacts. D'après ce tableau on conçoit combien il est important, dès qu'on n'a pu arrêter l'inflammation et qu'il se présente des indices de suppuration, de pratiquer de nombreuses incisions sur la plaie même et dans ses environs, aux tempes, aux apophyses mastoïdes, vers l'occipital.

Lorsque la cause vulnérante a eu assez de force pour attaquer les os, ou la lésion se borne aux parois du crâne, ou elle pénètre jusqu'au cerveau. La voûte osseuse du crâne n'a pas sur tous les points, comme on sait, la même épaisseur, et par conséquent n'offre pas partout la même résistance. Plus forte aux bases frontales, au sinciput, aux apophyses mastoïdes, elle l'est moins aux tempes et au bas du front.

A vingt pas, les grains de plomb ne pénètrent point dans l'intérieur du crâne, ni même dans l'épaisseur du tissu osseux, mais ils restent à la surface et dans les parties molles où on les sent et d'où on peut les extraire. A bout portant la charge pénètre souvent dans le cerveau. Une balle peut frapper perpendiculairement le crâne sans fracturer les os, mais cette blessure est toujours grave à cause de la commotion ou de la contusion du cerveau dont les accidens se manifestent au bout de trois ou quatre jours, ou de la phlegmasie cérébrale qui se développe fréquemment après quinze, vingt ou vingt-cinq jours. Si elle suit une direction oblique, elle déterminera un grand désordre en parcourant une étendue plus ou moins considérable des parties molles, et de plus une nécrose primitive ou consécutive : la lésion est par conséquent composée. Une balle peut pénétrer dans le tissu osseux et s'y loger, sans pénétrer dans le cerveau. En 1814 on a observé beaucoup de cas de ce genre, mais aucun ne s'est présenté en 1830. C'est qu'à cette dernière époque tous les coups étaient tirés de fort près et traversaient les parties. Nous avons vu chez un blessé, dit M. Dupuytren, une balle engagée dans le sinus frontal; elle y avait produit une fistule aérienne. Quand le malade se mouchait, l'air pénétrait sous les tégumens de la tempe où il formait une tumeur molle, crépitante, élastique, que l'on diminuait facilement par la pression. Un bandage légèrement compressif fut employé avec avantage. Si le projectile a une impulsion assez forte pour fracturer les os et produire un enfoncement de la paroi, sans pénétrer dans l'intérieur, il en résultera tous les phénomènes de la compression ou de la commotion. Un jeune homme, blessé en juillet, avait reçu une balle au-dessus de la partie moyenne du sourcil gauche; l'os avait été enfoncé : il resta *huit jours sans connaissance.* Revenu à lui et transporté à Saint-Cloud, il se plaignait de maux de tête continuels; la plaie n'était pas encore cicatrisée. Un stylet y fut introduit et pénétra à deux pouces dans le foyer, les parties d'os enfoncées furent extraites. Depuis lors, la céphalalgie disparut, l'état général s'améliora et le malade marcha rapidement vers la guérison. Enfin si le projectile pénètre dans la substance cérébrale, il y a mort instantanée, mort très prochaine ou développement de divers phénomènes redoutables, suivant que les désordres sont plus ou moins profonds, les organes lésés plus ou moins importans,

Examinons maintenant, dit M. Dupuytren, les effets généraux, immédiats ou consécutifs des plaies de la tête par armes à feu sur le cerveau. Ces effets sont la commotion, la compression, la contusion et l'inflammation.

La *Commotion* simple n'est accompagnée d'aucune lésion matérielle du cerveau et consiste dans une incapacité plus ou moins prolongée produite par l'ébranlement; c'est une des suites les plus communes des coups, des chutes, des lésions par instrumens piquans, tranchans, contondans, par armes à feu quand le projectile ne traverse pas le crâne; de chutes, de coups sur d'autres parties que la tête, telles que la plante des pieds, les jarrets étant tendus, les genoux, le sacrum, etc.

On observe plusieurs degrés dans les phénomènes de la commotion. 1er *degré :* des éblouissemens, des tintemens d'oreille, la clôture presque naturelle des paupières, et tout à coup une grande faiblesse dans les membres inférieurs, puis des lassitudes pendant trois ou quatre jours, des douleurs vagues, de l'inappétence, une incapacité remarquable pour le travail, le besoin de tenir les pieds écartés afin d'augmenter la base de sustentation, etc., tels en sont les principaux symptômes. Pour combattre les premiers désordres, des spiritueux, des aromatiques, des stimulans doivent être employés, mais avec précaution; l'excès de ces moyens aurait de graves inconvéniens, et pourrait déterminer l'inflammation du cerveau ou de ses membranes. Éviter ensuite tout excès d'alimens, de fatigue ou de coït, tenir à une diète légère, voilà le traitement qui doit être continué pendant quelque temps.

2e *Degré.* Quelle qu'en soit la cause, il y a perte subite de connaissance, abolition du sentiment de l'existence à tel point que les malades ne se souviennent de rien quand ils reviennent à eux; prostration, chute du corps; les muscles n'éprouvent plus seulement des tremblemens, ils perdent la faculté d'agir; fréquemment il y a des spasmes, dont on peut prendre une idée en examinant les animaux que l'on assomme dans nos boucheries, des évacuations alvines et urinaires involontaires. Plus de sensations de la lumière, des sons, des odeurs, des saveurs; mouvemens volontaires nuls; cepen-

dant la respiration et la circulation continuent, et c'est pourquoi l'on ne périt pas,
les nerfs organiques principaux qui président
à ces fonctions, venant des côtés de la moelle
allongée. Au moment de la commotion, on
éprouve des palpitations; la respiration, d'a-
bord altérée, irrégulière, reprend bientôt sa
régularité et se fait si doucement, avec si peu de
bruit et de mouvement des parois, qu'on dirait
que le malade ne respire pas. Ce signe est ca-
ractéristique. Les paupières sont presque toujours closes, les muscles releveurs ayant perdu
leur action. Si on les écarte, on trouve l'œil
brillant, mais la pupille dilatée et ne se rétré-
cissant nullement devant la plus vive lumière.
La sensibilité est obtuse, mais non éteinte; si
on pince ou tord la peau, par un mouvement
automatique les malades se soustraient à l'action du pincement. Quelquefois il y a des vomissemens.

Les accidens primitifs dans le premier degré
ne durent que quelques minutes ou quelques
secondes; dans celui-ci ces effets se prolongent
un, deux, trois jours et plus. C'est pendant la
durée de ces premiers accidens qu'une erreur
peut être et a souvent été commise, qu'on a

confondu la commotion avec la compression et qu'on a attribué *à une prétendue résorption* du sang le retour à la santé, après une simple commotion profonde.

Répétons donc bien, car ces signes sont caractéristiques, que dans la commotion les malades restent couchés dans la situation où on les a mis, semblent plongés dans un sommeil profond et paisible, sans mouvemens des parois pectorales; la figure est pâle, les paupières paralysées; la pupille insensible aux frottemens; quelquefois elle est importunée par la lumière, mais ne se contracte pas. Les malades avalent, mais la déglutition n'a lieu que lorsqu'on introduit profondément des liquides dans l'arrière-gorge; autrement les liquides séjournent dans la bouche. Les mouvemens du cœur sont presque nuls; le pouls est d'une lenteur et d'une mollesse telles que la plus légère pression le sufflamine, mais il est régulier; les digestions sont nulles; les excrétions ne sont pas sollicitées; souvent il y a rétention, et par suite incontinence d'urine, rétention des matières fécales. Si on les pince, ils ne répondent pas à un premier, à un second pincement; il faut y revenir à plusieurs reprises, et fortement, pour qu'ils retirent les membres; rarement ils y portent la main. Ces effets très marqués au premier moment, diminuent par degré; alors les membres se retirent plus promptement si on les pince, le pouls est plus fort et moins rare; les pupilles sont fatiguées par l'action de la lumière, même à travers les paupières; les mains se portent entre elles et le corps lumineux; les malades remuent et changent de place, la parole revient, les besoins renaissent; ils demandent des alimens et retombent dans un sommeil nouveau de vingt-quatre heures, plus ou moins; après une ou deux alternatives semblables, leurs facultés intellectuelles reparaissent; mais ils sont incapables d'une attention soutenue ou de mouvemens constans; ils commencent une phrase et ne la finissent pas; les mouvemens qui s'effectuent sous l'influence d'un instant d'effort et de volonté *restent en chemin.* Après quatre, cinq ou six jours ils sont rétablis, mais les suites sont encore pendant long-temps: une faiblesse, de l'incapacité pour la lecture, pour toute conversation prolongée, pour toute préoccupation d'esprit; ils commencent une lettre et ne peuvent la finir; les digestions sont difficiles; l'affaiblissement de la marche et de l'action des organes génitaux se prolonge pendant assez long-temps ; on a vu l'affaiblissement de cette dernière fonction persister pendant trois ou quatre mois, et inquiéter vivement les malades.

Ici de légers stimulans ne suffisent pas ; les saignées, les sangsues sont contre-indiquées immédiatement ; une saignée déterminerait la mort dans une partie frappée de vive commotion. Mais au bout d'une heure, si le pouls s'est relevé, si les fonctions se sont un peu rétablies, ce moyen chez les sujets robustes et sanguins peut faire éviter les dangers de la compression du cerveau par stase sanguine ; si les sujets sont faibles, des sangsues derrière les oreilles, et ailleurs, comme révulsifs, etc. , des sinapismes, des bains de pieds, des cataplasmes sinapisés, des lavemens, des purgatifs , des boissons émétisées, des frictions, des excitans enfin à l'intérieur et à l'extérieur. On obtient de très bons effets des vésicatoires à la nuque. Les malades perdent quelquefois la mémoire des noms propres, des choses, etc. ; mais au bout de quelque temps cette faculté se rétablit.

3° *Degré.* A ce degré de la commotion,

presque tous les malades succombent et très promptement ; ils tombent immédiatement perclus de tous les sens, de toute fonction intellectuelle, de toute faculté de mouvemens volontaires. Il y a souvent des mouvemens convulsifs, des évacuations involontaires d'urine et de matières fécales; le pouls se supprime et reparaît par intervalles, la respiration s'affaiblit et s'éteint graduellement, et au bout de quelques secondes la vie a cessé. Les *saignées* dans cet état assureraient la mort. Les *frictions*, les spiritueux sont inutiles.

A l'autopsie, on ne trouve dans le cerveau aucune trace d'épanchement ni de compression, pas de contusion, ni de désorganisation. Cet organe a seulement perdu de sa consistance, et est susceptible d'être déchiré au moindre effort.

Si chez les malades qui ont succombé à une apoplexie on ouvre le crâne, non en frappant avec un marteau, mais en le sciant, on voit que le cerveau semble avoir acquis un volume plus grand que celui de la boîte qui le renfermait, ou du moins qu'il conserve son volume et sa forme. A la suite d'une commotion au

contraire, le cerveau s'affaisse, revient sur lui-
même, tend à occuper moins d'espace. C'est
que, dans ce cas, il contient moins de sang, et
que, privé d'action et de stimulus, il tombe
en affaissement. Mais à la loupe, comme à l'œil,
on n'aperçoit aucune trace de séparation, de
déchirure ni de contusion; si la commotion
s'observe assez fréquemment seule, elle accompagne aussi très souvent les autres lésions
du cerveau, car elle se joint à l'effet du coup.

Dans la description que nous venons de
faire de la commotion, le cerveau a été pris
pour exemple, parce que ses effets y sont
plus marqués que dans les autres organes, et
parce qu'ils s'étendent, par le moyen des nerfs
dont il est la source et l'aboutissant, à toutes
les parties du corps. Mais il n'est pas à beaucoup près le seul organe qui en soit susceptible; la moelle épinière n'y est pas moins expo-
sée; mais comme elle ne préside qu'aux mouvemens et à la sensibilité, c'est à la paralysie
des parties auxquelles les nerfs qui en sortent
se distribuent qu'elle borne ses effets. C'est
ainsi qu'on observe l'affaiblissement plus ou
moins complet des membres inférieurs, de la
vessie et du rectum, quand la commotion a eu

lieu à la partie inférieure de la moelle ; l'affaiblissement des parois du ventre et de la poitrine, quand la commotion a porté sur le dos;
enfin, avec la paralysie des parois de la poitrine
et du ventre, la commotion des nerfs diaphrag-
matiques, lorsque le projectile a frappé la partie
supérieure de la colonne cervicale ; ce qui entraîne la cessation de la respiration et par conséquent la mort. Bien plus, la commotion peut
survenir encore dans les plexus nerveux, où se
réunissent et d'où partent les nerfs principaux
du corps. Ses effets sont alors des engourdissemens, une diminution dans la sensibilité et dans
la myotilité, etc., qui peut être portée jusqu'à
l'immobilité et l'insensibilité la plus absolue ;
tels sont, par exemple, les cas de commotion
des plexus brachial et sciatique, d'où résultent
des impotences plus ou moins complètes et
graves des membres supérieurs et inférieurs.

Enfin ce ne sont pas les parties nerveuses
seulement qui sont sujettes à la commotion ;
d'autres qui ne contiennent des nerfs qu'en
très petite quantité en éprouvent aussi les
effets; tel est le foie qui, par sa masse et sa
texture, est, après le cerveau, la moelle épinière et les plexus, l'organe qui en est le plus

souvent affecté. Ici les phénomènes sont très différens sans doute de ceux qu'on observe dans les organes dont nous avons parlé plus haut, mais ils peuvent tous se rapporter à l'affaiblissement de l'organe ou à la suspension, au trouble et à l'altération de ses fonctions : il y a inappétence, langueur et faiblesse dans les digestions, nausées ou vomissemens, sentiment de pesanteur incommode dans l'hypocondre, selles grises, urines safranées. Quelquefois à ces symptômes se joignent, comme dans la commotion du cerveau, des symptômes de réaction qui peuvent aller jusqu'à l'inflammation, et alors surviennent des douleurs à l'hypocondre droit ; il s'y joint des maux de cœur, une douleur à l'épaule ; des déjections ou des vomissemens de nature bilieuse se manifestent, la fièvre s'allume ; il y a alors hépatite plus ou moins aiguë, et plus ou moins dangereuse. La rate, les reins peuvent éprouver aussi les effets de la commotion, mais beaucoup plus rarement. Nous n'insistons pas sur leurs symptômes beaucoup moins importans que ceux de la commotion des organes précédens. Ils sont d'ailleurs peu appréciables.

La *Compression* du cerveau, si elle a lieu

d'une manière lente et graduée, peut être portée à un degré très considérable; rapide au contraire, les effets en sont immédiats, graves, souvent mortels, quelque légère qu'elle soit. A la suite d'un coup quelconque, avec ou sans division des chairs et des os, un épanchement se fait dans l'intérieur du crâne; s'il est borné, il y a hémiplégie du côté opposé; s'il existe en même quantité sur les deux côtés à la fois, il n'y a ni hémiplégie, ni paralysie, mais raideur des muscles, etc.

Ainsi les effets généraux de la compression sont nuls ou presque nuls si elle est survenue lentement, très rapides et très graves si elle est elle-même rapide; si la compression est légère, l'intellect existe encore; si elle est parfaite, il est anéanti; il y a abolition des sens, des impressions, coma profond, respiration stertoreuse, obstacle aux fonctions de la poitrine par l'inertie du cerveau. Voici à quels signes on distingue l'une de l'autre la commotion et la compression.

Dans la commotion, ainsi que nous l'avons dit, le malade est couché paisiblement, la figure est pâle, la paupière supérieure abaissée, les pupilles très dilatées, la respiration si douce qu'on dirait qu'elle n'existe pas ; les battemens du cœur et du pouls sont à peine sensibles.

Dans la compression, le malade s'agite le plus communément autant que le permet le volume du corps comprimant ; la figure est d'un rouge violacé, la pupille resserrée, la respiration est haute et suspirieuse : il y a stertor ; la poitrine est comme embarrassée par des mucosités ; tous les muscles sont en jeu pour exécuter la respiration ; le pouls est plein, dur et fréquent.

Une compression légère, une compression plus forte même n'est pas toujours mortelle ; les saignées, les purgatifs, les révulsifs en triomphent.

Au deuxième degré, la lutte est plus violente, le résultat plus incertain ; quelquefois le sang épanché perd sa sérosité et est absorbé ; si le corps étranger n'est pas susceptible de résorption, la nature s'y habitue.

Si, par une cause subite, une fracture d'os par exemple, du sang, du pus sont amassés en un point, on doit appliquer le trépan et relever les os si le cerveau ne peut s'habituer à la cause ; mais alors même peut-on être toujours certain du point où s'est fait l'épanchement ;

des fractures, des contusions ont lieu par contre-coup, et la difficulté est, en ce cas, bien plus grande.

Si l'épanchement a de l'étendue, qu'il n'y ait pas d'hémiplégie, le trépan deviendrait inutile. Il faudrait cribler le crâne, et encore ne donnerait-on pas issue au pus.

Une vieille femme avait reçu un coup de feu à l'occiput; elle vint à l'Hôtel-Dieu; la balle était logée sous les parties molles, on l'enleva; mais les os avaient été fortement contus et même un peu fracturés; elle était venue et elle s'en retourna à pied, ne voulant pas rester à l'hôpital. Au bout de dix ou douze jours, des frissons, de la fièvre, du coma survinrent; le trépan fut appliqué et donna issue à une sanie purulente abondante; des parties d'os furent enlevées; la plaie était en lieu déclive; la malade était mieux, elle eût peut-être guéri sans une pneumonie à laquelle elle succomba.

Le trépan, dit M. Dupuytren, si souvent employé infructueusement et proscrit ensuite par Desault, est donc souvent insuffisant à enlever la cause du mal, et toujours dangereux, moins par lui-même, car des individus ont survécu à la perte de la totalité de la voûte du crâne; que par l'inflammation, suite de l'accès de l'air.

On ne doit donc l'appliquer que pour relever les os, ou donner issue à un épanchement subit et considérable, dans un point limité et bien déterminé de la voûte ou des côtés du crâne.

Si un corps étranger a traversé le crâne par les deux tiers de son volume, si une balle est enclavée dans les os, si la pointe d'un couteau s'est brisée dans la voûte et y est demeurée, une couronne de trépan peut servir à les extraire; le trépan est, ainsi que nous l'avons dit, encore indiqué dans le cas de tumeur fongueuse de la dure-mère, petite, circonscrite et pédiculée, qui aurait percé les os; mais alors le danger est toujours fort grand.

La *Contusion* du cerveau est souvent confondue avec la commotion. La contusion est une véritable lésion organique produite par un corps arrondi ou à surface plus ou moins large. Les parties qui enveloppent le cerveau sont de consistance différente; les parties molles externes et surtout les os peuvent résister à la violence du coup, mais la nature du cerveau l'y expose bien autrement, et sa contusion peut avoir lieu sans lésion des parties molles ou osseuses; c'est même ce qui arrive dans le plus grand nombre des cas. Ces parties extérieures peuvent changer de forme sans qu'il y ait solution aux tégumens, sans fracture aux os, et par la compression faire éprouver à la substance cérébrale cette désorganisation qui caractérise ce qu'on appelle contusion. Comme pour la commotion, on peut distinguer plusieurs degrés dans la contusion du cerveau.

Au degré le plus faible, quelques parties sont altérées, un peu de sang est épanché, la guérison peut avoir lieu; mais quand le tissu est profondément désorganisé, que la quantité de sang épanché est plus considérable, le plus souvent la mort est la suite de cette lésion, et ce qui la rend mortelle, c'est l'inflammation, la suppuration et par suite la compression que celle-ci détermine. Ce n'est que vers le quatrième ou cinquième jour que les accidens graves se déclarent, c'est-à-dire au moment de l'inflammation, et c'est moins l'importance de l'organe lésé que les suites du mal qui font le danger.

La contusion diffère essentiellement de la
commotion et de la compression; nous allons
en donner les signes distinctifs.

Mais examinons d'abord comment elle est
produite, et quels en sont les effets.

Qu'il y ait ou non lésion des parties extérieures, elle est ordinairement déterminée,
ainsi que nous l'avons dit, par des corps plus
ou moins arrondis, et à surface plus ou moins
étendue; les causes sont donc analogues à celles
qui déterminent la commotion; aussi est-il à
peu près impossible de distinguer la commotion de la contusion, surtout dans le principe.
La commotion complique presque toujours la
contusion; mais, s'il n'y a pas commotion, le
malade frappé se relève sans accidens immédiats. Les effets de la commotion s'éteignent
successivement et à partir de l'accident, tandis
que le contraire a lieu dans la contusion; ce
n'est qu'après plusieurs jours que les accidens
s'aggravent, et ces accidens, ainsi que nous
l'avons dit, sont le produit de l'inflammation.
Les malades éprouvent une douleur constante
au lieu contus; il survient de la fièvre avec délire et redoublemens; affaissement, quelquefois coma par compression. Si des saignées ont

été convenablement pratiquées au début, si des purgatifs sont convenablement administrés, on voit quelquefois les accidens diminuer, et les malades guérir; on prévient ainsi, ou l'on modère l'inflammation, et on détermine résorption du pus. Mais alors la lésion est bornée et peu profonde; si elle a plus d'étendue, plus de gravité, l'inflammation du cerveau est presque toujours mortelle.

Si la contusion était toujours directe, on pourrait peut-être déterminer avec assez de précision le point qu'elle occupe, et où l'on devrait faire une ouverture; mais souvent elle a lieu par contre-coup, et alors la difficulté est extrême.

L'inflammation du cerveau se complique souvent d'arachnitis, et alors il y a frissons, contraction des pupilles, sensibilité vive de la lumière, etc. Après la mort, on trouve la substance du cerveau convertie en bouillie mêlée à du sang; si le malade a vécu quelque temps, autour de cette désorganisation il existe un travail inflammatoire. La substance du cerveau est d'ailleurs plus dense, plus jaune, sablée de points rouges, etc.

Si la contusion atteint une grande étendue,

si les deux lobes sont affectés, la mort en est la suite ou par commotion ou par l'effet de la contusion elle-même.

Si elle n'affecte qu'un seul lobe, ordinairement trois ou quatre jours se passent sans accidens. Exemple : Un jeune homme de 15 ans, couché salle Saint-Paul, avait reçu un coup violent sur la tête; il y avait plaie et perte de substance aux os : pendant trois jours, il se leva et marcha librement dans la salle; le quatrième jour, symptômes de contusion, et, en trois jours, mort, malgré l'emploi des saignées, des sangsues, etc. On trouva la moitié du cerveau désorganisée. C'est donc cette désorganisation que l'on doit s'attacher à prévenir.

Si les pupilles sont resserrées, s'il y a sterteur et absence d'indices de commotion, la contusion est à craindre; il faut recourir aux saignées générales et locales, aux éméto-cathartiques. Si l'inflammation est déclarée, on emploiera encore des saignées, des révulsifs aux membres et sur le canal intestinal. Si le coma fait présumer une collection de pus, et que l'on ait pu s'assurer du lieu précis du mal, il faudra trépaner; non que cette opération donne de grandes chances de salut; car si un peu de pus s'écoule par l'ouverture, ce dégorgement n'empêche pas la nouvelle formation de la matière purulente, et le trépan donne souvent lieu par lui-même à l'inflammation de l'arachnoïde.

Si la contusion est produite par une fracture, on doit s'attacher à soulever les fragmens osseux, et fournir ainsi une libre issue au pus. Alors la partie contuse peut tomber, peut être retranchée si elle s'échappe au dehors, s'il se forme de ces repullulations fort remarquables, et qui ont lieu en quelques heures. On en retranche une portion, et le lendemain nouvelle repullulation ; on a peine à concevoir la promptitude et le volume de ces reproductions. Ordinairement alors les malades succombent, malgré l'ouverture, malgré le débarras du trop plein du cerveau. Ces circonstances font sentir parfaitement l'inutilité fréquente des couronnes de trépan.

En résumé, la contusion est une des plus graves affections du cerveau, grave moins par ses effets immédiats qu'à cause de l'inflammation qui la suit et donne lieu à une production considérable de matière.

Ainsi la commotion, la compression, la contusion deviennent causes d'inflammation ; indépendamment de ces causes, elle est déterminée par la présence d'esquilles, de parties d'os enfoncées, de projectiles, et enfin par des habitudes vicieuses, les alimens excitans, les abus de régime, de boissons, les passions, etc. L'inflammation est par conséquent une des maladies les plus communes des organes en général, et en particulier du cerveau.

Suite constante de la contusion, l'*Inflammation* accompagne donc aussi le plus ordinairement les autres lésions.

Nous avons déjà parlé de l'érysipèle, complication tellement fréquente que, sur trois blessés, à peine un ou deux en sont exempts. Le phlegmon érysipélateux ou diffus est plus rare, mais bien plus dangereux.

Le péricrâne peut être le siége d'un travail inflammatoire, les os aussi peuvent s'enflammer et suppurer.

Une balle morte ou qui a frappé obliquement, un coup de bâton, une chute avec ou sans plaie peuvent déterminer cette lésion, alors même que les os ont été médiocrement contus ; souvent la partie contuse est frappée de nécrose ; si la table externe est seule affectée, très souvent le travail de séquestre, excédant la mesure ordinaire, donne lieu à de la suppuration dans le tissu diploïque, cause fréquente de mort.

Si la contusion est plus forte et que la totalité de l'épaisseur de l'os soit nécrosée au bout de vingt, vingt-cinq, trente jours, survient une autre inflammation presque toujours funeste par l'amas de la suppuration entre les os et la dure-mère, qui détermine des accidens de compression ou une arachnitis ; le pus en ce cas ne se forme pas aux dépens de l'os qui est *mort*, mais bien aux dépens de la dure-mère, qui, quoique d'un tissu fibreux difficile à s'enflammer, s'enflamme pourtant quelquefois.

Expliquons-nous : l'os frappé est nécrosé ou immédiatement, ou au bout de quelque temps; cet os est un corps étranger placé entre les parties internes et les parties externes ; il adhère aux autres parties osseuses qui vivent encore. Or, si nous examinons comment une escarre se sépare dans les parties molles, nous trouvons que c'est par inflammation. Un cercle inflammatoire se prononce sur les limites de l'escarre ; cette inflammation existe autant vers les parties internes qu'à l'extérieur ; l'inflammation entraîne une plus ou moins grande suppuration. Il faut donc que la séparation de l'os nécrosé et de la dure-mère se fasse par inflammation ; si la suppuration est peu abondante, elle est peu incommode ; si elle est abondante au contraire, elle devient nuisible par sa quantité (compression), ou par contiguité de tissu et d'inflammation (arachnitis, compression, mort).

Comment donc appeler cette inflammation secondaire ? ostéite ! non, l'inflammation est dans la dure-mère. Si l'os dénudé et contus paraît noirâtre, ou gris et sonore, il est presque certain que la nécrose s'étend jusqu'à la face interne ; et c'est alors que l'on peut et doit prévenir les effets de l'inflammation et de la suppuration par l'application du trépan ; c'est ainsi qu'en fendant une escarre on prévient les douleurs, les fusées, etc.

Mais sous la dure-mère est un autre tissu séreux, l'arachnoïde ; sous l'arachnoïde un tissu cellulaire, séreux, extrêmement délié, sous ce tissu, le cerveau ; nous ne décrirons pas les symptômes inflammatoires de ces divers tissus et organes ; nous ne ferions que répéter ce qui se trouve dans tous les livres.

Les *Blessures de la face* sont en général peu

graves par elles-mêmes. On a vu cette partie presque tout entière emportée par des boulets ou des biscaïens, et cependant la guérison a été prompte. Plusieurs militaires actuellement aux invalides offrent des exemples de ce genre. Mais elles ont souvent une issue fâcheuse à cause des accidens consécutifs qui se développent. Un citoyen blessé en juillet eut les deux mâchoires presque entièrement enlevées par la mitraille; il succomba à des symptômes cérébraux. Plusieurs autres citoyens eurent à la même époque la mâchoire inférieure fracassée par des balles : quelques-uns ont guéri, d'autres ont péri par suite d'hémorrhagies souvent renouvelées, ou d'inflammations développées dans le cerveau ou dans la poitrine. Une autre suite fâcheuse de ces blessures, c'est l'abondance et la fétidité de la suppuration, qui, constamment mêlée à la salive et portée avec elle et les alimens dans l'estomac, y détermine des désordres graves et infecte l'économie. Ces malades, objet de pitié pour tous ceux qui les voient, en sont un de dégoût et d'horreur pour eux-mêmes. Mais examinons la diversité de ces blessures dans les différentes régions de la face.

Il est à remarquer d'abord que celles *du*

nez donnent au visage un aspect plus ou moins hideux, tandis que celles du front le parent : de là la nécessité de prévenir les difformités du nez par tous les moyens convenables. S'il y a division, on en maintiendra les parois soulevées et on pratiquera des points de suture pour obtenir la réunion. Si la plaie a détruit la base de l'organe, l'art ne peut presque rien, car la perte de substance ne saurait être réparée. Si le nez a été écrasé, cette fracture avec enfoncement produit une difformité très grande ; on la préviendra au moyen d'une pince à anneaux garnie de linge dont on introduira l'extrémité grêle dans les narines.

Un coup de feu reçu directement dans l'*orbite* produit souvent des désordres hideux et plus souvent encore la mort. A bout portant, le pistolet agit comme dans la bouche et par la dilatation de l'air et par le coup. Les paupières et l'orbite sont dilacérés, brisés, et l'œil pend quelquefois sur la joue, comme nous l'avons observé chez un jeune homme blessé en juillet, dont l'orbite avait été fracturé en éclats à sa base ; l'œil fut extirpé, les paupières rapprochées, et le malade guérit. Les grains de plomb logés dans l'épaisseur des paupières ne produisent ordinairement pas d'accidens; on peut les y laisser ou les extraire; s'ils arrivent obliquement dans la cornée ou la sclérotique, ils y font une gouttière et il en résulte une taie plus ou moins étendue. S'ils les frappent perpendiculairement, ils les traversent et se logent dans l'intérieur ou se perdent dans le globe, et l'on ne peut ni acquérir la certitude de leur présence, ni faire des recherches pour les extraire, à moins qu'ils ne soient arrêtés dans la chambre antérieure; dans ce dernier cas, on les aperçoit avant ou après l'inflammation qu'ils déterminent, et on peut les extraire.

Dans les cas même les moins fâcheux, la blessure par des grains de plomb laisse après elle la perte de la vue, la déformation de l'iris et l'oblitération de la pupille. Mais souvent il survient des douleurs vives que l'on ne peut calmer par aucun moyen, puis une inflammation violente, une tuméfaction énorme, des douleurs atroces. On est alors réduit à l'alternative d'inciser l'organe crucialement ou de le voir éclater avec bruit et projeter au loin les liquides qu'il contient. Souvent enfin l'inflammation se transmet au cerveau par le nerf optique, et la mort en est la suite.

Une femme avait reçu un coup de feu à la joue gauche près de la commissure; la balle fit canal à travers la peau, le masséter, la glande parotide, et vint sortir au-devant de l'oreille; la parotide avait été traversée, et il n'y eut pas de fistule salivaire; dans les plaies d'armes blanches, au contraire, la fistule se voit presque constamment. C'est que le coup de feu produit sur son trajet une escarre épaisse de un quart, un tiers, une demi-ligne, qui devient une barrière à l'écoulement de la salive, comme dans les vaisseaux à l'hémorrhagie; cette escarre ne tombe qu'après l'inflammation, et alors des bourgeons charnus ont surgi et fermé l'extrémité des canaux salivaires. Ici l'art est d'accord avec la nature; car la fistule salivaire se guérit par *cautérisation*.

Nous ne reviendrons pas sur l'effet du coup de pistolet dans la *bouche*, nous en avons parlé déjà assez longuement et fait remarquer l'action de dilatation de l'air, l'action de la poudre et celle du projectile sur le pharynx, le palais, la langue, la mâchoire inférieure, etc.

Le nombre des blessés à la *mâchoire infé-rieure* est fort grand. Si l'os est emporté en avant, la blessure est moins grave que si la balle a fracassé le reste du corps et les branches; deux malades en sont morts à l'Hôtel-Dieu, l'un d'inflammation du cerveau quand on le croyait hors de danger, l'autre d'hémorrhagie et d'érysipèle; d'autres ont été guéris. Le danger vient d'abord de la nature composée de la blessure, de la lésion de nerfs nombreux, de la difficulté d'enlever les esquilles, puis de l'inflammation et de la suppuration fétide, du dévoiement consécutif, etc.

Voici comment M. Dupuytren conseille de traiter ces blessés. On devrait, dit-il, fendre la lèvre inférieure jusqu'à l'os hyoïde, séparer largement et écarter les lèvres de la plaie, comme dans *l'amputation de la mâchoire infé-rieure;* puis enlever toutes les parties osseuses, scier l'os si le nombre des fragmens est très considérable, réunir ensuite les lèvres et le menton en laissant en dessous une ouverture pour le libre écoulement des matières. Ce procédé est également applicable aux blessures de l'articulation supérieure de l'humérus, dont on peut réséquer la tête et enlever les esquilles en faisant un large lambeau du deltoïde, et en le soulevant ; on diminuerait ainsi les accidens, et on conserverait le membre.

Les blessures de *l'oreille* offrent quelques caractères particuliers qu'il n'est pas sans intérêt de rapporter. Par l'ébranlement du canon, la membrane du tympan est souvent déchirée, des saignemens ont lieu par l'oreille et la gorge ; on sait quels effets les premières décharges de canon produisent d'ordinaire sur de jeunes soldats, tels que spasme de la poitrine, légères coliques, dévoiement, etc. La rupture de la membrane du tympan entraîne la surdité ; souvent l'ébranlement ne donne lieu qu'à une dureté de l'ouïe ; c'est à la déchirure de la membrane du tympan qu'est due la faculté que l'on a observée chez certains sujets, de rendre la fumée du tabac par l'oreille. Un boulet qui frappe cet organe n'y borne pas son action, et est presque toujours mortel ; un coup de feu atteint aussi rarement l'oreille seule ; le plus ordinairement elle est lésée en même temps que les parties environnantes.

Les blessures de l'organe de l'ouïe sont presque toujours suivies de fistules et de suppuration par l'oreille ou par l'apophyse mastoïde, ce qui tient à la présence du projectile ou d'esquilles; aussi ne tarissent-elles que lorsque ces corps étrangers sont extraits. L'ouïe peut être perdue par l'entrée d'un grain de plomb dans l'oreille; mais souvent ces projectiles s'arrêtent dans quelques parties de l'oreille externe. Un coup de sabre peut enlever l'oreille en entier ou en partie; il faut la réappliquer pour peu qu'elle tienne encore. Les blessures de l'oreille par instrumens piquans sont celles qui exposent le plus à l'érysipèle.

Passons aux blessures de la *mâchoire supérieure*, dont voici deux exemples remarquables:

Un jeune homme avait reçu en 1830 une balle à la base du nez du côté gauche, qui traversa obliquement la face, et vint sortir à droite au col : il guérit. Il prétend que sa vue est diminuée, qu'il a perdu l'odorat. Ce qui est certain, c'est une paralysie de la moitié droite de la face; il parle et peut mouvoir la langue.

Chez un autre blessé, la balle a traversé l'os malaire droit, et est venue sortir à la région parotidienne opposée; le sujet est un enfant de 15 ans; il ne lui est resté qu'un peu de gonflement à la région de l'os malaire ; les narines sont libres ; tous les sens sont intacts.

Nous n'insisterons pas sur les graves désordres, les suppurations, les perforations , etc., suites de coups de boulet, de biscaïens en cette région.

Les balles peuvent pénétrer et rester dans les *sinus;* lorsque le malade se meut, la balle suit les mouvemens, ils le sentent; on doit alors agrandir l'ouverture et l'extraire. En 1814, un lieutenant-colonel avait eu le masséter et la parotide détruits par une balle qui avait pénétré dans le sinus; tuméfaction énorme (saignée, etc.) ; après l'inflammation la narine droite resta obstruée, le sinus douloureux; on crut que cela tenait à des débris osseux, on en enleva en effet; mais après cette opération, un son mat fit sentir une balle dont on essaya la mobilité; une incision faite entre la joue et l'arcade dentaire permit de pénétrer dans le sinus; on trouva la balle déformée , etc.

Les *joues* peuvent être labourées seulement, ou traversées d'un côté à l'autre ; presque toujours alors les dents sont brisées.

Les *Blessures du cou* sont très nombreuses et souvent très graves. Le cou peut aussi se diviser en quatre régions, et cette division n'est pas purement scolastique; à la région antérieure, le larynx, la trachée, le pharynx peuvent être atteints; sur les côtés, de gros vaisseaux et des nerfs; aux régions latérales, des nerfs qui vont au plexus brachial et des artères volumineuses (vertébrales). A la région postérieure, muscles épais, très forts : accidens moins à craindre. Au centre, colonne vertébrale, et moelle allongée et épinière : blessures fort graves, paraplégie, mort subite ou consécutive. Le cou est protégé par des vêtemens, chez les militaires surtout; aussi ont-ils été en juillet bien moins souvent et moins dangereusement blessés en cette région que les citoyens qui combattaient pour la plupart décolletés, par habitude ou à cause de l'excès de la chaleur. Le débridement ne pouvant quelquefois être appliqué, ou du moins d'une manière convenable, à cause du voisinage des vaisseaux et des nerfs, le traitement général doit être d'autant plus actif. En 1814 nous avons vu le cou traversé d'un côté à l'autre et à sa base; d'où étaient résultés des hémorrhagies primitives et consécutives, des glossites qui se sont étendues jusqu'au larynx, et la mort.

Un autre malade dont le larynx avait été traversé a succombé à l'époque de l'inflammation; il y avait eu un gonflement très grand
des parties fibreuses et celluleuses, une difficulté de respirer telle qu'il lui fallait mettre en
jeu toutes ses forces pour exécuter un sifflement. On trouva à l'autopsie les cartilages
perforés et brisés, et un œdème inflammatoire
de l'intérieur du larynx; si le malade eût guéri,
la voix aurait été perdue et la respiration gênée
par le rétrécissement des parties.

En juillet, un vieillard de plus de soixante
ans reçut un coup de feu à la partie antérieure et supérieure de la trachée; l'ouverture
était parfaitement ronde et unique; pas d'ouverture de sortie; on eut quelque espérance
de le sauver; mais à l'époque de l'inflammation
il survint un gonflement et un sifflement aigu,
pénible, et il mourut.

Les blessures par instrumens tranchans sont
fréquentes à la partie antérieure du cou, surtout dans les suicides. Beaucoup sont mortelles par leur profondeur et la lésion des ca-
rotides; mais ces artères quelquefois sont
épargnées; elles fuient devant le tranchant
par leur mobilité au milieu du tissu cellulaire,

et roulent sur la face antérieure et arrondie des vertèbres. A moins d'être là au moment de leur lésion, on conçoit qu'il n'y a rien à faire; si on était arrivé à temps, on pourrait les lier.

Il y a quinze ou vingt ans, un étudiant en médecine se baignant avec des camarades fut submergé et asphyxié; on crut à tort devoir pratiquer la trachéotomie; l'artère carotide ou le tronc brachio-céphalique fut ouvert. La lésion de la jugulaire et des nerfs n'a guère lieu sans la lésion de la carotide, alors le danger est encore plus grand et sans remède. Le pharynx au-dessus de l'os hyoïde, le larynx au-dessous peuvent être lésés; de là le passage de l'air et des alimens.

On doit clore la plaie, tenir la tête fléchie sur la poitrine au moyen d'un bandage, en ayant soin que le malade soit assis et soutenu par des oreillers pour rendre la position moins fatigante; il faut, en un mot, que le bandage n'ait pas besoin d'agir. Mais ce moyen a quelques inconvéniens; si le rapprochement est trop grand, les lèvres de la plaie se recourbent en dedans, la peau se met en contact avec la peau, et la réunion ne peut se faire; ou bien la lèvre inférieure de la plaie se porte en arrière, fait l'office d'une valvule, et détermine l'asphyxie. Ces inconvéniens nous ont porté, dit M. Dupuytren, à employer dans ces cas la suture, mais avec le soin de laisser un passage au dehors au sang et au pus qui s'épanchent; il y a quelques mois, chez un blessé de ce genre, la suture détermina, par l'obstacle à la sortie du pus, de la toux et des accidens graves; on retira quelques points de suture, et aussitôt les accidens se calmèrent, et le malade guérit.

Sur les côtés du cou, des muscles, mais surtout des nerfs nombreux, les racines de ceux qui forment les plexus cervical et brachial, peuvent être lésés; ces blessures sont dangereuses; celles en canal peu profond ou en gouttière superficielle le sont peu.

La lésion des nerfs est suivie d'accidens, de douleurs, de paralysies bornées à quelques muscles; nous avions à Saint-Cloud des blessés qui ne pouvaient porter le bras en avant ou en arrière, y éprouvaient des engourdissemens. Les débridemens en cette région doivent être faits non en travers, mais selon le trajet des nerfs et des artères. L'artère vertébrale, les branches de la carotide peuvent être aussi atteintes; de là

des hémorrhagies primitives qui s'arrêtent souvent, ou des hémorrhagies consécutives qui
font périr les malades. La ligature de la carotide primitive ne met pas toujours à l'abri du
retour de l'hémorrhagie, à cause du grand
nombre et du volume des communications;
faut-il donc s'abstenir de lier? on doit lier les
deux bouts si la chose est possible; sinon lier
toujours, car de ce qu'un moyen ne réussit pas
constamment, il ne s'ensuit pas qu'on doive le
proscrire. Le gonflement inflammatoire est
souvent favorable à l'arrêt du sang.

A la partie postérieure du cou, les muscles
et les apophyses épineuses garantissent quelquefois; si de gros vaisseaux ou la moelle ne
sont pas intéressés, en débridant largement,
ces plaies sont peu dangereuses.

Les *Blessures des épaules* sont très nombreuses; l'épaule est en effet une partie que
l'on ne dissimule pas dans le combat; aussi, à
surface égale, elle doit être plus souvent atteinte. Les blessures superficielles de l'épaule
sont peu importantes; les blessures profondes
sont au contraire les plus graves parmi les plus
graves. Ici il est utile aussi de distinguer plusieurs régions. Ainsi les blessures superficielles

peuvent atteindre les régions antérieure, postérieure, supérieure, inférieure (le creux de
l'aisselle), et externe.

Si la partie supérieure a été frappée superfi-
ciellement d'avant en arrière, et que la blessure forme une gouttière qui n'intéresse que
la peau, la guérison est beaucoup plus longue
en ce lieu que partout ailleurs. Voici la raison
anatomique de ce fait : l'épaule est une des
parties les plus mobiles; elle se meut en tous
sens ; de là des tiraillemens qui s'opposent à la
cicatrisation, ou qui amènent aisément la déchirure de la cicatrice quand elle est effectuée.
Les plaies en gouttières un peu plus profondes,
faites d'arrière en avant ou d'avant en arrière,
intéressent le muscle trapèze ; presque toujours
alors la cicatrice est adhérente.

Les blessures plus profondes encore et qui
se dirigent d'avant en arrière, atteignent les
vaisseaux et les nerfs, et donnent lieu par conséquent à des hémorrhagies, à des paralysies
partielles, à des douleurs, des engourdissemens des muscles, etc. Les blessures même
peu profondes du creux de l'aisselle sont communément fort graves par la lésion des vaisseaux et des nerfs. Si l'artère brachiale ou sur-

tout l'axillaire est atteinte, presque toujours une hémorrhagie immédiate ou consécutive fait périr les blessés. Les blessures de la face postérieure de l'épaule sont très nombreuses et ne doivent pas être attribuées au défaut de courage ; cette région est souvent atteinte au moment où le combattant tire un coup de fusil. Les blessures transversales en cette région sont peu à craindre si la peau seule est lésée ; si les muscles sont blessés, elles sont plus longues à guérir, mais peu graves. Dans les blessures en canal de la fosse sus et sous-épineuse, on doit fendre et inciser sur plusieurs points ; elles ne sont pas aussi dangereuses. La crête de l'épine du scapulum est lésée sans de grands inconvéniens ; on en est quitte pour l'extraction de quelques esquilles. D'autres fois l'épine elle-même est entamée et enlevée ; nous avons vu une de ces blessures qui parcourait la fosse sus-épineuse, traversait l'apophyse épineuse, et sortait par la fosse sous-épineuse ; mais si les muscles sont atteints, si le trapèze est coupé à son insertion, les mouvemens restent difficiles. Il en est de même dans la lésion du grand dorsal.

Au moignon de l'épaule les blessures ont

plus de gravité. Une femme a eu le deltoïde emporté avec la tête de l'humérus; on avait conçu des espérances de guérison, mais la suppuration et une inflammation de poitrine l'ont fait périr.

Plus haut, l'acromion est le plus souvent intéressé; dans un cas la balle a passé entre la peau et cette apophyse; en 1814 nous l'avons vue fréquemment séparée, labourée, brisée en esquilles, etc. En juillet, un jeune homme reçut à la partie antérieure de l'épaule un coup de feu qui passa sous l'acromion entre cette apophyse et la tête de l'humérus et sortit en arrière; aucun accident ne survint, aucun os n'avait été lésé, le malade guérit parfaitement. Un exemple pareil s'est montré à Saint-Cloud; mais dans ce cas l'acromion n'avait été que légèrement intéressé.

A la région antérieure, les blessures sont plus dangereuses; cette région en effet se présente directement, tandis que les autres offrent un plan oblique. Souvent les balles se perdent dans l'épaisseur de l'épaule et atteignent les os et l'articulation; qu'elles restent ou sortent, le danger est très grand. Si elles se perdent, elles occasionnent des douleurs, de l'inflammation, des suppurations abondantes. Les blessures des parties profondes tirent leur gravité de ce que l'articulation scapulo-humérale est plus ou moins profondément affectée.

Si le bec coracoïde, l'acromion ou le scapulum est atteint, il y a inflammation, étranglement, suppuration, fistules; on doit faire alors de larges débridemens, pratiquer des saignées, donner des issues aux foyers, tenir à la diète, etc., puis employer contre la gêne des mouvemens et les douleurs, *les bains, les douches,* etc.

Si l'articulation est atteinte, qu'on se figure une des plus grandes articulations, environnée de muscles, de tendons, de plans aponévrotiques, remplie d'esquilles, enflammée, suppurante, pleine de pus, et on se fera une idée de la gravité de la blessure; l'inflammation et l'étranglement s'opposent à l'issue facile du pus, malgré de larges ouvertures; comment d'ailleurs y chercher et en extraire les esquilles? et cependant, si elles restent, elles déterminent des accidens: douleurs, fièvre, résorption. Il importe beaucoup de savoir dans quel état est alors la tête de l'humérus. Si elle est seulement perforée, le danger est moindre;

mais le plus souvent elle est fracassée en une grande quantité, en soixante et plus de fragmens; ces corps étrangers amènent la suppuration, et par suite l'épuisement, des sueurs, du dévoiement; la suppuration s'altère. Il faut donc s'attacher à prévenir le danger par un traitement primitif.

Si la tête de l'os est médiocrement fracturée, on doit pratiquer de larges débridemens autant qu'on le peut, mais en ayant soin de ménager les tendons, les nerfs et les vaisseaux; faire l'extraction des esquilles libres, des contre-ouvertures en lieu déclive. Dans les cas où la tête de l'humérus est fortement fracassée, on conseille la désarticulation; mais il est difficile d'y décider les malades, et le chirurgien n'ose pas toujours pratiquer cette opération; les blessés, en effet, ne peuvent se faire une idée de la gravité de leur blessure, et ne conçoivent pas qu'ils doivent se résoudre à perdre un membre pour une simple ouverture. L'état parfait du bras, des doigts, les détourne de cette idée, et c'est ce qui les perd. On doit, s'il est possible, forcer la volonté des malades, car au lieu de cinq ou six chances de mort, on ne leur en fait courir qu'une seule.

II.   36

Mais est-il nécessaire de tout enlever? Je suis convaincu, dit M. Dupuytren, qu'ici une méthode analogue à celle que j'ai appliquée à l'articulation de l'os maxillaire inférieur peut être avantageusement employée, c'est-à-dire qu'on peut faire une large incision, découvrir et enlever les esquilles.

Presque toutes les méthodes, du reste, peuvent pour cela être appliquées. On peut faire un lambeau carré du deltoïde, le soulever et nettoyer la plaie en faisant la résection de la tête de l'humérus, comme pour la résection ordinaire; ou bien percer sous le deltoïde, et en faire un lambeau, etc., et réunir ensuite par première intention en laissant une petite ouverture en lieu déclive. Cette opération enlèverait toutes les causes du mal, et en cas de succès elle conserverait un membre utile.

Les *Blessures du bras* offrent moins de danger, en voici les raisons : 1° Elles sont plus éloignées du centre, plus près des extremités. 2° La composition anatomique du bras explique encore cette différence. Cylindrique, de peu de volume, garni d'un seul plan aponévrotique au-dessous de la peau et du tissu cellulaire sous-cutané, le débridement y est plus facile et sans inconvéniens. 3° Toutes les parties tendineuses sont parallèles à son axe, d'où débridemens étendus sans danger. 4° L'os est unique, d'où plus de facilité à enlever les esquilles, qui d'ailleurs se trouvent voisines de la surface.

Aussi les plus graves blessures du bras ne nécessitent-elles pas l'amputation, et si on est obligé de la pratiquer fréquemment, c'est lorsqu'il y a lésion de l'articulation du coude. Mais le bras lui-même est un lieu de passage de nerfs et de vaisseaux volumineux, qui tous se rendent à des parties éloignées, tout en fournissant des branches chemin faisant; or, ces vaisseaux et ces nerfs peuvent être lésés; l'artère brachiale, les nerfs médian, cubital, radial, peuvent être coupés, de là des paralysies diverses, des hémorrhagies. Les nerfs sont bien moins exposés à la cuisse.

Les blessures par instrumens piquans sont assez rares au bras et n'offrent pas d'autre danger que l'étranglement; quelquefois elles se compliquent, suivant leur direction, de la lésion de l'artère ou de la veine; nous avons vu à leur suite au moins une vingtaine d'anévrismes artérioso-veineux. Les lésions des nerfs déterminent des douleurs longues et vives.

Les blessures par instrumens tranchans ont souvent des effets plus graves ; quelquefois les os eux-mêmes sont coupés ; cela est rare, mais alors la blessure est très dangereuse ; le plus souvent l'os résiste ; si l'artère et les nerfs sont coupés en même temps, l'amputation est d'une absolue nécessité.

Les blessures par des grains de plomb n'ont d'importance qu'autant que l'artère ou un nerf est lésé. Quant aux balles, elles peuvent frapper des régions différentes ; si la région antérieure est traversée, la lésion est peu grave, elle n'intéresse que la peau, le tissu cellulaire et aponévrotique, le ventre du biceps et le brachial interne ; souvent l'os est contourné. Si le nerf radial est lésé, il y a perte du sentiment et du mouvement dans la partie correspondante de la main que l'on ne peut ni étendre, ni mettre en supination. Au côté interne les blessures sont rendues plus graves par la présence des vaisseaux et des nerfs.

Un homme avait reçu un coup de feu d'avant en arrière à la partie supérieure et interne du bras ; aucun nerf ne fut lésé, car il n'y eut perte ni de sentiment, ni de mouvement, mais il survint une hémorrhagie foudroyante que

l'on arrêta par la ligature ; on ne sent aujour-
d'hui de battemens ni dans l'artère brachiale,
ni dans la radiale, ni dans la cubitale ; ces vaisseaux sont pleins, mais ne battent pas ; les pulsations peuvent y revenir par la suite au moyen
des anastomoses.

Ici se présentait naturellement cette question : Les nerfs divisés peuvent-ils se réunir?
J'ai vu, dit M. Dupuytren, deux fois le nerf
radial coupé par un instrument tranchant ; la
sensibilité et le mouvement revinrent au bout
de deux ans ; mais en ces cas la division était
simple et sans perte de substance. On sait qu'il
y a alors dans les nerfs une grande disposition à
chevaucher, et on conçoit que le sentiment et
le mouvement puissent se propager par la cicatrice. Dans le cas de plaies par armes à feu,
je n'ai aucun fait qui prouve cette possibilité ;
je n'affirme pas cependant qu'il ne puisse s'en
rencontrer.

Les blessures de la partie postérieure du bras
sont peu importantes ; par biscaïens et par boulets, elles sont plus graves, et cependant, si les
parties molles sont seules atteintes, elles peuvent ne pas exiger l'amputation.

Si les os sont atteints, la gravité est tout autré; le plus souvent la fracture est en éclats; elles sont d'autant plus graves qu'il y a plus d'esquilles et de délabrement des parties molles, nerveuses et autres; cependant elles offrent encore moins de gravité qu'ailleurs, et, en général, ne demandent pas l'amputation, à moins que les vaisseaux et les nerfs soient en même temps détruits, ou qu'une grande quantité de parties osseuses ou molles soient enlevées.

De tout ceci, il faut conclure que si, dans les plaies qui intéressent d'autres parties, on doit se hâter d'amputer, il faut bien se garder de pratiquer prématurément l'amputation au bras.

L'amputation serait indiquée, au contraire, dans le cas de plaies par *boulet* qui aurait presque détaché le bras, lors même que le lambeau renfermerait intacts des vaisseaux et des nerfs considérables.

Quand l'articulation du coude est largement ouverte, que les surfaces osseuses sont broyées, c'est un cas d'amputation du bras et l'on ne gagne rien à la différer. Si les os de l'avant-bras, du poignet ou de la main sont atteints par une balle qui les brise en éclats, dilacère les parties molles, ouvre les artères, il faut amputer au-dessus du mal, et se souvenir que ces parties sont douées d'une sensibilité exquise, que l'inflammation s'y développe très vive, est souvent accompagnée de gangrène, et que, dans le plus grand nombre des cas, la mort est le résultat de tentatives faites pour conserver un membre trop souvent inutile. Les blessures des doigts réclament presque toujours l'amputation primitive. Dans des parties aussi sensibles elles ont presque constamment des suites fâcheuses. C'est dans les blessures de ces organes que l'on voit se manifester si fréquemment le tétanos.

Les *Blessures de poitrine* avec pénétration du projectile dans les organes qu'elle contient sont très communes ; ce sont elles qui se remarquent le plus souvent sur les cadavres qui jonchent les champs de bataille. Leur fréquence et leur danger tiennent évidemment au volume de cette région, à sa position élevée, et à l'importance des organes lésés. Les poumons, le cœur et les gros vaisseaux qui en partent sont rarement atteints sans qu'il s'ensuive une suffocation presque instantanée ou des hémorrhagies subitement mortelles. Ceux qui reçoivent des blessures de ce genre sont ordinairement renversés sur le coup ; ils paraissent morts, le sang s'échappe de la plaie et sort par la bouche ; si la respiration continue, elle est courte, très laborieuse, entrecoupée de sanglots ; le visage est pâle, décomposé, couvert d'une sueur froide ; souvent le malade reste plongé dans une stupeur profonde qui ne se termine que par la mort. Si la vie se prolonge, l'air, en entrant et en sortant par la plaie, s'infiltre dans les mailles du tissu cellulaire sous-cutané et inter-musculaire, et détermine souvent dans l'espace de quelques heures un *emphysème* de toute la surface du corps ; les individus chez lesquels cet accident a lieu acquièrent quelquefois un volume énorme. Plusieurs blessés en 1830 nous en ont offert des exemples.

Lors même que la balle ne frappe que les parois de la poitrine, sans pénétrer dans sa cavité, elle produit toujours une commotion qui trouble plus ou moins l'action de l'organe respiratoire. Souvent cette contusion donne lieu à un crachement de sang qu'il ne faudrait pas considérer comme le signe d'une plaie pénétrante. Si le coup a porté sur une côte,

elle est ordinairement fracturée, et les extrémités de l'os brisé peuvent déchirer la plèvre,
le poumon, et en imposer sur la véritable nature de la plaie. Il arrive encore qu'une balle
traverse la poitrine de part en part sans blesser les poumons. Tous ces cas et beaucoup
d'autres exigent de la part du chirurgien un
examen des plus minutieux, une grande habileté et une grande rectitude dans le jugement.
Du reste, pour diagnostiquer une lésion des
poumons, c'est plus encore par la nature des
symptômes que par le siége extérieur de la
blessure qu'il faut se guider.

Les fractures des côtes ou des autres os qui
composent les parois de la poitrine ajoutent
toujours beaucoup à la gravité de la blessure.
Vous avez vu dans nos salles plusieurs malades
dont les côtes seules avaient été brisées, sans
lésion des poumons; ils ont promptement succombé aux accidens inflammatoires que d'a-
bondantes saignées n'avaient pu prévenir ni
maîtriser. Chez d'autres au contraire l'intégrité
des os a permis de conduire à guérison des blessures très graves de l'organe respiratoire. Cette
différence résulte de la mobilité des parois
osseuses, mobilité qui, comme nous l'avons

dit, irrite sans cesse les tissus voisins et y déve-loppe une inflammation qui se propage aux organes intérieurs.

Un boulet ou un biscaïen peut produire sur la poitrine, comme sur le ventre et sur les mem-bres, tous les effets de la contusion au qua-trième degré ou même de l'écrasement. Ces phénomènes ont lieu lorsque le projectile frappe obliquement les parois de cette cavité. Les viscères qu'elle contient sont plus ou moins contus, déchirés, désorganisés, le cœur, le poumon réduits en bouillie, souvent sans qu'il existe à l'extérieur la moindre déchirure, la plus légère trace de lésion. Beaucoup de chi rurgiens militaires que leur zèle a portés à faire des autopsies dans ces circonstances ont constaté ce genre de désordres. Quand il y a écrasement, toutes les parties sont pour ainsi dire réduites en une masse hétérogène dans laquelle l'organisation est détruite et la vie éteinte ; presque toujours en effet la mort est immédiate. Cependant on a vu des individus survivre pendant un temps plus ou moins long, et quelques-uns recouvrer une guérison im-parfaite, presque tous succomber à des acci-dens consécutifs. Ces graves désordres peuvent exister, avons-nous dit, avec ou sans altération de la peau. Toutes choses égales d'ailleurs, il reste plus de chances de guérison lorsque le foyer de l'écrasement n'a aucune communication avec l'air extérieur.

L'un des plus graves accidens des plaies de poitrine consiste dans l'hémorrhagie interne par suite de la lésion d'un vaisseau. Le danger de ces hémorrhagies ne vient pas seulement de la quantité de sang qui s'écoule, mais plus encore peut-être des effets qu'il produit, de l'inflammation consécutive et toujours très rapide des organes, et de l'épanchement qui en est la suite. Ordinairement elles ne peuvent être reconnues qu'à un ensemble de symptômes donnés et par suite de raisonnemens plus ou moins rigoureux ; mais il est bien plus difficile encore de savoir si c'est une veine ou une artère qui a été lésée. Les symptômes les plus saillans de l'hémorrhagie sont une suffocation imminente, une anxiété extrême, des défaillances, la pâleur et l'altération des traits de la face, un pouls petit, concentré, une toux saccadée ; et lorsque l'épanchement est considérable, la dilatation du côté du thorax où il existe, l'écartement et l'élévation des côtes, le choc du liquide contre les parois thoraciques, lorsque le malade change de position, choc que l'on distingue par l'auscultation et qui est même appréciable pour le blessé. La première indication consiste, dans ces sortes de cas, et surtout s'il s'agit d'un vaisseau situé dans l'épaisseur des parois thoraciques, à en faire la ligature, si elle est praticable, avant de rapprocher les bords de la plaie.

Nous arrivons, continue le professeur, à un genre de blessures également fort graves, quoique moins directement mortelles que les précédentes. Les *Blessures du ventre* sont aussi fort communes à raison du grand volume de cette région et de la mollesse de ses parois, qui n'opposent qu'une très faible résistance au passage des projectiles. Leur gravité dépend surtout de la lésion des organes intérieurs et des suites de cette lésion : l'inflammation directe résultant d'une blessure du foie, de la rate et du gros intestin ; l'inflammation consécutive du péritoine et de toutes ses divisions succédant rapidement à l'épanchement de la bile, des matières fécales, des gaz stercoraux, des mucosités gastriques, dans les cas de perforation de la vésicule, de l'estomac, des petits et des gros intestins ; les hémorrhagies internes par suite de la lésion des vaisseaux, etc.

Plusieurs des effets du coup de feu que nous avons déjà indiqués pour la poitrine se rencontrent aussi dans cette région. Ainsi les divers organes abdominaux peuvent présenter tous les phénomènes de la *contusion* dans ses divers degrés et même de l'*attrition,* sans qu'il existe de lésion apparente aux parois qui les protégent. Un soldat français fut blessé en 1814 sous les murs de Paris : un boulet de canon l'avait frappé obliquement au flanc gauche sans produire de plaie extérieure ; porté aussitôt, dit M. Dupuytren, à l'ambulance que j'avais établie à la Villette, il allait devenir l'objet de la raillerie de ses camarades qui, ne lui voyant aucune plaie, étaient tentés de croire qu'il avait cherché un prétexte pour quitter le champ de bataille, lorsqu'ayant examiné la partie frappée, je la trouvai violette, fluctuante, désorganisée dans une vaste étendue et une grande profondeur. Le blessé fut transporté à l'Hôtel-Dieu. Lorsque nous le revîmes le soir, la peau avait déjà pris une teinte brunâtre ; il y avait insensibilité et immobilité du membre inférieur gauche, vomissemens, pissement de sang, difficultés et douleurs dans la respiration, et de plus stupeur générale. Malgré tous les secours qui lui furent administrés, il succomba peu de jours après. A l'*autopsie* nous trouvâmes le tissu cellulaire sous-cutané, la masse du sacro-lombaire, les parois de l'abdomen, le rein gauche réduits en bouillie. les nerfs lombaires déchirés, les apophyses transverses des vertèbres lombaires et les dernières côtes vermoulues, la cavité abdominale et le côté blessé de la poitrine remplis de sang noirâtre : la peau seule avait résisté à l'action du boulet.

Mais si les projectiles, agissant à la manière des corps contondans, peuvent déterminer de semblables désordres sans entamer la peau, dans le plus grand nombre des cas ils la désorganisent avec les parties qu'elle recouvre : alors on les voit produire, suivant leur volume, leur vitesse, et la manière dont ils les ont frappées, des plaies violettes, brunâtres, livides, inégales, déchirées, couvertes d'un sang noir, et que la vie semble avoir tout-à-fait abandonnées. Elles présentent en un mot tous les caractères des *plaies contuses* que déjà nous avons décrites.

Un boulet ou un biscaïen qui frappe obliquement la paroi antérieure de l'abdomen donne encore lieu quelquefois et dans des circonstances particulières à un phénomène très remarquable, je veux dire la *rupture* des organes contenus dans la cavité. Il est assez difficile de concevoir comment des viscères souples, flexibles et mobiles, tels que le conduit alimentaire, peuvent être rompus par l'effet de violences extérieures sans que les parois abdominales aient été divisées ou altérées. Néanmoins les exemples de ces sortes de plaies sont trop nombreux pour qu'il soit possible de les révoquer en doute. Quel que soit le mécanisme par lequel elles s'opèrent, il est digne de remarque que les ruptures du canal intestinal ne sont pas toujours suivies d'épanchemens de matières stercorales dans la cavité du péritoine, et que souvent les blessés guérissent par l'effet d'adhérences qui s'établissent entre les parties déchirées et les parties voisines.

La *stupeur*, effet remarquable des grandes blessures et dont nous avons donné la description, se remarque surtout dans celles qui affectent la cavité abdominale. On voit les

malades prendre en peu de temps une teinte
jaune, rester dans une immobilité complète,
étrangers à tout ce qui les environne, etc.

Passons actuellement aux *Blessures des organes du bassin.* Cette cavité osseuse, qui est en
quelque sorte un appendice de celle de l'abdomen, contient plusieurs appareils d'organes fort
importans, et présente par cela même des
blessures très graves. Lorsqu'un projectile traverse cette région, il fracture les os, circonstance qui constitue déjà un premier accident
très redoutable, car les os sont profonds, revêtus d'une grande masse de parties molles,
entourés de vaisseaux et de nerfs considérables.
Les organes qu'ils recouvrent sont perforés,
ouverts; ils versent dans la cavité les liquides
ou les matières qu'ils contiennent, et il en résulte des inflammations consécutives qui entraînent presque inévitablement la mort. De
gros vaisseaux sont ouverts, et l'hémorrhagie
ne peut être arrêtée; les nerfs sont lésés, et il
s'ensuit la paralysie d'un ou de plusieurs organes, tels que le rectum, la vessie, etc., ou des
extrémités inférieures. Si la balle se loge dans
l'épaisseur des os ou des parties molles, elle y
produit par sa présence tous les résultats que

nous avons déjà signalés pour les autres régions, la nécrose, l'inflammation du périoste, du tissu cellulaire, des divers organes contenus dans le bassin, des abcès vastes et profonds, des trajets fistuleux, etc. La perforation de la vessie est suivie de l'épanchement des urines, celle du rectum de la déviation des matières fécales; on connaît les effets promptement funestes de ces accidens. Il est cependant des cas qui offrent de singulières exceptions : Un fourrier de la garde royale, traité à l'Hôtel-Dieu en 1830, survécut près de quarante jours à une double lésion de la vessie et du gros intestin. On se rend compte de ce cas extraordinaire en considérant que la balle, tirée d'une fenêtre, avait été dirigée très obliquement de haut en bas et n'avait pas pénétré dans la cavité du péritoine. Aussi l'inflammation générale fut-elle très modérée, ce qui arrive bien rarement dans les cas de ce genre.

Jetons un coup d'œil rapide sur les *Blessures des extrémités inférieures.* Le volume de l'*articulation de la hanche*, sa proximité du tronc, les nombreux organes qui la composent rendent ses blessures extrêmement dangereuses. L'amputation que nécessitent souvent les désordres dont elle est le siége, laisse après elle une plaie d'une étendue immense qui offre l'une des plus effroyables mutilations qu'on puisse voir ; des vaisseaux très volumineux sont coupés, de grands nerfs divisés; et cependant il existe plusieurs preuves vivantes de l'efficacité de ce redoutable moyen. La fracture de l'os de la *cuisse* a toujours beaucoup de gravité. Le fémur étant d'une structure très compacte, si le projectile est doué d'une grande puissance, cet os se brise en éclats, en une multitude de fragmens, et il en résulte une fracture comminutive d'autant plus grave qu'elle est compliquée de plaie aux tégumens. Il existe à peine un exemple de fracture non comminutive, produite par une balle qui a frappé perpendiculairement le corps du fémur. La fracture n'est simple, en général, que lorsque la balle l'a frappé d'une manière oblique. Or, qu'en arrive-t-il? A l'instant même où l'individu est blessé, il tombe sur le carreau : dans cette chute, les extrémités de l'os brisé sont violemment portées contre les tissus environnans et les déchirent. Tout mouvement donne lieu à de nouvelles dilacérations accompagnées de douleurs atroces. Il résulte de toutes ces circonstances que les accidens inflammatoires prennent une intensité excessive ; que la suppuration devient abondante et de mauvaise nature ; que l'état général du blessé se détériore et que la mort est presque inévitable. L'amputation est donc, dans un grand nombre de cas, le seul moyen de prévenir des suites aussi fâcheuses. Le désordre des parties molles, la lésion des artères, des nerfs principaux, sont autant de motifs pour hâter cette opération ; car il importe surtout qu'elle soit faite promptement, afin de prévenir le développement des accidens consécutifs.

Si l'os de la *jambe* est fracturé, le danger varie suivant le point qu'occupe le mal et suivant l'étendue de la lésion. A sa partie supérieure, le tibia présente un volume considérable ; il est spongieux, et une balle peut fort bien le traverser sans produire de fracture ; elle y fait un trou plus ou moins profond, comme on l'a vu chez le soldat où elle était restée enveloppée dans la toile qui doublait la guêtre du malade. Dans les cas de ce genre, la guérison peut se faire sans accident. Si la balle frappe directement la surface la plus large de l'os, vers sa partie moyenne, elle peut encore s'y creuser un trou proportionné à son volume et le percer de part en part sans le fracturer complètement ; mais les portions d'os qui restent de chaque côté, n'ayant plus assez de force pour soutenir le poids du corps, cèdent, et la fracture devient complète. C'est ce qui est arrivé chez un homme qui a été blessé à l'attaque de l'Hôtel-de-Ville ; il est parfaitement guéri.

Mais le plus souvent l'os est fracturé en éclats comme le fémur, dont il égale la dureté, surtout à la partie moyenne. Alors les esquilles sont nombreuses et on doit les enlever avec soin afin d'abréger les suites de la maladie et d'en prévenir les complications. Rougé, compositeur d'imprimerie, eut la jambe brisée par une balle le 28 juillet à la place de Grève. Doué d'une constitution très irritable, on eut beaucoup de peine à se rendre maître des symptômes nerveux dont il fut atteint dans les premiers temps, et l'on dut s'abstenir de pratiquer l'amputation, comme ce cas l'exigeait. Plus tard il survint des accidens singulièrement exagérés par l'imagination ardente du malade ; quelques accès de fièvre l'emportèrent le 31 août.

Lorsqu'une balle a traversé le *genou*, ouvert l'articulation, et altéré les surfaces osseuses, le cas est des plus graves, et l'on ne saurait se dispenser de pratiquer l'amputation. S'il est un fait avéré en chirurgie militaire, c'est l'incurabilité des plaies de ce genre. Les blessures de *l'extrémité inférieure de la jambe*, celles qui en affectent l'articulation sont fort dangereuses et réclament le plus souvent l'amputation du membre. Quant à celles du *pied*, elles donnent lieu aux mêmes remarques que nous avons faites à l'égard des plaies de la main et des doigts, et nous n'y reviendrons pas.

Résumons en peu de mots les points principaux relatifs aux blessures des membres.

1° Les plaies qui n'intéressent que les parties molles et qui ont respecté les gros vaisseaux offrent peu de danger et guérissent facilement, pourvu que l'on ait soin de débrider largement les ouvertures.

2° Il y a toujours plus ou moins de danger lorsque les os sont intéressés. Mais la fracture des principaux os d'un membre augmente tellement la gravité du cas que l'on compte à peine un quart de guérisons, et cela pour deux raisons : d'abord parce que cette fracture est presque toujours accompagnée de plaie, et ensuite parce qu'elle est presque toujours comminutive. Chacun sait en effet que les fractures compliquées de plaie, quelle que soit d'ailleurs la cause qui les a produites, offrent une telle gravité que l'on est souvent obligé d'avoir recours à l'amputation ; le contact de l'air, l'inflammation, une suppuration excessive, la gangrène même, qui en sont la suite, déterminent les plus funestes accidens.

3° Si un os est frappé et fracturé dans une articulation ou dans son voisinage, si cette articulation est ouverte, la blessure offre encore les plus grands dangers, et les accidens qui en résultent nécessitent presque toujours l'amputation.

4° Lorsque de gros vaisseaux sont intéressés, l'hémorrhagie fait périr le malade si on n'a promptement recours à la ligature. C'est là une des causes les plus fréquentes de mort sur les champs de bataille. La division des veines ne donne presque jamais lieu à des hémorrhagies, à moins que de gros troncs n'aient été atteints ou que les malades n'exercent des mouvemens désordonnés.

Il serait superflu de parler ici des conséquences de la destruction d'un muscle, de la division d'un tendon, de la section d'un nerf principal, etc. On les observe journellement dans la pratique civile, et chacun peut les comprendre.

Traitement des blessures par armes à feu et de leurs complications.

Le traitement de ces blessures, comme celui de toutes les affections dont la chirurgie s'occupe, se divise en traitement général et local. Le premier comprend le repos de corps et d'esprit, la diète à des degrés divers, les boissons de différente nature, la pureté de l'air, les déplétions sanguines, etc. Le second a pour objet les moyens d'arrêter l'hémorrhagie, de prévenir ou détruire l'étranglement, l'inflammation, la gangrène; le débridement, les dilatations, l'extraction des corps étrangers, l'amputation, la ligature, le pansement et la cicatrisation des plaies, la position du membre, les topiques, etc. On pourrait dire d'une manière générale que de même que nous distinguons trois temps principaux dans ces blessures, un de stupeur ou d'affaissement nerveux, le second de réaction ou d'inflammation, et le troisième de suppuration et d'épuisement, le traitement doit aussi se composer successivement de stimulans légers, puis d'antiphlogistiques, et ensuite de toniques et fortifians.

Le *repos*, surtout lorsqu'il y a fracture, est de première nécessité. On conçoit que cette condition n'est guère possible dans une campagne active et meurtrière, où la présence de l'ennemi et le nombre considérable de blessés exigent toujours des déplacemens et des transports dans des lieux plus ou moins éloignés. Néanmoins les ambulances d'armée, quoique soumises à toutes les chances de la guerre et tout imparfaites qu'elles soient, ne laissent pas que de rendre de grands services. Le *calme d'esprit* n'est pas moins nécessaire; nous en avons déjà indiqué les motifs dans le cours de cet article. On devra donc s'attacher à éloigner des malades tout ce qui pourrait leur donner de l'inquiétude, de la tristesse, des chagrins, une joie immodérée, tout ce qui peut faire sur eux des sensations désagréables. La *pureté de l'air* est une condition très importante. On choisira en conséquence les lieux les plus salubres, on entretiendra les salles dans le plus grand état de propreté, on évitera les encombremens et les émanations nuisibles. Aussi vaut-il mieux que les blessés soient, s'il est possible, placés sous de vastes tentes qu'entassés dans des hôpitaux où la gangrène, les fièvres ataxiques et adynamiques se déclarent et se propagent avec violence. Le *renouvellement de l'air* doit être soumis à des règles bien entendues si l'on ne veut s'exposer aux accidens fâcheux qui peuvent en être la suite. Les courans établis au moyen de ventouses ou provenant de l'ouverture simultanée de croisées opposées font constamment un grand nombre de victimes, en déterminant des phlegmasies des organes internes. C'est à l'action de ces courans, à l'impression que l'on reçoit du passage brusque de la chaleur du jour à la fraîcheur des nuits qu'est due si souvent, avons-nous dit, l'invasion du tétanos. Par les mêmes motifs on surveillera avec soin les malades, afin qu'ils ne se débarrassent pas de leurs vêtemens de lit et ne s'exposent pas ainsi à l'action des causes dont nous venons de parler. Beaucoup de blessés de l'Hôtel-Dieu, en 1830, ont dû la mort à ces imprudences, que l'on ne pouvait empêcher malgré les plus pressantes sollicitations.

Le *régime alimentaire* est un point du traitement auquel il faut donner beaucoup d'attention. Le passage subit de l'état de santé à celui
de maladie, l'invasion certaine de la fièvre,
le trouble des fonctions intérieures et beaucoup d'autres considérations rendent la diète
tout-à-fait indispensable. Un système moderne
dont on a abusé fit prévaloir l'usage d'un régime excessivement sévère ; mais l'expérience
prouva bientôt qu'on s'était engagé dans une
voie nuisible. La diète absolue, chez des individus qui n'y sont pas préparés peu à peu, a de
grands inconvéniens. Il faut soutenir les forces
du malade en lui donnant graduellement des
bouillons, des potages, des légumes frais, etc. ;
il faut savoir réduire, suspendre même, ou
augmenter la nourriture suivant les cas, suivant la période de la maladie ; il faut avoir
égard aux habitudes du blessé, à son âge, à sa
constitution. Un Russe malade mangera impu-
nément plus qu'un Espagnol en santé. En 1814
les cosaques blessés recevaient à l'Hôtel-Dieu
des rations de vivres qui eussent suffi à nos
soldats bien portans ; on leur donnait en outre
des rations d'eau-de-vie qui ne paraissaient
avoir aucune influence fâcheuse sur les blessures les plus graves.

Les *boissons* devront varier suivant les périodes de la blessure. Dans les premiers temps, des boissons légèrement excitantes, délayantes lorsque survient l'inflammation, toniques pendant la période de suppuration. On aura également soin de veiller à ce que les évacuations naturelles aient lieu, afin de prévenir le malaise que les malades éprouvent de leur suspension et les hémorrhagies que les efforts pour uriner ou aller à la garderobe peuvent déterminer.

L'observation a démontré que, dans les trois premiers jours qui suivent la blessure, il se développe généralement une *fièvre* plus ou moins forte, à laquelle on a donné le nom de *traumatique*, et qui prend souvent un tel degré de violence que le chirurgien ne doit jamais négliger les moyens de la prévenir ou de la modérer. La nature de cette fièvre est manifestement inflammatoire. Après la diète, le repos et les boissons, la *saignée* est le moyen le plus direct de la calmer. On peut établir en précepte général que tous les malades atteints de balles ou autres projectiles doivent être saignés et même copieusement, en ayant égard toutefois aux circonstances dans lesquelles chaque blessé peut se trouver. S'il y a stupeur, il est évident qu'on le tuerait en lui ouvrant la veine ; il faut attendre dans ce cas que les forces de la vie soient remontées à un degré convenable. Si une hémorrhagie très abondante a eu lieu, l'indication se trouve par-là même remplie. Mais dans tous les autres cas il faut se mettre en garde contre les accidens inflammatoires, et la saignée générale est le meilleur moyen d'atteindre le but.

Les plaies qui intéressent des organes importans, comme le poumon, le cerveau, le foie, etc., exigent de larges et fréquentes saignées. Les anciens praticiens ne craignaient pas d'en pratiquer dix, quinze, vingt et même plus dans les premiers jours d'une semblable blessure, et ils obtenaient des succès dans des cas qui nous semblent désespérés. Ces traditions ont été suivies dans quelques cas graves de plaies pénétrantes de la poitrine, et l'on n'a eu qu'à s'en applaudir. L'expérience a fait justice de l'usage absurde de sucer une plaie de poitrine pour donner issue au sang épanché, et prouvé que la guérison est bien moins incertaine quand on la ferme immédiatement avec un appareil convenable et qu'on s'oppose, autant que possible, à l'introduction de l'air dans le foyer de la maladie.

Abordons maintenant, dit le professeur, l'une des questions les plus arduës, les plus complexes de la chirurgie militaire, celle qui concerne l'*Amputation*. Le premier problème à résoudre, dans les plaies des membres, est de déterminer quels sont les cas qui réclament l'amputation ; car lorsque cette opération est jugée indispensable, il faut y avoir recours sans délai, à moins qu'il n'y ait stupeur ou commotion considérable. Quelles sont donc les circonstances qui la rendent nécessaires? à quelle époque et comment doit-elle être pratiquée? comment doit-on ensuite se comporter, faut-il ou non avoir recours à la réunion immédiate? Nous vous avons déjà fait connaître dans le cours de nos leçons les cas où il n'y a pas lieu à faire cette opération, ceux où l'on peut raisonnablement, et suivant les principes de l'art, espérer d'obtenir sans elle la guérison. Nous devons donc actuellement dire dans quels cas elle est, suivant nous, d'une absolue nécessité.

L'amputation est nécessaire : 1° lorsqu'un boulet arrivé près du terme de sa course et frappant obliquement un membre en a brisé les os et broyé les parties molles dans une grande étendue, sans cependant intéresser la peau. Vous connaissez déjà toute la gravité d'une lésion de cette nature; nous vous avons exposé tous les accidens funestes qui en sont la suite; ils justifient suffisamment notre proposition, et nous n'y reviendrons pas. L'amputation épargne au blessé le danger de l'anéantissement qui succède à la stupeur et prépare la mortification des parties.

2° Toutes les plaies faites par boulet ou biscaïen, dans lesquelles un membre a été horriblement mutilé, enlevé complètement, ou ne tient plus que par de faibles lambeaux, exigent l'amputation. On a en effet alors une plaie inégale, déchirée, des parties frappées de mortification, des os faisant saillie, une plaie énorme en un mot, dont l'excessive suppuration amène l'épuisement et fait périr les malades, ou qui, dans les cas les plus heureux, ne peut guérir que par un long traitement et par une cicatrice difforme. Malgré tous ces avantages, la règle ne laisse pas néanmoins que de souffrir quelques exceptions. Ainsi, si un projectile a enlevé le bras auprès de l'articulation de l'épaule ou dans cette articulation même, s'il a emporté en même temps l'apophyse acromion ou coracoïde, l'épine de l'omoplate, on conçoit que l'amputation est impraticable; car aux dépens de quelles parties la ferait-on? De même si la cuisse a été emportée près de l'articulation ou dans l'articulation coxo-fémorale, elle ne saurait être pratiquée. Que doit-on donc faire alors? débarrasser la plaie de tous les corps étrangers, de toute partie osseuse saillante; s'il y a hémorrhagie, l'arrêter; s'il n'y en a pas, la prévenir, car il est toujours probable qu'elle surviendra plus tard. La prudence veut qu'on lie le tronc artériel à un pouce ou un pouce et demi au-dessus du point où l'artère est lésée. Mais ces précautions ne sauraient écarter la gravité du danger qui accompagne ces plaies. Ce danger est dû : 1° à la commotion, à la stupeur qui souvent détermine la mort; 2° à ce que le malade qui échappe à ce premier péril ne peut supporter la violence de l'inflammation et l'abondance de la suppuration d'une aussi vaste plaie, alors même qu'elle a été rafraîchie et que tous les corps étrangers ont été attentivement extraits; 3° si le blessé survit à tous ces dangers , il ne peut suffire aux frais de la cicatrisation, car celle-ci, déjà si difficile après une amputation régulière et ordinaire, offre des difficultés souvent insurmontables dans les plaies produites par le boulet; 4° enfin le développement des inflammations internes le menace, et ce résultat n'est ni le moins fréquent, ni le moins redoutable.

3° La plupart des auteurs regardent l'amputation comme indispensable lorsqu'il y a section des gros vaisseaux. Pour nous, dit M. Dupuytren, nous n'adoptons pas une opinion aussi explicite. Si, par exemple, le coup de feu a atteint la partie moyenne et interne de la cuisse et ouvert l'artère fémorale, on doit, selon nous, tenter la conservation du membre et lier au-dessus. Bien que dans ce cas une seule ligature puisse suffire, il est prudent de lier les deux bouts en faisant comprimer sur l'arcade crurale et en portant l'incision sur la partie moyenne de la plaie; on liera d'abord le bout supérieur et ensuite le bout inférieur. Nous avons obtenu ainsi de nombreux succès chez des sujets atteints de fracture comminutive, non compliquée de plaie. Dans un cas de fracture avec anévrisme de l'artère tibiale antérieure, la ligature de l'artère fémorale nous a réussi. Mais si la lésion de l'artère est accompagnée de plaie, le cas est plus grave. Ainsi, pour nous résumer, nous dirons : S'il y a lésion de l'artère seule, nous ferons la ligature ; lésion de l'artère et atteinte légère aux os, la ligature encore ; lésion grave aux os avec plaie, fracture comminutive, l'amputation ; lésion grave aux os et lésion de l'artère, à bien plus forte raison encore l'amputation.

4° La lésion des nerfs principaux n'entraîne pas la nécessité de l'amputation. Quels sont en effet ces nerfs? le nerf radial? mais la lésion laisse subsister certains mouvemens dans le poignet, et la conservation de la main évite en outre aux malades les dangers de l'opération. Le nerf médian? mais le malade en sera quitte pour une rétraction permanente et une paralysie. Le plexus brachial? on ne conçoit guère qu'il puisse être lésé sans que les vaisseaux le soient en même temps. Dans ces cas l'ablation du membre est de rigueur; mais s'il l'était seul, il vaudrait encore mieux conserver au malade un membre peu utile que de lui faire courir les chances d'une amputation. Enfin la lésion du nerf sciatique ne l'exige pas davantage. Il est vrai que sa section complète entraîne la paralysie du membre ; mais le danger de l'amputation de la cuisse est si grand qu'on ne saurait encore avoir à regretter de n'y avoir pas exposé le blessé.

5° Si un biscaïen a emporté une grande quantité de parties molles, les vaisseaux et nerfs principaux, l'amputation est évidemment indiquée.

6° Si un os long est brisé en éclats nombreux à sa partie moyenne, faut-il conserver ou sacrifier le membre ? voici la règle générale que nous croyons devoir établir pour ces sortes de cas : Si l'os est brisé dans un ou deux points seulement, si les esquilles sont peu nombreuses, si les vaisseaux et les nerfs sont intacts, si le désordre est peu considérable dans les parties molles, on doit débrider et tenter la conservation du membre. Dans les cas contraires, hâtez-vous d'amputer. On a vu à la vérité des malades guérir après s'être opiniâtrément refusés à l'opération ; mais ces exemples sont des exceptions trop rares pour mériter quelque considération. C'est à l'armée surtout, sur les champs de bataille où les circonstances sont si différentes de celles de nos hôpitaux sédentaires, qu'on ne doit pas hésiter un seul instant. Les accidens qui emporteraient les malades dans les blessures de ce genre sont nombreux et graves : les hémorrhagies primitives ou consécutives, la violence de l'inflammation, l'étranglement et ses suites, l'abondance de la suppuration, des sueurs et des dévoiemens colliquatifs, des phlegmasies internes. C'est vers le 20, 30 ou 40e jour que la mort arrive. Les blessés qui, après s'être refusés à l'amputation, ont tous ces dangers à traverser, s'ils sont assez heureux pour leur survivre, présentent, après la guérison, un membre raccourci, un cal difforme, des cicatrices enfoncées et adhérentes, des tendons adhérens, et par conséquent un membre impotent.

7° Il y a encore nécessité d'amputer lorsque la partie spongieuse d'un os, voisine d'une grande articulation, ou cette articulation elle-même, telles que l'épaule, le coude, le poignet, le genou, l'extrémité inférieure de la jambe, a été traversée par une balle, surtout si elle est largement ouverte et si le fracas des os est considérable. Les grands désordres des petites articulations des phalanges, l'écrasement des os qui les composent, présentent les mêmes indications. Bien que ces parties aient peu d'importance par leur volume, elles en ont beaucoup par leur exquise sensibilité, et nous avons déjà rappelé que le tétanos et d'autres accidens nerveux sont souvent la suite des blessures dont elles sont atteintes. Quant aux grandes articulations, si les désordres sont peu étendus ou s'ils sont bornés à un seul os, on peut substituer à l'amputation la résection de l'os malade. Cette opération néanmoins n'est pas praticable aux membres inférieurs; il serait peu prudent de l'employer au poignet, dans le cas même où les os de l'avant-bras seraient seuls lésés par un projectile qui aurait traversé le diamètre radio-cubital du membre; elle conviendrait parfaitement si le projectile avait labouré ou emporté la partie postérieure de l'articulation du coude. Mais nulle part, dit le professeur, elle n'est mieux indiquée que dans les fractures comminutives de la tête et du col de l'humérus, lorsque les parties molles qui les environnent ont été peu endommagées. Nous devons ajouter que, par une extension heureuse de cette méthode, M. Dupuytren a proposé de l'appliquer et l'a déjà en effet appliquée avec succès aux fractures de la mâchoire inférieure.

8° Dans tous les cas que nous venons d'énumérer, comme dans tous les autres, s'il s'en présente, où l'amputation est jugée nécessaire, on doit la pratiquer immédiatement. On fait ainsi de la blessure et de l'opération deux choses qui se confondent en une seule dans l'esprit du blessé. Il n'a point encore conçu l'espoir de conserver son membre : le sacrifice lui en est moins douloureux. Si, au contraire, il lui reste le temps de réfléchir sur sa position, sur la perte qu'il va faire, il souffrira doublement du sacrifice qu'on lui imposera plus tard. L'amputation primitive l'eût trouvé plein de résignation, de force et de courage ; l'amputation consécutive le trouvera abattu, découragé, épuisé, ou armé d'une résolution qui lui sera funeste.

Les lésions résultant immédiatement du coup de feu ne sont pas les seules qui puissent réclamer l'amputation. Il se présente encore dans le cours de la maladie plusieurs circonstances où il devient nécessaire d'y avoir recours pour soustraire le blessé aux accidens qui menacent son existence ; ainsi,

1° cette opération est encore urgente lorsque l'inflammation s'étant terminée par gangrène, celle-ci occupe toute l'épaisseur d'un membre, ou qu'étant bornée à quelques parties molles seulement, elle doit, à la chute des escarres, laisser à nu les os dans une grande étendue. On peut, dans ces cas, ne pas attendre qu'elle soit limitée, pourvu que l'on s'éloigne assez du foyer des désordres pour que l'amputation soit pratiquée sur des tissus qui ne se trouvent dans aucune condition morbide; 2° cette opération est indiquée à l'époque de la suppuration lorsqu'il devient évident que le malade ne pourra résister à son abondance ou à sa durée. Il faut alors agir promptement et ne pas attendre que la faiblesse et l'épuisement aient fait des progrès ou qu'il se soit manifesté quelque complication interne; 3° elle est encore réclamée lorsqu'une plaie, déjà grave en elle-même, vient se compliquer d'une hémorrhagie secondaire, à moins qu'on ne puisse s'en rendre maître en liant l'artère à quelque distance de la plaie.

Ce n'est pas ici le lieu de donner l'histoire des procédés d'amputation qui peuvent varier à l'infini, suivant la forme et le siége de la blessure. Nous dirons seulement que si le membre affecté n'a qu'un os, on peut abréger l'opération en incisant d'un seul trait les muscles jusqu'à l'os et en revenant ensuite par un second coup sur les muscles profonds. On doit s'attacher à conserver beaucoup de chairs : à l'avant-bras, à la jambe, quelquefois les lambeaux sont taillés naturellement, et l'on peut par conséquent amputer à lambeaux.

Une question importante se présente actuellement : faut-il, ou non, après l'amputation, réunir immédiatement ? Il y a long-temps que nous nous sommes expliqué d'une manière précise sur ce sujet. Les plaies résultant d'une amputation primitive doivent être réunies immédiatement si les tissus sur lesquels celle-ci a été pratiquée sont parfaitement sains. Dans ces cas, en effet, rien ne la contre-indique : le sujet n'est pas affaibli ; l'économie n'a pas contracté l'habitude d'une suppuration abondante qu'il pourrait être dangereux de supprimer tout à coup. Cette réunion s'opère au moyen d'un bandage légèrement compressif, de bandelettes agglutinatives, et, dans des cas rares, de quelques points de suture. La suture, dit M. Dupuytren, ne m'a jamais paru nécessaire dans les amputations de membres. Mais cela ne m'empêcherait point d'y avoir recours si je la jugeais convenable ; car il ne faut être esclave ni des méthodes ni des préjugés. On doit surveiller avec soin l'effet des bandages, les resserrer s'ils se relâchent, les relâcher s'ils sont trop serrés. On devra renouveler les bandelettes sans imprimer de mouvemens ni de secousses au membre, réunir sur un ou deux points les ligatures, n'en laisser qu'un seul chef et ne pas abandonner les nœuds dans la plaie où ils feraient l'office de corps étrangers. Rarement résorbés, ils déterminent des amas de pus, du gonflement jusqu'à ce que le pus se soit donné issue ou qu'on lui ait frayé un chemin et qu'il les ait entraînés avec lui.

Mais croit-on pouvoir obtenir souvent des réunions par première intention dans toute la rigueur du terme? J'ai interrogé nombre de partisans les plus décidés de cette méthode, et tous ils sont convenus qu'il se formait constamment un peu plus, un peu moins de suppuration pendant quinze, vingt, trente jours, même dans les cas de réunions les plus heureuses. Ce fait, je l'ai toujours observé moi-même ; mais il n'enlève rien aux avantages d'une méthode qui diminue l'étendue de la plaie et l'abondance de la suppuration, abrége la guérison et met à l'abri des dangers. Cependant, pour être équitables, nous devons dire maintenant quels en sont les inconvéniens dans quelques cas.

D'abord elle entraîne la nécessité de lier jusqu'aux plus petits vaisseaux; et, quelque soin que l'on y apporte, on ne peut être certain qu'aucun n'ait échappé et par conséquent que l'on soit à l'abri d'une hémorrhagie primitive ou consécutive. Si l'hémorrhagie se manifeste, la condition est pire : l'épanchement, l'infiltration du sang détruit la cohésion des parties; les recherches du vaisseau qui fournit le sang sont pleines de difficultés, et il est souvent impossible de le trouver. Le liquide infiltré détermine de l'inflammation, une suppuration abondante et de mauvaise nature ; il survient des frissons, de la fièvre, et le malade se trouve en grand danger.

Ce que nous avons dit des circonstances qui favorisent l'*étranglement* et de ses effets, conduit à la connaissance des indications préservatives et curatives de cet accident. On le prévient en s'opposant au développement de l'inflammation qui en est la cause première et en faisant des saignées générales et locales, des applications de ventouses, de cataplasmes émolliens, en employant des purgatifs, des révulsifs, etc., etc. Ce même traitement peut en modérer l'intensité quand on n'a pu en prévenir le développement.

Mais de tous les moyens propres à faire cesser l'étranglement, le plus efficace, sans aucun doute, est le *Débridement*, c'est-à-dire l'incision des tissus qui s'opposent au libre développement des parties enflammées. L'écoulement du sang qui résulte des incisions contribue beaucoup pour sa part à diminuer l'engorgement des parties; aussi, loin de l'arrêter, il faut le favóriser jusqu'à concurrence néanmoins de la quantité qu'un individu atteint d'une maladie inflammatoire peut perdre sans danger.

Personne ne conteste l'utilité et même l'indispensable nécessité du débridement alors que l'étranglement existe et qu'il est intense; mais quelques praticiens ont pensé qu'il ne devait pas être employé comme moyen préventif, et qu'en le pratiquant indistinctement dans tous les cas on causait aux malades

des douleurs qu'on aurait pu leur éviter. Sans
doute le débridement ne doit pas être employé
sans discernement; mais il y a des cas dans
lesquels il est impérieusement indiqué, autant
par la nature des armes qui ont fait la blessure, que par celle des parties qui ont été
blessées. Ainsi, dans les blessures à ouvertures
étroites, à canal prolongé, qui intéressent
des tissus aponévrotiques et celluleux super-
posés, que ces blessures aient été faites par
des projectiles lancés par la poudre à canon ou
par des armes piquantes ou tranchantes tout à
la fois, on ne saurait s'en dispenser. L'expérience prouve, en effet, qu'elles donnent le
plus communément lieu à des symptômes d'é-
tranglement, et qu'on s'expose à de graves inconvéniens en différant le débridement comme
moyen préventif. Presque toujours, dans ces
cas, il devient en outre un moyen curatif de la
maladie, en ce qu'il prévient les chances défavorables qui résulteraient de l'étranglement.
Aussi avons-nous vu, à la maison de convalescence de Saint-Cloud, se prolonger presque indéfiniment celles des blessures par armes à feu
qui n'avaient été traitées que par les sangsues
et les émolliens, abstraction faite du débridement.

Du reste, ce n'est pas seulement dans les blessures par armes piquantes et dans les blessures par armes à feu qu'il y a étranglement et nécessité de débrider ; il y a étranglement dans toutes les inflammations, tant externes qu'internes, qui se développent sous des plans aponévrotiques et au milieu des tissus fibreux. Il s'en développe souvent dans l'épaisseur de la peau et sous elle, principalement chez les palefreniers et autres personnes qui soignent les chevaux ; tels sont, en particulier, le furoncle et l'anthrax non contagieux ; et comme la réunion des causes capables de les produire se rencontre surtout aux armées, il est important que les chirurgiens militaires soient au fait des caractères et de la nature de ces sortes d'affections.

Le débridement a pour but de faire cesser la compression des parties enflammées, et par conséquent de faire cesser aussi la tension des parties qui les entourent. Dès lors on conçoit qu'il est essentiellement dirigé contre les parties aponévrotiques, fibreuses et autres qui s'opposent au libre développement des tissus frappés d'inflammation.

Cette opération n'exige d'autres instrumens que le bistouri et la sonde cannelée ; mais dans

beaucoup de cas le doigt supplée avantageusement cette dernière. Il arrive bien rarement
que le bistouri ordinaire ne suffise pas : s'il
est trop court, il faut en choisir un plus long,
comme dans les cas de débridemens à opérer
à une grande profondeur. Quelle que soit sa
longueur, il doit être boutonné à son extrémité,
surtout quand il s'agit d'un débridement à faire
sur des plaies préexistantes, afin d'éviter la
lésion que sa pointe pourrait produire sur les
parties profondes. Le bouton sera placé plus
près du dos que du tranchant de l'instrument,
afin de ne pas interrompre celui-ci ; mais quand
il faut pratiquer le débridement sur des parties
entières, le bistouri droit ordinaire est indispensable. La sonde cannelée destinée à le diriger, présentera comme lui des dimensions
proportionnées aux profondeurs dans lesquelles
il doit être porté. Toutes les fois qu'il est possible de le conduire sur le doigt, il vaut mieux le
faire ainsi que par la sonde cannelée : le doigt
est un guide beaucoup plus sûr. S'il s'agit d'o-
pérer le débridement sur des parties entières,
qui n'ont subi aucune solution de continuité, on
doit les inciser de dehors en dedans en pressant
et en promenant le tranchant du bistouri sur

les parties à diviser. On se bornera, suivant les cas, à une seule incision ou bien on en fera plusieurs. Une seule suffit lorsque l'étranglement est circonscrit dans une médiocre étendue; il en faut deux, trois et même un plus grand nombre encore lorsque l'inflammation et l'étranglement ont beaucoup d'étendue, comme cela se voit dans le phlegmon diffus développé sous les aponévroses des membres. Il est même des circonstances dans lesquelles on est obligé de multiplier encore les incisions et de leur donner une plus grande étendue, sous peine de voir la gangrène détruire toutes les parties affectées; les membres ainsi tailladés présentent assez bien l'aspect des manches d'habits espagnols du moyen-âge. Les incisions cruciales sont nécessaires dans certains cas d'inflammation compliquée d'étranglement circonscrit, comme dans l'anthrax et le furoncle.

Aux incisions simples ou multiples, linéaires ou cruciales, doivent succéder des pressions pour faire sortir les liquides séreux, purulens ou autres, infiltrés ou réunis en foyers; car la présence de ces liquides peut, aussi bien que l'inflammation, devenir la cause d'un nouvel étranglement. Beaucoup de personnes croient avoir acheté trop cher ce soulagement par la douleur très vive, sans doute, que cause la pression. C'est néanmoins le seul moyen d'obtenir une prompte guérison.

Dans le cas de plaie préexistante, le débridement doit être fait de dedans en dehors : pour cela, le bistouri ordinaire est conduit sur la sonde cannelée ou sur le doigt, ou bien encore on se sert d'un bistouri boutonné dont le bout écarte les parties comme le ferait une sonde. Lorsque les débridemens sont faits à la surface des parties, la direction dans laquelle on les fait, leur forme linéaire ou cruciale importent peu en général ; mais il n'en est pas de même lorsqu'ils sont opérés à une grande profondeur : ils doivent être pratiqués parallèlement à la direction des vaisseaux, des nerfs, des muscles, des tendons, etc., et, autant que faire se peut, à quelque distance d'eux, sous peine de déterminer des hémorrhagies, des paralysies, des impotences dont on cite tant d'exemples. C'est ainsi que j'ai vu à Saint-Cloud un malade qui, ayant eu le tendon du grand pectoral du côté gauche coupé près de son insertion à l'humérus, dans un débridement fait pour extraire une balle qu'on ne trouva pas, était privé, par suite de ce débridement, de tous les mouvemens qu'opère le muscle dont il est la corde.

Pour être efficaces, ces débridemens doivent être pratiqués dans toute la longueur des plaies qui les nécessitent et dans toute l'étendue de la surface que l'étranglement occupe. S'ils n'atteignaient pas toute la profondeur et toute la longueur du mal, il n'en résulterait qu'un soulagement incomplet et momentané. Mais autant il est bon de se conformer à ce principe, autant il faut éviter l'exagération de ceux qui, pour la moindre blessure et le moindre accident d'étranglement, pourfendent un membre dans toute sa longueur, et qui, par cette pratique, font éprouver aux malades des douleurs inutiles, des hémorrhagies dangereuses, des suppurations interminables, et ne procurent de guérison qu'aux dépens de cicatrices d'une grandeur démesurée, de hernies musculaires et autres, d'affaiblissement plus ou moins grand des parties, etc.

Si le débridement n'a été pratiqué que pour faire cesser l'étranglement, il faut laisser cou-

ler le sang jusqu'à concurrence de la quantité
de celui qu'un malade peut perdre impuné-
ment. S'il a été pratiqué pour extraire des corps
étrangers, il faut procéder immédiatement à
cette recherche à l'aide des moyens que nous
indiquerons plus tard.

La réunion par première intention des parties débridées est un contre-sens que nous
avons vu commettre. Il y a, en effet, contradiction entre le débridement qu'on opère pour
faire cesser la compression des parties et la
réunion immédiate qui les remet, à peu de
chose près, dans l'état où elles étaient auparavant.

C'est ce que nous avons vu dans un cas de
phlegmon sous-aponévrotique développé à la
partie antérieure et inférieure de l'avant-bras :
la réunion immédiate des incisions faites pour
débrider reproduisit tous les accidens de l'é-
tranglement.

Dans un autre cas de phlegmon à la jambe,
la réunion des incisions s'étant aussi faite par première intention, j'ai vu se former une collection
purulente considérable dans l'épaisseur du
membre. Il faut donc abandonner à elles-mêmes
les parties ainsi débridées, ou se contenter de

mettre une bandelette de linge enduite de cérat entre les lèvres de la plaie, et ne faire que des pansemens simples qui permettent au pus de s'écouler, s'il doit s'en former, et tenter plus tard la réunion, s'il y a lieu.

Ce que nous venons de dire sur le débridement s'applique spécialement aux blessures des membres. Mais cette opération est-elle praticable dans d'autres régions? Le crâne étant recouvert d'un tissu fibreux très serré, les plaies qui l'intéressent sont au nombre de celles qui réclament impérieusement, soit des incisions et des dilatations préventives, soit le débridement lorsque l'étranglement s'y est manifesté. Nous ferons remarquer ici, pour ne pas l'oublier, 1° que dans quelque région que soit faite la dilatation, qui consiste, comme vous le savez, à pratiquer aux ouvertures d'entrée et de sortie des incisions qui agrandissent la plaie, elle doit principalement porter sur l'ouverture de sortie. La raison en est d'abord que presque toujours les corps étrangers, formés ou introduits par le projectile, se trouvent situés près de cette ouverture, et que c'est là par conséquent que de plus larges incisions deviennent nécessaires pour en faciliter l'issue ; 2° qu'une autre règle générale à suivre, c'est de débrider plus largement l'ouverture qui, par rapport à la position du blessé, doit être plus déclive, également dans le but de donner une issue facile aux corps étrangers et au pus.

Dans les plaies de poitrine par armes blanches, loin de chercher à débrider, on doit les oblitérer immédiatement, à moins qu'il n'y ait lésion de l'artère intercostale. Mais lorsque la plaie est produite par une arme à feu, on doit tenir une conduite bien différente : alors en effet les ouvertures et le trajet de cette plaie sont recouverts comme partout ailleurs d'une couche de parties mortifiées ; l'inflammation s'y développera et sera suivie de la chute des escarres, de la suppuration, quelquefois de la sortie des corps étrangers ; la nature s'oppose à tout effort de réunion, et cette réunion est au moins inutile lorsqu'elle n'est pas dangereuse. Au ventre, le débridement est contre-indiqué, parce qu'en agrandissant l'ouverture il exposerait les viscères à s'échapper de leur cavité ; il détruirait les adhérences salutaires qu'a produites la blessure et qui s'opposent souvent à l'épanchement. Au bassin, il

est à peu près impossible; on ne saurait agir
sur les os, et tout ce que l'on pourrait faire
serait d'agrandir l'ouverture faite aux parties
molles, dans quelques cas où l'on croirait
pouvoir extraire un corps étranger. Mais vous
savez, du reste, que la difficulté de donner
issue au pus qui se forme dans cette cavité est
l'une des principales causes de la gravité des
plaies qui l'intéressent. Quant aux articulations, il est bien rare qu'elles soient lésées
sans que les os soient atteints. Si elles renferment un corps étranger, il faut agrandir la
plaie, le chercher et l'extraire; si elles sont
labourées et non ouvertes, gardez-vous bien de
les ouvrir. Mais presque toujours, avons-nous
dit, les os qui les composent sont lésés en
même temps; et alors on ne saurait se dispenser de débrider et d'extraire les esquilles,
pourvu, bien entendu, que l'on croie pouvoir obtenir la guérison sans amputation.

Ainsi, en résumé, par les incisions, les dilatations et le débridement on se propose de
remplir trois indications principales, qui sont:
1° de prévenir l'obstacle que les tissus fibreux,
inextensibles, peuvent opposer au gonflement
ou développement inflammatoire des parties

molles, c'est le *débridement préventif;* ou de détruire cet obstacle lorsque déjà il existe, lorsqu'il y a étranglement, c'est le *débridement curatif;* 2° de procurer une issue facile aux matières de la suppuration ; 3° de faciliter la recherche et l'extraction des corps étrangers. Sous ce troisième rapport, le débridement convient spécialement aux plaies dont l'ouverture et le trajet sont trop petits pour permettre l'introduction du doigt ou d'instrumens explorateurs, à celles dont le trajet est trop irrégulier pour qu'on puisse arriver directement jusqu'au corps à extraire, et enfin à celles surtout qui sont compliquées de fracas des os, pour faciliter l'extraction des esquilles.

Les corps qui peuvent se trouver dans une plaie sont de deux sortes : les uns, que nous appellerons improprement corps étrangers primitifs, sont le projectile lui-même, tous ceux qu'il y a introduits avec lui, tels que parties de vêtemens, fragmens de buffleterie, boutons, pièces de monnaie, etc., et les esquilles primitives ; les esquilles secondaires et tertiaires constituent les corps étrangers de la deuxième espèce. Nous ne reviendrons pas ici sur les signes de la présence du projectile ni sur les difficultés que l'on rencontre souvent pour s'en assurer. Pour procéder à la *Recherche et à l'extraction des corps étrangers* en général, on placera le malade, autant que faire se peut, dans la position où il était au moment de la blessure, comme déjà l'avait sagement conseillé A. Paré. Le meilleur instrument à employer, c'est le doigt, parce que le sens du tact immédiat est plus certain que celui qui arrive par l'intermédiaire d'un instrument métallique ; mais si le doigt ne peut pénétrer jusqu'au lieu qu'il occupe, on se servira non de sonde cannelée ni de stylet qui pourrait blesser et dilacérer les parties, mais d'une sonde de femme. Si on le touche avec le doigt, les pinces à anneaux peuvent ordinairement suffire à l'extraction. Mais pour peu qu'il soit situé profondément ou déformé, le tire-balle est préférable, parce que cet instrument l'embrasse en entier et le retire avec moins de risque et de douleur. S'il a pénétré à une grande profondeur, si le trajet est sinueux, s'il est enfin impossible de le retrouver dans sa direction naturelle, on est souvent obligé de pratiquer des contre-ouvertures. Mais on ne doit pas oublier que si on ne pouvait le découvrir, le saisir ou l'extraire

qu'avec de grandes difficultés et en occasionnant des douleurs très vives et très prolongées,
il vaudrait beaucoup mieux l'abandonner toutà-fait ou renvoyer l'opération à une époque
plus favorable. Lorsque les escarres se sont détachées et que la suppuration est établie, il
devient souvent plus apparent, plus mobile, et
par conséquent plus saisissable et plus facile à
extraire. Le projectile étant enlevé, on doit
aussi enlever tous les autres corps étrangers
qui peuvent se trouver dans la plaie ; mais souvent, quelque soin que l'on prenne, il y reste
des portions d'os, des parties de tendons nécrosés, de vêtemens, de bourre, etc. Ils ne
sont expulsés que plusieurs mois après par les
efforts de la nature, et ce n'est qu'alors que
la réunion a lieu. Du reste, nous avons dit et
vous savez que des balles, des grains de
plomb, etc. , peuvent rester enclavés fort longtemps, quelquefois toute la vie, dans les tissus
de nos organes sans causer d'accidens, sans
influer même sur la santé.

Examinons maintenant les indications que
présentent les projectiles qui ont pénétré dans
les os. Si la balle est restée dans le tissu spongieux, on le reconnaît à l'absence de toute

ouverture de sortie, en ce que la seule ouverture qui existe conduit dans l'os, que l'on distingue parfaitement au son et à la résistance
éprouvée par le stylet : le choc produit par
l'acier contre une balle de plomb rend un
son mat; contre un os compact, le son est
clair, il y a une sorte de résonnance toute différente; contre le tissu spongieux, il n'y a pas
de résonnance, on éprouve une résistance
molle et tout autre que celle que l'on sent
au contact d'une balle ou d'un os compact.

Une fois la balle trouvée, si elle est coiffée
par une portion de vêtement, on peut tirer sur
l'entrée et l'amener ainsi au dehors : ces cas
sont rares. S'il n'y a pas lieu à l'extraire de
cette manière, le tire-fond est d'une grande
utilité, car ici la balle est fixe et immobile, et
le tire-fond la pénètre aisément. On l'attire
ensuite en le faisant tourner, et l'on peut ainsi,
avec ménagement, achever l'extraction. Mais
que doit-on faire, si on n'y parvient pas? On
devra fendre les tégumens par une incision
cruciale, relever et disséquer les lambeaux, et
appliquer sur l'os une couronne de trépan pour
agrandir le canal; on extrait ensuite la balle
sans difficulté au moyen du tire-fond. La con-

duite à tenir est la même lorsque la balle est enclavée dans un os plat, dans un os du crâne, par exemple, entre les tables interne et externe.

Si la balle a traversé l'os et est sortie, il n'y a pas de traitement particulier à faire; le canal de l'os ne doit pas être agrandi, car le tissu osseux n'a pas la faculté de se tuméfier autant que les parties molles, ni par conséquent de donner lieu à l'étranglement. Mais les choses doivent se passer bien différemment lorsque l'os est brisé en éclats, en esquilles plus ou moins nombreuses. Ce n'est pas ici le lieu d'exposer les signes de la fracture comminutive; ils sont, dans ces cas, les mêmes que dans les fractures comminutives par tout autre cause, et l'on a de plus le toucher direct au moyen du doigt ou d'un instrument d'acier mousse.

Passons aux indications. La première consiste dans la dilatation des ouvertures d'entrée et de sortie. S'il n'y a pas d'ouverture de sortie, la balle est restée ou dans les os ou dans les parties molles où sa force s'est épuisée. Il faut alors la rechercher et extraire non-seulement la balle, mais encore les fragmens osseux. Mais si, la dilatation étant opérée, les recherches offrent trop de difficultés, occasionnent trop de douleurs, si on a affaire à des sujets extrêmement irritables, nous répéterons ce que nous avons déjà dit : il faut abandonner toutes tentatives, car on peut donner lieu à des spasmes, à des convulsions, au tétanos.

Une fois la plaie agrandie, on doit aussi chercher les esquilles osseuses avec le doigt, essayer leur mobilité. Si elle est absolue, on les saisit et les extrait avec les pinces, et mieux avec le tire-balle. Si elle est incomplète, c'est-à-dire s'il s'agit d'esquilles *secondaires* adhérentes aux chairs, aux tendons, aux aponévroses, mais détachées de la masse des os, elles doivent être saisies, et, si la chose est possible, le pédicule charnu coupé avec des ciseaux ou le bistouri. Mais, dit M. Dupuytren, si elles sont à une trop grande profondeur pour que les instrumens puissent atteindre leur pédicule, faut-il les arracher? Je l'ai fait quelquefois, mais j'ai trouvé que les inconvéniens dépassaient trop les avantages de cette pratique : un écoulement de sang souvent abondant, mais surtout une grande somme de douleurs, les plaintes les plus vives de la part des malades, des contractions spasmodiques, et autres accidens en sont le résultat ordinaire et doivent y faire renoncer.

Les esquilles *tertiaires* n'étant point encore formées au moment de l'accident, leur extraction ne saurait être tentée. Ce sont de véritables nécroses qui ne deviennent mobiles qu'au bout de quarante ou cinquante jours et ne peuvent être extraites qu'à cette époque. Mais alors elles se trouvent souvent enclavées dans le cal, surtout si les fragmens nécrosés sont trop volumineux pour être expulsés par la suppuration. Nous avons vu dans le cours de nos leçons ce qui arrive lorsqu'il y a *séquestre* et *cal provisoire*. Mais si le cal provisoire n'a pu se former à cause des mouvemens fréquens du blessé ou d'une lésion trop profonde des parties molles, des vaisseaux, la longueur interminable de la marche de la maladie désespère les malades et les médecins; la consolidation peut se faire attendre six mois, un an et plus. Cependant les fragmens de l'os finissent enfin par s'ébranler; on doit les saisir et les extraire, et alors les deux bouts peuvent se rapprocher et s'unir. Le membre reste raccourci, mais c'est un inconvénient qu'il est impossible d'empêcher ; tout ce que l'on a à faire, c'est de le tenir dans un état de rectitude parfaite. Le cal qui se forme alors à l'aide de bourgeons celluleux et vasculaires est définitif et bien différent du cal provisoire : il se fait non pas autour des os, mais entre les bouts. Le traitement et l'appareil sont d'ailleurs les mêmes ; seulement les soins doivent être plus grands, les pansemens répétés, car il y a plaie ; et si l'on ne pansait tous les jours et quelquefois même deux fois par jour, la suppuration s'altérerait ou formerait des clapiers et amènerait des maladies fâcheuses.

Le *Pansement* des plaies par armes à feu renferme plusieurs soins de détails qu'il est très important de bien apprécier. On doit d'abord se hâter de les couvrir et de les mettre à l'abri du contact de l'air, aussitôt que les circonstances le permettent. On se sert à cet effet de linge fin, percé d'une multitude de petits trous et enduit de cérat, que l'on applique sur la plaie et par-dessus lequel on met une plus ou moins forte couche de charpie suivant la quantité de liquide qu'elle paraît devoir fournir. La charpie anglaise, composée d'un tissu de lin ou de coton, dont la trame subsiste d'un côté et est rendue villeuse de l'autre à l'aide de procédés mécaniques, est inférieure à la charpie française : la trame s'oppose à l'absorption du pus, tandis que la charpie ordinaire absorbe dans toute son épaisseur. On a proposé depuis quelque temps une charpie dite économique, formée de filasse et peu coûteuse. Les essais qu'on en a faits n'ont pas été favorables : elle adhère désagréablement à elle-même et aux parties molles. La charpie ordinaire, en filamens détachés, faite avec du linge fin à demi-usé, est préférable. Mais on ne doit pas, dit M. Dupuytren, la faire préparer par les malades eux-mêmes et sur leurs lits, parce qu'elle s'imprègne de sueur et de miasmes, et peut devenir une cause d'insalubrité. Les bandes sont nuisibles en ce qu'il faut, pour les poser, soulever les membres, changer leur position. Mieux vaut employer des compresses un peu longues qui se croisent et que l'on fixe avec des épingles.

On attache beaucoup d'importance dans le monde à la *levée du premier appareil,* que l'on faisait autrefois au bout de 24 heures. A cette époque la plaie était sèche, le sang resté à sa surface y adhérait fortement, la charpie qui la recouvrait s'était collée avec elle, et les plus vives douleurs résultaient des efforts qu'il fallait faire pour arracher toutes les pièces du pansement. Delà la crainte répandue dans le public. Aussi ne saurait-on croire combien certains malades, surtout parmi les personnes de la classe aisée, en redoutent le moment. Ils ignorent que la pratique chirurgicale est bien différente aujourd'hui : l'on ne découvre plus une plaie que lorsqu'on peut le faire sans douleur pour le blessé. Cinq, six, sept ou huit jours sont nécessaires pour cela : la surface maladé commence alors à fournir de la suppuration, de la sérosité ; la charpie en est imbibée et elle se détache sans effort. Jusque-là, pour éviter toute odeur infecte, on doit renouveler les pièces extérieures de l'appareil, arroser celles qui restent avec quelque liqueur légèrement aromatique.

On doit multiplier les pansemens et en faire un au moins en 24 heures, quelquefois deux et plus si la suppuration est extrêmement abondante. Le pansement ayant aussi pour but de maintenir les fragmens, de faciliter l'expulsion du pus, de rapprocher les parois de la plaie, on le rendra, suivant les cas, contentif au moyen de bandelettes et non d'un appareil

permanent que nous regardons comme nuisible; expulsif et compressif au moyen de masses de charpie, de compresses graduées et de
coussins.

On aura soin à chaque pansement de bien
déterger la plaie à l'aide d'injections dont la
qualité variera suivant la période de la maladie,
telles qu'une solution de nitrate acide de mercure et les chlorures lorsqu'il y a pourriture,
l'eau-de-vie camphrée lorsque la plaie répand
une très mauvaise odeur, le vin miellé lorsqu'elle est blafarde. On a beaucoup vanté dans
ces derniers temps, dit M. Dupuytren, les chlorures contre la pourriture d'hôpital et les maladies contagieuses : nous les avons souvent
employés sans succès; en 1830 ils furent sans
efficacité chez plusieurs blessés. Nous attaquâ-
mes le mal par des lotions de nitrate de mercure dissous dans excès d'acide nitrique, faites
avec un pinceau, et la tentative fut des plus
heureuses.

La *Position* du membre et du malade mérite
une attention toute spéciale. La situation horizontale est un obstacle à l'évacuation de l'u-
rine, une cause de rétention. Cette rétention
se forme peu à peu; d'abord une petite quan-

tité d'urine n'est pas évacuée, puis une plus grande, puis l'urine coule goutte à goutte et continuellement. On peut être assuré alors que la rétention existe, bien qu'il paraisse y avoir contradiction entre la rétention et l'écoulement continuel : c'est que la vessie, distendue outre mesure, ne rend que le trop-plein ; il faut alors sonder fréquemment les malades, ou laisser à demeure une sonde élastique. Le séjour au lit, s'il est nécessaire quand il y a fracture, n'en a pas moins des inconvéniens. La même position gardée pendant soixante à quatre-vingt jours, détermine des douleurs au talon et à la jambe, des rougeurs avec excoriation, des escarres au sacrum, aux apophyses épineuses, à l'épine du scapulum, au grand trochanter, etc. Pour s'y opposer, on fera changer de lit de temps en temps; les blessés seront transportés par des aides intelligens et adroits sur un autre lit préparé d'avance convenablement et garni d'alèses, d'oreillers, etc. Des draps froids ou humides donnent lieu aux frissons, à des phlegmasies internes.

Si ces changemens de lit sont impossibles, on prévient les escarres au moyen de lotions résolutives et fortifiantes, telles qu'un mélange composé d'eau et d'extrait de saturne ou d'eau-de-vie, en plaçant des matelas de charpie molle et fine, cousue sur le linge et enduite de cérat. Du reste, quant à la fréquence des escarres, on ne saurait disconvenir que certains individus n'y soient plus sujets, que certaines idiosyncrasies n'y prédisposent plus particulièrement.

Il est encore quelques complications graves dont nous croyons devoir exposer ici la thérapeutique, bien qu'elles n'appartiennent pas exclusivement aux blessures par armes à feu ; d'une part, parce qu'on n'est point encore généralement fixé sur leurs causes et le traitement qui leur convient, et d'une autre, parce que nos lecteurs seront bien aises de connaître les moyens qu'emploie notre célèbre professeur pour les combattre.

Vous savez déjà, dit M. Dupuytren, par ce que nous avons dit dans le cours de ces leçons cliniques, quelles sont les méthodes que nous adoptons pour faire la ligature lorsqu'il y a lésion de vaisseaux et hémorrhagie. C'est un sujet d'ailleurs sur lequel nous avons chaque jour l'occasion de revenir. Nous nous bornerons donc à faire ici quelques remarques sur le traitement de l'*anévrisme artérioso-veineux.*

Quels sont les moyens de traitement de cette espèce d'anévrisme? La compression? Elle est très difficile à exercer, fort incommode en général, et, suivant le siége de l'affection, elle occasionne des douleurs intolérables et une tuméfaction dangereuse. S'il s'agissait par exemple d'un anévrisme variqueux de l'artère et de la veine axillaires, la compression aurait lieu en même temps sur ces deux vaisseaux et sur la presque totalité des nerfs du bras réunis autour de l'artère, à la hauteur où se trouve la lésion. D'ailleurs ce moyen est sans efficacité pour oblitérer une ouverture ancienne, arrondie, organisée à l'instar de la membrane interne des artères et des veines, circonstances dans lesquelles la ligature elle-même, appliquée suivant la méthode de Hunter, échoue presque toujours.

Pour la ligature, deux méthodes peuvent être employées : la ligature du bout supérieur de l'artère, suivant la méthode de Hunter, et la ligature des bouts supérieur et inférieur, pratiquée suivant la méthode ancienne ou avec les modifications que j'y ai introduites. La première méthode, qui réussit assez souvent dans les anévrismes variqueux *récens*, échoue presque constamment dans ceux qui sont *anciens*. Nous en avons donné les motifs dans des leçons antérieures, et nous n'y reviendrons pas. Il faut donc dans ces derniers cas avoir recours à la ligature des deux bouts, ou en incisant la double tumeur anévrismale, ou bien, sans toucher à celle-ci, en liant séparément le bout supérieur et le bout inférieur.

La *Stupeur* est l'accident le plus grave des plaies par armes de guerre, et il rend presque toujours mortelles celles qu'il accompagne ; mais plus il est grave, plus aussi on doit s'appliquer à le combattre dans son développement et dans ses effets. Comme la stupeur offre des périodes très distinctes d'affaiblissement et de réaction, il faut administrer dans la première des stimulans pour soutenir les forces de la vie, et dans la seconde, des antispasmodiques et des antiphlogistiques pour la régulariser et pour l'empêcher de survenir en excès. Ainsi, dans les premiers temps, la plaie doit être fomentée avec du vin, des spiritueux, des infusions et des liqueurs aromatiques. On donne à l'intérieur des potions cordiales et éthérées, sans toutefois oublier qu'une réaction doit survenir et qu'il ne faut pas lui donner trop de force, dans la crainte d'être obligé de la combattre plus tard. Lorsque cette réaction est arrivée, il faut se borner à en observer les effets autant de temps que ces effets semblent réguliers ; car elle est un moyen par lequel la nature fait cesser la stupeur ; mais cette réaction se fait-elle par des mouvemens désordonnés qui menacent la vie, il faut administrer aux malades des antispasmodiques, des infusions de valériane, des préparations de camphre, etc. Cette réaction pèche-t-elle par excès, il faut l'apaiser par des applications de sangsues faites autour de la blessure, par des fomentations et des cataplasmes de nature émolliente. Pèche-t-elle par défaut, il faut la soutenir par des stimulans légers. La fièvre est-elle ardente, le pouls s'est-il relevé au point d'être fréquent, plein et dur, il faut avoir recours à des saignées plutôt répétées qu'abondantes. Y a-t-il délire, on applique des sangsues derrière les oreilles ; y a-t-il ictère, on couvre la région du foie d'émolliens ; y a-t-il des vomissemens, on choisira entre l'eau de Seltz et la potion de Rivière. Dans tous les cas il faut écarter des blessés tout ce qui peut les irriter, les agiter ; il faut les éloigner du théâtre des combats, du bruit des armes, des cris de victoire ou de défaite. Si on a le bonheur de les arracher aux dangers de la stupeur et à la réaction qui la suit ordinairement, on ne doit jamais oublier qu'ils sont pendant la durée de leurs plaies plus exposés que les autres blessés aux dangers des affections ataxiques.

Le traitement de la *Commotion*, loin d'être le même dans tous les degrés de la maladie, doit différer suivant l'intensité du mal, et comme elle offre successivement des symptômes d'affaissement, de congestion et d'irritation, le traitement de ces symptômes doit successivement consister en des stimulans, en des évacuans, et même en des antiphlogistiques plus ou moins énergiques ; telle est l'importance de cette distinction que, si on prodiguait indistinctement ces divers remèdes dans tous les temps et dans tous les degrés de la maladie, au lieu de soulager le malade, on le ferait souvent périr. C'est ainsi qu'en le saignant dès le principe, on pourrait lui faire perdre ce qui lui reste de vie, ou qu'en lui faisant prendre des stimulans lorsque la réaction est survenue.

on pourrait exciter chez lui des accidens inflammatoires de nature grave. Ainsi, dans la
première période de la commotion, à quelque
degré qu'elle soit portée, il convient d'employer des stimulans spiritueux et diffusibles
présentés à l'entrée des narines, des potions
stimulantes, cordiales, ingérées dans l'estomac, des frictions spiritueuses ou ammoniacales
faites sur la peau. Ce sont les premiers moyens
à employer; plus tard, et lorsqu'il existe des
symptômes de stase de sang dans les vaisseaux
de la partie affectée, il faut avoir recours à des
émissions sanguines locales qu'on déterminera
avec des sangsues ou avec des ventouses scarifiées. Ce dernier traitement est encore celui
qui convient lorsqu'est arrivée la réaction inflammatoire. A cette époque on aura recours
à un traitement antiphlogistique plus énergique, c'est-à-dire qu'on devra faire des saignées
générales plus ou moins abondantes, et ensuite
des saignées locales. Mais lorsque la maladie se
prolonge sans qu'il y ait des symptômes de
stase ou de réaction inflammatoire, le traitement le plus convenable consiste dans l'emploi
de stimulans révulsifs, tels que des bains de
pieds irritans, des lavemens purgatifs, des bois-

sons laxatives, comme le petit lait émétisé. Mais de tous les moyens de cette espèce, il n'en est pas de plus efficace que de larges vésicatoires appliqués à la partie postérieure du cou, et entretenus jusqu'après la disparition de presque tous les symptômes.

Je pourrais citer l'exemple d'un grand nombre de personnes que nous avons ramenées, par ce traitement, d'un état des plus fâcheux à un état de santé parfait. Son efficacité est telle que souvent en moins de deux heures il survient une amélioration très sensible, et cette amélioration ne se remarque pas seulement dans les cas où la marche de la maladie semblait devoir conduire naturellement à la guérison, mais encore dans ceux où cette marche restait stationnaire ou semblait devoir conduire à un résultat fâcheux.

Le *Tétanos* est au nombre des maladies dont le traitement n'a été assujéti encore à aucune règle certaine et invariable. On lui a opposé une foule de remèdes, tant internes qu'externes, et il est peu de maladies contre lesquelles on en ait autant employés : ainsi les saignées générales, abondantes et répétées, les saignées locales par les sangsues derrière les oreilles, à l'épigastre, à l'anus, le long du rachis, et en grande quantité; les ventouses scarifiées à la nuque et tout le long de la colonne vertébrale, les bains chauds, tièdes, simples et prolongés, les bains alcalins, les bains froids, les douches d'eau froide, les applications de linges froids et mouillés sur le corps, les bains et douches de vapeur, les frictions mercurielles portées jusqu'à la salivation, l'électricité, l'application de vésicatoires sur les plaies dans le but d'y rappeler la suppuration, ou sur diverses autres parties du corps, ainsi que des moxas afin d'établir une révulsion sur la peau, les excisions, les débridemens, la cautérisation des plaies, l'ablation de la partie blessée quand elle est praticable, etc., etc., ont été tour à tour vantés et employés comme moyens extérieurs. On trouve aussi un nombre immense de médicamens internes qui ont été proposés comme curatifs du tétanos: tels sont l'opium, la belladone, l'aconit, le stramonium, le camphre, le castoréum, le musc, l'éther, la valériane, la digitale pourprée, l'arnica, le mercure, les sudorifiques, l'ammoniaque étendu d'eau, l'acétate d'ammoniaque, le carbonate de potasse, l'acétate de plomb, l'émétique,

les purgatifs, l'huile essentielle de térébenthine, la morsure de la vipère, etc., etc. La
richesse apparente de ces moyens thérapeutiques du tétanos est peut-être la meilleure
preuve de la pénurie de moyens efficaces. Cependant, soit erreur dans le diagnostic de la
maladie, soit prévention favorable, il n'est aucun des moyens dont nous venons de parler en
faveur duquel on ne cite quelque exemple de
succès, si on veut s'en rapporter aux auteurs
qui les ont présentés; mais ces prétendus exemples de guérison s'évanouissent presque toujours au flambeau de l'analyse et de l'expérience.

Comme le tétanos peut reconnaître et reconnaît en effet une multitude de causes, et
que la plupart des praticiens ne lui opposent
en général que des moyens empiriques, il
n'est pas étonnant qu'on soit si peu avancé sur
la thérapeutique. On conçoit très bien que, si
on donne des vermifuges à un individu atteint
de tétanos par suite d'une suppression de
transpiration, des sudorifiques à un blessé tétanique par suite d'une affection morale triste,
de l'opium à un homme vigoureux et sanguin,
des bains chauds ou de vapeurs à un blessé

vers la tête duquel afflue le sang, on échouera presque inévitablement.

Le traitement doit donc être déduit des causes, et, si l'on peut se promettre un jour la guérison de cette cruelle maladie, il semble que ce ne pourra être que par l'emploi méthodique des moyens dont l'influence est opposée à celle des causes qui l'ont déterminée.

Le traitement local consistera, suivant les cas, à débrider les plaies quand elles sont étranglées, à extraire les corps étrangers, projectiles, portions de vêtemens, de bois, de pierre et autres qui peuvent y être restés, à les débarrasser des esquilles, à réduire et à maintenir exactement réduits les fragmens des fractures, et à les réséquer si leurs pointes s'enfoncent dans les chairs et les irritent.

L'importance de ce précepte, c'est-à-dire l'extraction dès corps étrangers qui entretiennent l'irritation des plaies, est généralement reconnue; et, faute de s'y être conformé, soit par inattention, ou bien par suite de l'impossibilité de découvrir ces corps étrangers, on s'expose à voir la maladie s'aggraver, et se terminer d'une manière fâcheuse, malgré l'emploi des traitemens intérieurs les mieux combinés. C'est ce que j'ai observé chez un jeune homme qui périt des suites d'un violent coup de fouet dont le nœud, détaché de la mèche, était resté inséré dans le nerf cubital. On doit couper tout-à-fait les nerfs divisés en partie seulement. On peut encore, suivant les cas, et s'il y a suppression de la suppuration, appliquer des suppuratifs sur les plaies, et même y porter des caustiques, soit pour détruire les nerfs incomplètement divisés, soit pour changer la nature de l'irritation qui y existe, ou bien y appliquer des émolliens, des narcotiques, mettre la partie blessée dans le relâchement, la couvrir de sangsues, s'il y a douleur vive, tension et inflammation. Enfin on peut avoir recours à la destruction des parties par les caustiques, ou bien à leur ablation lorsqu'elles sont assez circonscrites pour pouvoir être enlevées; mais nous avons déjà dit que ce remède extrême était le plus communément inefficace. Un des meilleurs moyens à employer contre le tétanos consiste dans les évacuations sanguines générales et copieuses, les applications larges de sangsues derrière les oreilles, et tout le long de l'échine. Ces évacuations sont particulièrement indiquées chez les personnes fortes, sanguines, et elles sont éminemment propres à opérer chez elles une détente et à préparer l'action des autres remèdes.

On devra placer les malades dans une chambre obscure, éloignée du bruit, du mouvement et de la société ; on y entretiendra une température élevée, constante, et rendue relâchante à l'aide de l'eau en évaporation, de manière à en faire une étuve dont le mode d'action se rapproche beaucoup de celui du fumier dans lequel Ambroise Paré plaça un soldat atteint d'un tétanos traumatique. A ces premiers moyens il faudra joindre, comme étant de nature à les seconder, des vêtemens de corps et de lit en flanelle ou en laine, des bains d'eau simple, ou bien rendus médicamenteux par une addition de décoction de pavots, de carbonate de potasse, etc., prolongés pendant plusieurs heures. Ces remèdes sont en effet très propres à relâcher, à détendre les muscles, à ouvrir les voies de la transpiration. On fera usage de remèdes qui puissent ménager, calmer, stupéfier la sensibilité des malades. Ainsi il faudra éloigner d'eux les frottemens agaçans, les bruits aigus, perçans,

les surprises de toute espèce, et particulièrement celles qui agissent sur le moral, comme
les émotions et les terreurs; car ces choses sont
éminemment propres à exciter des secousses
tétaniques. J'ai vu un blessé chez lequel le frottement d'une robe de soie suffisait pour déterminer ces secousses. J'en ai vu d'autres chez
lesquels le frottement d'un chandelier sur le
marbre d'une cheminée produisait les mêmes
effets. J'ai vu, en 1830, des coups de fusils, des
pétards, tirés autour de l'Hôtel-Dieu en réjouis-
sance de la victoire, occasionner le tétanos
chez des blessés, et après l'avoir développé, lui
donner une intensité cruelle. J'ai vu surtout le
son argentin des cloches, le tocsin, l'exciter
au plus haut degré. Il en est de même des
orages, des coups de tonnerre, des visites
importunes ou intéressées; telle était celle de
ce propriétaire barbare qui vint à l'Hôtel-Dieu
poursuivre jusque sur son lit de mort un blessé
de juillet, et réclamer impérieusement à ce
malheureux le prix de sa location. Les *calmans*
sont sans contredit les remèdes qui semblent
les mieux indiqués contre le tétanos; mais, il
faut le dire, ils ont été jusqu'à ce jour bien peu
efficaces, quoiqu'ils aient été variés à l'infini et

portés à de bien hautes doses. Les *stupéfians,* c'est-à-dire les narcotiques, qui tendent non pas seulement à diminuer, mais à anéantir la sensibilité, sont parfaitement indiqués ; tels sont l'aconit, le stramonium, et autres narcotiques analogues. En administrant ces remèdes, il faut veiller toujours à ce que leur dose ne soit pas portée au-delà du but ; mais il ne faut jamais oublier non plus que dans le cas de tétanos, comme dans le cas de rage, la sensibilité est exaltée à tel point qu'une dose de calmans et de narcotiques qui suffirait pour déterminer le sommeil ou même le narcotisme chez une personne affectée d'une maladie ordinaire, reste sans effet chez celles qui sont atteintes de tétanos, et que, pour obtenir des effets marqués de ces moyens, il faut en décupler, quelquefois même en centupler les doses. C'est ainsi qu'il m'est arrivé dans la rage, ainsi que dans le tétanos, de porter la dose de l'opium depuis un jusqu'à plusieurs gros, et même jusqu'à une once, dans l'espace de trois à quatre jours, sans ralentir, sans changer la marche de la maladie et sans empêcher son terme fatal. S'il résulte de ce qui précède que le tétanos réclame l'emploi des calmans, il paraît

en même-temps que l'on n'a pas encore trouvé
celui qui doit lui être appliqué avec succès.
Arrivera-t-on un jour à ce résultat, soit par
le raisonnement, soit par l'observation clinique,
ou par les expériences sur les animaux? c'est
ce que nous ne pouvons décider; ce qui est
certain, c'est qu'il est encore à trouver, c'est
qu'il faut le chercher, le demander à toutes
les sources. En attendant, nous emploierons
ceux d'entre eux qui semblent avoir produit
les meilleurs effets: l'opium, par exemple, doit
être donné d'abord à fortes doses, à celle de
dix, douze grains à la fois. On soutient ensuite
son action par l'administration de doses plus
petites toutes les deux heures. L'aconit doit,
comme le stramonium, être donné à l'état
d'extrait aqueux, à la dose de six grains à la
fois, que l'on fait suivre de doses moins fortes
de deux heures en deux heures, jusqu'à ce
que l'on ait observé du soulagement, etc., etc.
La constriction des mâchoires, la difficulté,
et même quelquefois l'impossibilité qu'éprouvent les malades d'avaler les boissons, et par
conséquent des médicamens solides, empêchent souvent de les administrer par la bouche,

et forcent à chercher une autre voie. On les administre alors en injection dans le rectum, et dans la moindre quantité possible de véhicule. Ce moyen, que j'ai proposé un des premiers et que j'ai en quelque sorte popularisé, a plus d'efficacité que l'administration de ces mêmes médicamens par la bouche. Cela est facile à concevoir; car le rectum n'ayant point comme l'estomac la faculté d'altérer, de digérer les matières portées dans sa cavité, leur action est plus prompte et plus forte : aussi les doses des médicamens employés par le rectum doivent-elles être moindres de moitié que celles qui sont introduites dans l'estomac.

S'il arrivait qu'on ne pût faire parvenir les médicamens ni par la bouche ni par l'anus, on aurait recours à la *méthode endermique* imaginée par M. *Lembert*. Dans ce cas, après avoir enlevé l'épiderme dans une étendue proportionnée à l'effet qu'on veut produire, soit à l'aide d'un vésicatoire ordinaire, soit à l'aide de la pommade ammoniacale, on applique sur le corps muqueux un, deux, trois, quatre grains ou même plus d'acétate, de sulfate ou d'hydrochlorate de morphine; après quoi on couvre la plaie avec un linge enduit ou non de cérat.

Il nous reste à dire quelques mots sur l'amputation considérée et proposée par plusieurs chirurgiens comme un moyen efficace de combattre le tétanos dès son apparition. Il y a long-temps, dit le professeur, que l'expérience a dissipé toute illusion dans mon esprit sur la prétendue efficacité de cette opération dans les cas de ce genre. Mais comment des assertions répétées par tant d'auteurs, soutenues par des noms si célèbres, n'ébranleraient-elles pas la plus ferme conviction, lorsque surtout la gravité du mal et l'imminence du danger ne laissent pas le choix des moyens? C'est donc par une sorte de déférence pour des opinions respectables que nous nous sommes encore décidé, il y a peu de temps, à recourir à cette opération dans un cas d'une extrême gravité, après avoir rempli toutes les indications et épuisé toutes les ressources de notre art. Mais l'histoire de ce fait vous démontrera encore combien sont vaines les espérances qu'on voudrait fonder sur ce moyen.

Nous reçûmes dans nos salles, sur la fin du

mois de juin, un jeune homme qui s'était fracturé la jambe la veille de son entrée. Les fragmens étaient hérissés de pointes, surtout le fragment inférieur du tibia ; il y avait plusieurs esquilles enfoncées dans les chairs, et une plaie par laquelle les os fracturés s'étaient fait jour à l'extérieur. Soit que le blessé eût été refroidi, soit par suite d'écarts de régime, ou enfin par la nature seule de la fracture, des douleurs et des mouvemens convulsifs s'étaient emparés des membres ; puis la bouche s'était resserrée, la déglutition était devenue presque impossible, et enfin le malade avait à peu près perdu la faculté d'articuler les sons. Telle avait été la rapidité de ces accidens, qu'ils existaient dès l'entrée du malade, et que déjà tout le corps était agité de secousses convulsives intermittentes. L'amputation fut jugée nécessaire et pratiquée malgré la résistance du blessé. Beaucoup de vaisseaux furent liés. La journée se passa bien ; le soir, le malade se trouvait beaucoup mieux ; mais le lendemain matin, le tétanos le reprit ; une potion prescrite par demi-cuillerées ne put être avalée. On donna alors trois lavemens, à quatre heures d'intervalle, avec trois grains d'acétate de morphine ; mort le surlendemain de l'opération.

A l'autopsie, on chercha inutilement, dans le cerveau, la moelle épinière, les nerfs principaux, les viscères de la poitrine et de l'abdomen; nulle part on ne trouva de lésions organiques capables d'expliquer le tétanos.

Appelé en consultation avec M. Larrey, pour un cas analogue à celui-ci, déjà l'amputation avait trompé nos espérances. La femme d'un de nos généraux, enceinte de quatre mois, était tombée de son lit et s'était fracturé la jambe. Le tétanos survint; nous nous décidâmes à l'amputation, qui fut pratiquée sans délai avec une célérité qu'aucun accident ne vint entraver. Néanmoins le tétanos persista et emporta la malade.

Quelle règle de conduite faut-il donc suivre? Amputer dès le commencement; ne pas se laisser prendre à de trop fragiles espérances. On accusait autrefois les chirurgiens militaires d'être trop prompts à l'amputation. « Je « l'ai redit souvent et je le répète pour la dernière fois : d'après les faits dont j'ai été témoin, principalement en 1814, 1815 et 1830, « mon opinion est sur ce point inébranlable; « dans ces fractures compliquées, surtout dans

« celles par armes à feu, en rejetant l'amputa-
« tion, on perd plus d'individus qu'on ne sauve
« de membres. Le tétanos est une de ces mala-
« dies qui infirment cet axiôme : *Sublatâ causâ*
« *tollitur effectus ;* » de même que dans la rage
déclarée on amputerait en vain le doigt mordu ;
de même que dans le cancer ou la syphilis
constitutionnelle, on enlèverait vainement l'organe primitivement affecté, celui d'où le mal
est parti pour infecter l'économie.

Du reste, les symptômes et l'autopsie se réunissent pour démontrer que le tétanos est une
affection essentielle, nerveuse et sans lésion
organique qui lui soit propre.

La conduite à tenir pendant la *Convalescence*
est fort importante et pour le malade et pour le
médecin. Beaucoup de blessés, se croyant re-
venus à une bonne santé, commettent des imprudences, et delà des rechutes graves et souvent la mort. Les rechutes, après les plaies
par armes à feu, ne sauraient, comme dans
les cas d'affections internes, rappeler la maladie primitive ; mais elles amènent des diarrhées, des fièvres adynamiques, ataxiques
qui les emportent fréquemment. Des mouvemens et une progression trop précoces, chez

les convalescens de fractures, occasionnent souvent des fractures nouvelles. Les passions, l'air, les alimens sont encore des causes fréquentes de rechutes. On conçoit en effet que si, après être resté deux ou trois mois au lit dans un logement bien clos, on s'expose tout à coup à l'air froid et humide, des rhumes, des rhumatismes, des pleurésies peuvent être la suite de pareilles imprudences. Mais la cause la plus commune de ces rechutes c'est le passage rapide d'une diète longue et plus ou moins rigoureuse à une alimentation trop succulente, à l'usage prématuré des liqueurs fortes et du vin. A la maison de convalescence de Saint-Cloud, en 1830, où l'intérêt général entoura les blessés, chacun s'empressait de les *régaler;* aussi y avons-nous eu un grand nombre d'indigestions, vomissemens, diarrhées, etc. Ces accidens s'y répétaient tellement que les blessés eux-mêmes y pourvurent par une organisation spontanée : ils nommèrent parmi eux des sergens auxquels ils obéissaient sans murmure, et qui consignaient tous ceux qui la veille n'avaient pas été sobres ou étaient rentrés trop tard. C'est donc en ramenant les convalescens d'une manière presque insensible à une alimentation de plus en plus nourrissante, en les entourant de tous les soins hygiéniques, qu'on évitera plus sûrement les rechutes.

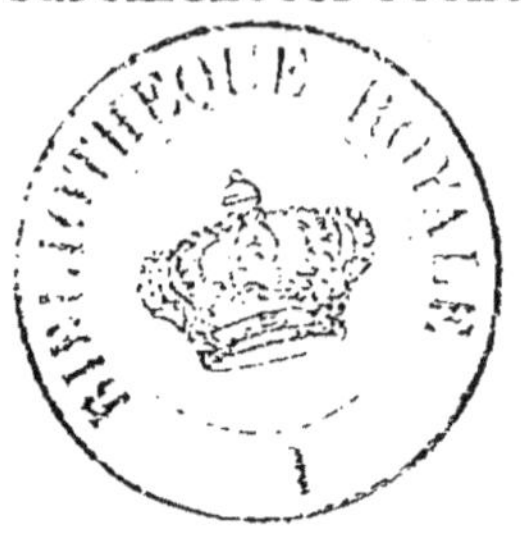

TABLE DES MATIÈRES

CONTENUES

DANS CE SECOND VOLUME.

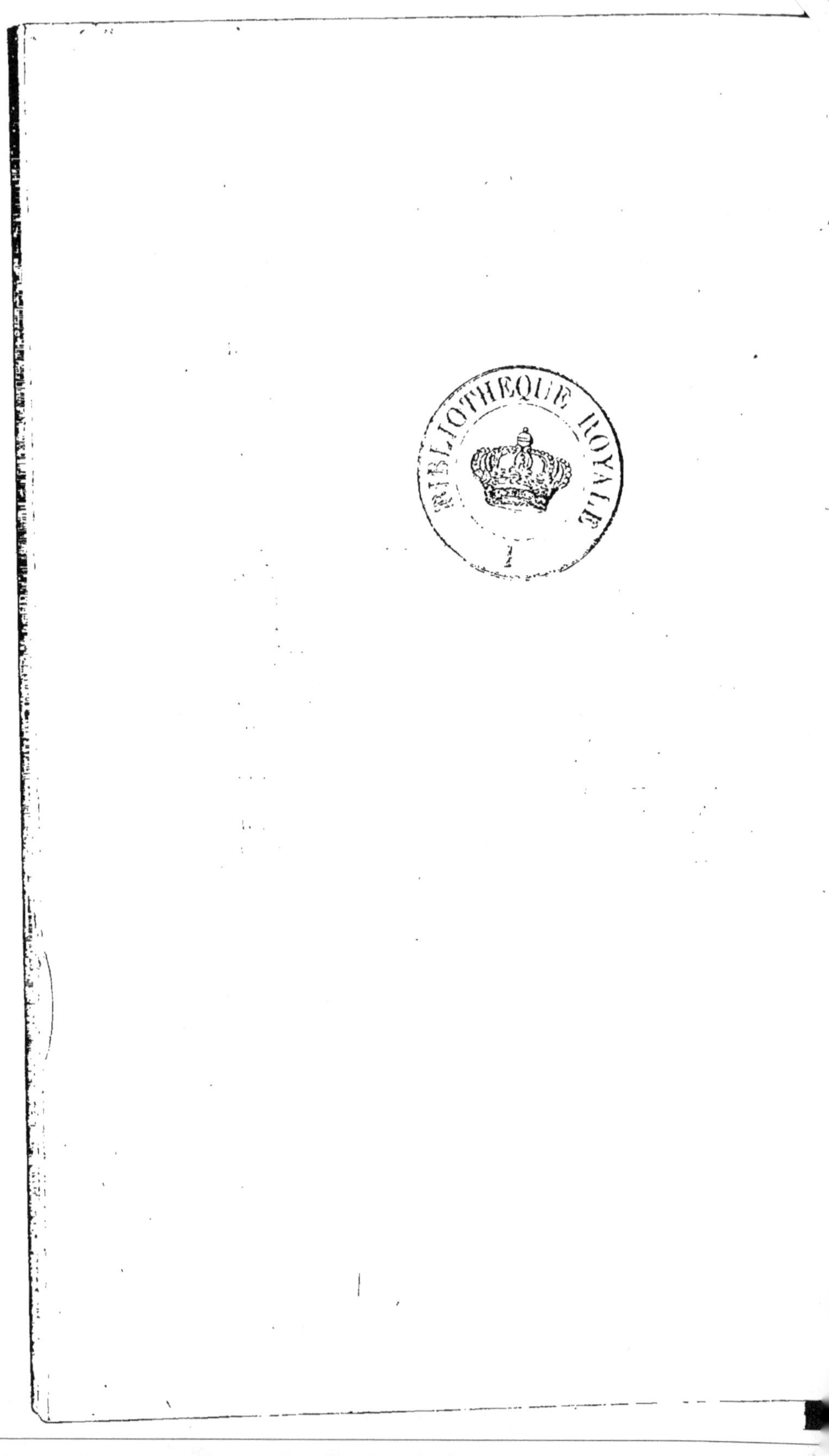
BIBLIOTHEQUE ROYALE